Juliane Falk
Basiswissen Demenz

Pflegepädagogik
Herausgegeben von
Juliane Falk

Juliane Falk

Basiswissen Demenz

Lern- und Arbeitsbuch
für berufliche Kompetenz und Versorgungsqualität

2., völlig überarbeitete Auflage 2009

Juventa Verlag Weinheim und München

Die Autorin

Juliane Falk, Jg. 1949, ist Erziehungs- und Sozialwissenschaftlerin mit 1. und 2. Staatsexamen. Sie war Leiterin einer Pflegeschule, Interne Auditorin (DGQ) und Referentin für Unternehmenskommunikation. Sie ist Mitherausgeberin und Redakteurin der Zeitschrift Pflege & Gesellschaft und freiberufliche Dozentin im Gesundheits- und Sozialbereich.

Ihre Arbeitsschwerpunkte sind Qualitäts- und Dienstleistungsmanagement, Informations- und Kommunikationsentwicklung, Schulberatung und Begleitung gerontopsychiatrisch erkrankter Menschen.

Bibliografische Information der Deutschen Nationalbibliothek

Die Deutsche Nationalbibliothek verzeichnet diese Publikation in der Deutschen Nationalbibliografie; detaillierte bibliografische Daten sind im Internet über http://dnb.d-nb.de abrufbar.

1. Auflage 2004
2., völlig überarbeitete Auflage 2009

Das Werk einschließlich aller seiner Teile ist urheberrechtlich geschützt. Jede Verwertung außerhalb der engen Grenzen des Urheberrechtsgesetzes ist ohne Zustimmung des Verlags unzulässig und strafbar. Das gilt insbesondere für Vervielfältigungen, Übersetzungen, Mikroverfilmungen und die Einspeicherung und Verarbeitung in elektronischen Systemen.

© 2004 Juventa Verlag Weinheim und München
Umschlaggestaltung: Atelier Warminski, 63654 Büdingen
Umschlagabbildung: Janssen, Horst, Irgendeine Gegend 13. August 1986
© VG Bild-Kunst, Bonn 2009
Printed in Germany

ISBN 978-3-7799-1641-3

Vorwort zur 2. Auflage

Der zweiten Auflage möchte ich eine Art Bestandsaufnahme vorausschicken. Die erste Auflage des Lern- und Arbeitsbuches „Demenz" erschien im Jahr 2004, 2009 erscheint nun die zweite Auflage. Entwicklungen und Veränderungen in Gesundheitspolitik, Pflegewissenschaft, Gerontologie und Lehre, die eine Korrektur und Ergänzung des Lehrbuches notwendig machen, habe ich aufgenommen und in das Lern- und Arbeitsbuch eingearbeitet. Die folgende – zugegeben subjektive – Bestandaufnahme gibt Ihnen meine Einschätzung und Schwerpunktsetzung wieder.

Ich möchte mit der Erinnerung an Walter Jens beginnen. Walter Jens war ein angesehener Wissenschaftler und Gelehrter, der seit 1963 den Lehrstuhl für Rhetorik an der Tübinger Universität innehatte und mir insbesondere durch die poesievolle Übersetzung der „Apokalypse" des neuen Testaments gegenwärtig ist (Jens 2000).

Seit einigen Jahren leidet Walter Jens an einer fortschreitenden Demenz. „Der ehemalige Gelehrte, der sein erwachsenes Leben vom Wort und mit dem Wort gelebt hat, kann keinen vernünftigen Satz mehr formulieren", so ein Bericht der Süddeutschen Zeitung. „Seine Frau Inge fand ihren Mann einmal inmitten von Büchern, die er wahllos aus dem Regal gezogen hatte. In einem hatte er zu lesen begonnen, nur hielt er es, wie sie mit Schrecken bemerkte, verkehrt herum. Besucher erkennt er nicht mehr, inzwischen auch nicht mehr Inge Jens, mit der er seit 57 Jahren verheiratet ist. ‚Er ist nicht mehr mein Mann', sagt seine Frau. ‚Er ist in einer Welt, zu der ich wenig oder gar keinen Zugang habe'."

„Manchmal geht der kranke Mann mit seiner Pflegerin in den Supermarkt und schiebt den Einkaufswagen. Er genießt es, dabei angesprochen zu werden. ‚Wenn er am Fleischstand ein Leberkäsweckle kriegt, dann freut ihn das', klagt seine Frau. Das Sterben ist grausam, ein solches Leben erst recht." (Quelle: Süddeutsche Zeitung vom 01.04.2008)

Ein erschütterndes Beispiel dafür, wie sehr ein demenzkrankes Familienmitglied die Beziehungen innerhalb der Partnerschaft und Familie verändert und wie schwer es ist, mit den krankheitsbedingten Veränderungen umzugehen.

Der Versuch, der Demenz als ästhetische und kulturelle Kategorie etwas Positives abzugewinnen (Greb, Hoops 2008) und sich der Vorstellung von Verlust und Verzweiflung entgegenzustellen, mag in der Gedankenwelt interessant sein, im konkreten Leben der Betroffenen erscheint diese Vorstellung abgehoben und angesichts der erlebten Problematik m.E. auch unpassend.

Nach wie vor konzentriert sich beim Thema Demenz die Hoffnung auf Forschung und Wissenschaft. Doch bisher gibt es immer noch keine wirksamen Heilungs- und Behandlungsmöglichkeiten, obwohl immer wieder von einem Durchbruch in der Demenzforschung berichtet wird. Hier zwei Beispiele:

1. Hamburger Abendblatt vom 17./18.1.2009:
Kaffee senkt Risiko, an Alzheimer zu erkranken
„Mäßiger Kaffeekonsum senkt laut einer Studie skandinavischer Wissenschaftler die Gefahr einer Alzheimer-Erkrankung drastisch. Menschen im besten Alter, die täglich zwischen 3 und 5 Tassen Kaffee trinken, hätten ein zwischen 60 und 65 Prozent niedrigeres Risiko, später im Leben an Alzheimer zu erkranken, erklärte die finnische Forscherin Mia Kivipelto. Für ihre Untersuchungen befragten die Wissenschaftler 1409 Testpersonen in Finnland über mehr als zwei Jahrzehnte hinweg."

2. Hamburger Abendblatt vom 29.12.2008:
Neue Chancen gegen Alzheimer
„US-Forschern ist offenbar ein Fortschritt bei der Suche nach den Ursachen und nach Behandlungsmöglichkeiten für Alzheimer gelungen. Die Wissenschaftler des Instituts für Medizin der Northwestern University in Chicago fanden heraus, dass eine zu geringe Durchblutung des Gehirns die wesentliche Ursache für Alzheimer sein könnte, wie sie in der jüngsten Ausgabe der US-Fachzeitschrift „Neuron" erläutern. Bislang war bekannt, welche Mechanismen zu Alzheimer führen, nicht aber, welche genaue Ursache dahinter steckt.
Die US-Forscher gehen davon, dass eine unzureichende Zufuhr von Glucose, die mit dem Blut transportiert wird, eine komplexe biochemische Kettenreaktion in Gang setzt. Dadurch kommt es zu einer Anhäufung von Proteinen, die die Nervenzellen angreifen. Die gezielte Verbesserung der Durchblutung des Gehirns durch Sport, die Verringerung der Cholesterinzufuhr und die Behandlung von Bluthochdruck könnte helfen, dem Gehirn mehr Sauerstoff und Glucose zuzuführen. ..."

Wir bewegen uns nach wie vor auf der Ebene der Grundlagenforschung. Das bedeutet für die Versorgung demenzkranker Personen, dass die psychosoziale Begleitung und Pflege entscheidend für das Wohlergehen der Menschen mit Demenz ist – eine Domäne der Disziplinen Alten- und Krankenpflege, Gerontologie und Pflegewissenschaft. Anregt durch staatliche Forschungsförderung gibt es in diesen Bereichen unterschiedliche Aktivitäten und wissenschaftliche Forschungsprojekte.

Das Forschungsprojekt H.I.L.DE. – Heidelberger Instrument zur Lebensqualität Demenzkranker will – wie der Projekttitel aussagt – die Lebensqualität demenzkranker Menschen erfassen und fördern. Ausgangsbasis ist die Annahme, dass auch in fortgeschrittenen Stadien der Demenzerkrankung Emotionen erlebt und auf der Grundlage des mimischen Ausdrucks gedeutet werden können. In dem Forschungsprojekt des Instituts für Gerontologie der Universität Heidelberg wurde ein Instrumentarium zur Messung von Lebensqualität bei demenzkranken Heimbewohnern entwickelt und erprobt. Gefördert wurde das Projekt vom Bundesministerium für Familie, Senioren, Frauen und Jugend – BMFSFJ in einer Laufzeit von Juni 2003 bis Februar 2009.

Ein weiteres Projekt des Instituts für Gerontologie in Heidelberg ist das Projekt DEMIAN – „DEmenzkranke Menschen in Individuell bedeutsamen AlltagssituationeN" (2004 bis 2010). Gefördert wird das Projekt vom Bundesministerium für Bildung und Forschung (BMBF). In dem Projekt geht es um die Erprobung eines neuen Ansatzes im Rahmen individuenzentrierter Pflege und Betreuung und um die emotionale Förderung von Menschen mit Demenz durch die Gestaltung individuell positiv erlebter Alltagssituationen.

Eine weitere Initiative ist das vom Bundesministerium für Gesundheit geförderte „Leuchtturmprojekt Demenz". Seit 2008 werden 29 Projekte mit dem Ziel der Verbesserung der Versorgung demenziell erkrankter Menschen gefördert. Es handelt sich um Projekte, die durch ihre Vorbildfunktion dazu beitragen sollen, die medizinische und pflegerische Versorgung von Menschen mit Demenzerkrankungen weiter zu entwickeln.

Das ist auch notwendig. Denn bisher ist festzustellen, dass die Versorgung demenziell Erkrankter im Gesundheitswesen immer noch defizitär ist. Hinzu kommt, dass die Gesundheitsprofessionen nicht hinreichend an die mit der wachsenden Zahl Demenzkranker verbundenen Anforderungen vorbereitet sind (Schaeffer, Wingenfeld 2008: 294). Für die Profession der Pflege ist dies besonders bedauerlich, weil sie den intensivsten Kontakt mit den demenzkranken Patienten und ihren Angehörigen hat.

Was im neuen Gewand erscheint, aber dennoch sehr alt ist, sind die sog. „Pflegeoasen". Das aus der Schweiz stammende Konzept der „Oase" gilt als neues Versorgungskonzept für Menschen mit Demenz in weit fortgeschrittenen Stadien der Erkrankung. Mehrere Pflegebedürftige werden Tag und Nacht gemeinsam in einem Raum betreut.

Was verbinden Sie, verehrte Leserinnen und Leser, mit diesem Wort? Da wird gedanklich etwas Positives nahe gelegt – ein Ort des Auftankens und der Freude in einem Umfeld der „Wüste". Verbunden mit der Lebenssituation demenzkranker Menschen in der stationären Versorgung erscheint mir „die Oase" ein euphemistischer Begriff. Die Vermutung liegt nahe, dass mit der „Oase" durch die Hintertür die Mehrbettzimmer wieder in die Pflegeheime Einzug halten, wenngleich aufgepeppt in moderner Möblierung.

Vor nahezu 30 Jahren habe ich demenzkranke alte Menschen in Einrichtungen besucht. Zehn bis 12 Personen in einem großen Raum, der keine Privatsphäre bieten konnte – Orte unsagbarer Trostlosigkeit. Die Menschen, die dort untergebracht waren, wirkten entweder völlig apathisch oder voller

Unruhe und Aggressivität. In dieser Atmosphäre potenzierten sich die jeweiligen Verhaltensauffälligkeiten um ein vielfaches.

Der ehemalige KDA-Geschäftsführer Großjohann befürchtete denn auch, dass das Oase-Konzept viel Ähnlichkeit mit den Anstaltselementen der ersten Pflegeheimgeneration hat. „All das, wofür wir mühsam jahrzehntelang gekämpft haben, würde damit wieder zunichte gemacht. Es wäre ein Dammbruch und möglicherweise ein Rückschritt in Richtung Minimierung von Qualitätsstandards", vermutet der ehemalige KDA-Geschäftsführer Großjohann, nachzulesen in einem Kurzbericht vom Dezember 2007 des KDA. „Das Oase-Konzept kann nichts leisten, was nicht auch im Rahmen des Hausgemeinschaftskonzeptes geleistet werden könnte. ... Bei den vom KDA entwickelten Hausgemeinschaften handelt es sich um eine Wohnform, bei der acht bis zehn, maximal zwölf pflegebedürftige und vor allem auch demenzkranke ältere Menschen in einem familienähnlichen Umfeld zusammenleben. Jeder bewohnt dabei ein eigenes Zimmer, kann sich bei Bedarf aber auch jederzeit in die gemeinschaftlich genutzten Räume wie Wohnküche und Wohnzimmer begeben" (Kuratorium Deutsche Altershilfe 2007). (Vgl. dazu die entsprechende Lerneinheit in diesem Buch „Interventionen zur Orientierung und Sicherheit".)

Selbstverständlich findet dieses Wohnkonzept auch Befürworter – welche Interessen dahinter auch immer verborgen sein mögen – in der Regel sind es ökonomische, ideologisch verschleiert durch die Beteuerung, das Wohlergehen des Bewohners zu befördern. Für das Konzept der Pflegeoase gilt im übrigen das gleiche wie für die meisten pflegerisch-therapeutischen Konzepte, dass sie sich nicht auf Effektivitätsuntersuchungen stützen können (Bartholomeyczik et al. 2008: 341). Ihre Wirksamkeit ist daher nicht belegt.

Im Bereich der Gesundheitspolitik gibt es eine Reihe von Veränderungen. So brachte die Pflegereform – das Gesetz zur strukturellen Weiterentwicklung der Pflegeversicherung – 2008 eine Reihe von Verbesserungen, vor allem den Pflegebedürftigen, ihren Angehörigen und den Pflegekräften bzw. Pflegeeinrichtungen sowie für Berufstätige. Beispielhaft werden einige Verbesserungen aufgezählt:

Leistungen: Die Leistungen der Pflegeversicherung werden schrittweise bis 2012 angehoben und der Kreis der Anspruchsberechtigten wird erweitert. Wer zu Hause gepflegt wird, bekommt entweder mehr Pflegegeld oder der Pflegedienst einen höheren Abrechnungssatz.
Im stationären Bereich werden die Leistungen nur in der Pflegestufe III erhöht.

Demenz: Je nachdem, wie intensiv der demenzkranke Mensch betreut werden muss, bekommt er 100 oder 200 Euro im Monat, sofern er zu Hause versorgt wird. Künftig erhalten das Geld auch Demenzkranke, die noch nicht pflegebedürftig im Sinne der Pflegeversicherung sind.

Pflegezeit: Arbeitnehmer können 10 Tage unbezahlten Pflegeurlaub nehmen, wenn ein Angehöriger pflegebedürftig wird. Außerdem haben sie einen Anspruch auf ein halbes Jahr unbezahlter Pflegezeit und können danach auf ihre Stelle zurückkehren. Ausgenommen sind Firmen mit 15 und weniger Beschäftigten.

Ersatzpflege: Eine Ersatzpflege (vier Wochen) für die Dauer eines Urlaubs oder einer Krankheit wird nach einem halben Jahr gewährt, danach jedes Jahr einmal.

Beratung: Erstmals gibt es einen Rechtsanspruch auf individuelle und umfassende Pflegeberatung (Fallmanagement). Als zentrale wohnortnahe Anlaufstellen für die Pflegebedürftigen und ihre Angehörigen werden von den Bundesländern, die sich dafür entscheiden, so genannte Pflegestützpunkte eingerichtet.

Qualitätsverbesserung: Eine Reihe von Maßnahmen trägt dazu bei, dass die Qualität der Pflege verbessert werden soll. Heime und Pflegedienste sollen ab 2011 jedes Jahr unangemeldet kontrolliert werden.
Für Pflegeheime gibt es erstmals Bewertungen. Die Form der Bewertung ist noch offen. Diskutiert wird die Bewertung nach einer „Ampel" oder nach Schulnoten. Die Ergebnisse sind im Internet abrufbar und werden in den Heimen ausgehängt. Bis Ende 2010 sollen alle 10.400 Pflegeheime vom Medizinischen Dienst der Krankenkassen (MDK) bewertet sein. Die Bewertungen beziehen sich auf vier Bereiche:
1. Pflege und medizinische Versorgung
2. Umgang mit demenziell veränderten Bewohnern
3. Soziale Betreuung und Alltagsgestaltung sowie
4. Verpflegung, Hauswirtschaft und Hygiene
Ergänzend werden die Bewohner zu ihrem Wohlbefinden befragt.

Mit der Pflegereform ist ein erster Schritt unternommen worden, die Versorgung demenzkranker Menschen und ihrer Angehörigen zu verbessern. Der zweite Schritt legt nahe, den zu eng gefassten Pflegebedürftigkeitsbegriff nach SGB XI zu überarbeiten. In der Tat wird derzeit ein neues Begutachtungsinstrument zur Feststellung der Pflegebedürftigkeit erprobt. Nicht mehr der zeitliche Aufwand der Pflege, sondern der Grad der Selbstständigkeit soll bei der Pflegeeinstufung eine Rolle spielen.

Ich habe das Lern- und Arbeitsbuch gründlich überarbeitet. Insbesondere Kapitel 4 wurde verändert. Hier fließen vor allem die Veränderungen in der Gesundheitspolitik mit ihren Auswirkungen auf Pflegebedürftige, Angehörige, Pflegekräfte und die Qualitätsentwicklung von Pflegeeinrichtungen ein.

Kapitel 2 ist erweitert um die Thematik „Problemlagen erkennen in der Arbeit mit Demenzkranken und Angehörigen sowie in der eigenen Berufstätigkeit". Ich habe Erhebungsinstrumente, die nach meiner jetzigen Einschätzung wenig hilfreich waren, herausgenommen, dafür aber die „Richtlinie zur Feststellung von Personen mit erheblich eingeschränkter Alltagskompetenz und zur Bewertung des Hilfebedarfs" hinzugefügt. Mit diesem Instrument wird der Personenkreis sowie der Betreuungsbedarf ermittelt für den zusätzlichen Betreuungsbetrag im ambulanten Bereich sowie für vollstationäre Pflegeeinrichtungen.

Ich hoffe, dass mit diesen Veränderungen und Ergänzungen die Lern bzw. Lehreinheiten informativ, möglicherweise auch anschaulich, auf jeden Fall hilfreich für die Arbeit mit demenzkranken Menschen sowie ihren Angehörigen sein werden.

Hamburg, im Februar 2009
Juliane Falk

Inhalt

Einleitung 15

1. **Grundlegende Informationen zu den Demenzen** 19
   1.1 Epidemiologie: Demenz – ein Problem der Zukunft 19
       1.1.1 Prävalenz 20
       1.1.2 Reflexionsaufgabe 21
   1.2 Früherkennung, Diagnostik und Differentialdiagnose 21
       1.2.1 Die Bedeutung der Früherkennung 22
       1.2.2 Diagnostische Maßnahmen 24
       1.2.3 Diagnostik und Differentialdiagnose 32
       1.2.4 Fragen zur Wissensüberprüfung 34
   1.3 Schwierigkeiten in der diagnostischen Abgrenzung 35
       1.3.1 Altersbedingte Leistungsverminderung 35
       1.3.2 Depression 36
       1.3.3 Delir 37
       1.3.4 Wissens- und Transferaufgabe 40
   1.4 Das demenzielle Syndrom 40
       1.4.1 Klassifikation 40
       1.4.2 Beschreibung der Symptome 42
       1.4.3 Wissens- und Transferaufgabe 44
   1.5 Primäre und Sekundäre Demenzen 46
       1.5.1 Formen und Häufigkeit der Demenzen 46
       1.5.2 Demenz bei Alzheimer-Krankheit 50
       1.5.3 Die vaskulären Demenzen 53
       1.5.4 Unterschiede zwischen einer Demenz bei
             Alzheimer-Krankheit und der vaskulären Demenz ... 53
       1.5.5 Fragen zur Wissensüberprüfung 55
   1.6 Alois Alzheimer 57
   1.7 Lösungen zu den Wissensfragen 58

2. **Problemlagen erkennen in der Arbeit mit Demenzkranken
   und Angehörigen sowie in der eigenen Berufstätigkeit** 63
   2.1 Verlauf der Alzheimer-Demenz 63
       2.1.1 Transferaufgaben 69
   2.2 Erhebung der Pflege- und Betreuungssituation 71
       2.2.1 Erhebungsbögen zur Erfassung der Pflege- und
             Betreuungssituation 73
       2.2.2 Transferaufgabe 82

3. **Behandlung und Begleitung demenzkranker Menschen** 83
   3.1 Psychosoziale und pflegerisch-therapeutische Begleitung 85
      3.1.1 Interventionen zur kognitiven Stabilisierung 85
      3.1.2 Interventionen zur Orientierung und Sicherheit 105
      3.1.3 Grundsätze zur Verständigung und Förderung
            der Selbständigkeit 112
      3.1.4 Unterstützung in den Lebensaktivitäten 118
      3.1.5 Grundsätze zur Motivierung und sozialen Einbindung 127
      3.1.6 Stärkung der Ich-Identität 131
      3.1.7 Transferaufgaben 141
   3.2 Medikamentöse Behandlung 144
      3.2.1 Grundsätze in der medikamentösen Behandlung
            älterer Menschen 145
      3.2.2 Medikamente zur Behandlung der Hirnleistungsstörungen .. 146
      3.2.3 Medikamente zur Behandlung der Verhaltensstörungen
            und Persönlichkeitsveränderungen 149
      3.2.4 Transferaufgabe 152

4. **Grundpfeiler in der Begleitung Angehöriger:**
   Informieren – Beraten – Reflektieren 153
   4.1 Pflegende Angehörige beraten 154
      4.1.1 Situation pflegender Angehöriger 154
      4.1.2 Beratungsgespräche führen 157
      4.1.3 Transferaufgaben 161
   4.2 Gesetzliche Leistungen 161
      4.2.1 Leistungen nach dem Pflegeversicherungsgesetz 162
      4.2.2 Der Entwurf eines neuen Pflegebedürftigkeitsbegriffs 170
      4.2.3 Pflegereform 2008 und Leistungskatalog 171
      4.2.4 Transferaufgabe 178
   4.3 Konzepte des Care-Managements und Case-Managements:
       Pflegestützpunkte und Pflegeberatung 181
      4.3.1 Anforderungen, Aufgaben und Arbeitsweise des
            Case-Managements 182
      4.3.2 Transferaufgabe 186
   4.4 Wohnberatung 187
      4.4.1 Wohnraumanpassung 187
      4.4.2 Transferaufgabe 191
   4.5 Überblick über die Versorgungsstrukturen und
       Überprüfung der Qualität von Pflegeeinrichtungen 191
      4.5.1 Arten von Einrichtungen 192
      4.5.2 Überprüfung der Qualität von Pflegeeinrichtungen 196
      4.5.3 Charta der Rechte hilfe- und pflegebedürftiger Menschen ... 198
      4.5.4 Transferaufgabe 199

4.6 Selbsthilfegruppen 202
   4.6.1 Vorzüge von Selbsthilfegruppen 203
   4.6.2 Transferaufgabe 209
4.7 Arbeiten mit „Konzept" 210
   4.7.1 Vorgehen bei der Erstellung eines demenzbezogenen Wohn- und Betreuungskonzeptes 210
   4.7.2 Transferaufgabe 213
4.8 Distanz und Nähe in der Pflegebeziehung ausloten 214
   4.8.1 Nähe und Distanz in der Beziehungsdynamik 215
   4.8.2 Eine Suchhaltung entwickeln in Fallbesprechungen 216
   4.8.3 Transferaufgabe 217

5. Abschließende didaktische Skizze 218

Literatur 223

Einleitung

Kaum ein anderes Gesundheitsproblem stellt gegenwärtig eine derartig große Herausforderung dar wie die Demenzerkrankungen. In der Europäischen Union gibt es mehr als 4,8 Millionen Demenzkranke. Weltweit schätzt man die Zahl der Demenzkranken auf fünfzehn Millionen Menschen. Allein in den USA sind es acht, in Deutschland sind ca. 1,2 Millionen Menschen an Demenz erkrankt. Man rechnet damit, dass die Zahl der Erkrankungen bis zum Jahr 2040 in den Industrieländern um die Hälfte ansteigen wird. Dies lässt sich wegen der im hohen Alter massiv ansteigenden Erkrankungswahrscheinlichkeit vorhersagen. Die Zahl der davon betroffenen und belasteten Angehörigen und Pflegekräfte ist verständlicherweise um ein Vielfaches höher.

Während in den vergangenen Jahren zahlreiche Ansätze in der pflegerisch-therapeutischen Begleitung entwickelt worden sind, von denen verschiedene Berufsgruppen, u. a. Pflegekräfte, Ergotherapeuten, Physiotherapeuten, Psychologen, Sozialarbeiter und nicht zuletzt Geriater und Gerontopsychiater, profitieren, fehlt es an wissenschaftlichen Erkenntnissen zu den Ursachen der Erkrankung. Es gibt bisher keine allgemeingültige Theorie über Ätiologie und Pathogenese der Demenzkrankheiten. Es wird davon ausgegangen, dass die schweren psychischen Störungen und die gravierenden Veränderungen in der Persönlichkeit organisch bedingt sind. Die meisten Demenzkrankheiten sind immer noch nicht heilbar.

Darüber hinaus existieren derzeit keine Medikamente, die in entscheidendem Maße den Krankheitsverlauf beeinflussen. Die Forschung konzentriert sich daher auf die biologischen Ursachen der Erkrankung und hilfreiche Medikamente.

Trotz der zahlreichen Erkenntnisse und einer Flut von Veröffentlichungen zum Thema Demenz lässt die Versorgungssituation Demenzkranker immer noch zu wünschen übrig. Angehörige und professionelle Begleiter stoßen an ihre Grenzen, wenn sich die demenzkranken Menschen in einer für sie nicht nachvollziehbaren Weise verändern und die Kranken Verhaltensweisen entwickeln, die sie nicht einordnen können und sie belasten. Die demenzkranken Menschen selber sind nicht in der Lage, über ihr psychisches Erleben und Verhalten und über ihre Veränderungen zu berichten, so dass Unverständnis, Zurechtweisung und Isolierung zu einer täglichen Realität für die Demenzkranken werden können.

Nun ist in zahlreichen Studien[1] belegt worden, dass informierte und qualifi-

---

1 U. a. Baltes, Gutzmann 1990; Wächter, Hirsch, Kortus, Stoppe 1996; Werner 1997; Hirsch 1994; Zgola 1989; Tackenberg und Abt-Zegelin 2000; Alzheimer Europe 1999; Deutsche Alzheimer Gesellschaft e.V. 2000

zierte Angehörige und Begleiter die Versorgung Demenzkranker verbessern – ein Ansatzpunkt, an dem das vorliegende „Lern- und Arbeitsbuch Demenz" anknüpft. Wissen ermöglicht Distanz und Nähe professionell auszuloten, und eröffnet Perspektiven im multiprofessionellen Handeln. Anliegen des Lern- und Arbeitsbuches ist es, die fachlichen, sozial-kommunikativen, methodischen und personalen Kompetenzen der professionellen Begleiter zu stärken. Das Buch führt in die Demenzkrankheiten ein, stellt Behandlungsansätze und die derzeit diskutierten Pflege- und Betreuungskonzepte vor und zeigt verschiedene Beratungsangebote auf. Es gliedert sich in vier Hauptabschnitte.

1. Im ersten Teil – „Grundlegende Informationen zu den Demenzen" – wird die Problematik der Früherkennung sowie der differentialdiagnostischen Abgrenzung aufgezeigt. Dabei werden andere, ähnliche Zustandsbilder von der Demenz abgegrenzt. Die Symptommuster der Demenzen werden nach ICD-10 beschrieben sowie mögliche Ursachen der Erkrankung vorgestellt.

2. Der zweite Teil beschreibt zunächst den Verlauf der Demenz in drei Stadien in Form eines Gesamtüberblicks. Danach werden Erhebungsbögen vorgestellt, die in die Lage versetzen, gezielt Verhaltensbeobachtung Demenzkranker durchzuführen und Angaben zum Verlauf der Erkrankung zu machen. Darüber hinaus werden Assessmentinstrumente zur Erfassung der psychosozialen Belastungssituation Angehöriger sowie der Pflegenden präsentiert.

3. Der dritte Teil konzentriert sich auf die Behandlung und Begleitung Demenzkranker. Die Informationseinheiten gliedern sich in zwei Hauptstränge:
    - Unter dem Titel „Psychosoziale und pflegerisch-therapeutische Begleitung" werden ausgehend von den in Kapitel 1 beschriebenen Symptommustern nach ICD-10 die entsprechenden pflegerisch-therapeutischen Grundsätze mit einzelnen Interventionen und Maßnahmen vorgestellt.
    - Der zweite Strang bezieht sich auf die medikamentöse Versorgung. Die Informationseinheiten vermitteln einen Überblick über
        – die Medikamente, die die Hirnleistungsstörungen beeinflussen und
        – die Medikamente, die bei den Verhaltensstörungen und Persönlichkeitsveränderungen ansetzen.

4. Im vierten Teil stehen professionellen Begleiter im Mittelpunkt. Zu ihren Hauptaufgaben gehört die Beratung der pflegenden Angehörigen. Die häusliche Pflege eines dementen Familienmitglieds ist für die Angehörigen eine Aufgabe, die mit körperlichen, seelischen und finanziellen Belastungen verbunden ist. Der hohe Zeit- und Kraftaufwand, besonders wenn ständige Anwesenheit erforderlich ist, kann zu gesundheitlichen Beeinträchtigungen, zur Vernachlässigung eigener Interessen und zu Konflikten mit den weiteren Familienmitgliedern und mit dem Freundes- und Bekann-

tenkreis führen. Zur Unterstützung pflegender Angehöriger und demenzkranker Menschen gibt es ein breites Spektrum professioneller Hilfsmöglichkeiten, z.B. ambulante, teilstationäre und stationäre Pflege- und Betreuungsmöglichkeiten für die Demenzkranken, zum anderen Unterstützungs- und Beratungsmöglichkeiten sowie Selbsthilfegruppen für die Angehörigen. Dieses Spektrum muss professionellen Begleitern bekannt sein, um zielorientiert und individuell beraten zu können.

Nicht nur die Angehörigen, sondern auch die professionellen Fachkräfte sind in der Begleitung demenziell erkrankter Menschen durch Überforderung und Burn out gefährdet. Eine gerontopsychiatrische Fachkompetenz gepaart mit diagnostisch-methodischer, planerischer sowie psychosozialer (Gesprächsführungs-)Kompetenz ermöglicht einerseits, eine professionelle Distanz aufzubauen und erlaubt andererseits, eine für die Patienten heilsame Nähe zuzulassen.

Das Lern- und Arbeitsbuch will das notwendige kognitive und methodische Wissen sowie Grundlagen der Gesprächsführung vermitteln, um handlungsfähig in der Arbeit mit Demenzkranken und den Angehörigen zu sein. Handlungskompetenz setzt sich aus den vier Kompetenzbereichen zusammen:

Fachkompetenz:

In der Demenzversorgung Tätige
- kennen die Krankheitssymptome, unterschiedliche pflegerisch-therapeutische Konzepte und die Bedeutung der medikamentösen Versorgung,
- kennen die gesetzlichen Leistungen, um Angehörige zu beraten,
- können Qualitätskriterien für die Versorgung Demenzkranker angeben.

Soziale und kommunikative Kompetenz:

In der Demenzversorgung Tätige
- fühlen sich ermutigt, die Würde und den Respekt vor der Person in den Mittelpunkt ihrer pflegerischen und therapeutischen Interaktion zu stellen. Sie verstehen den demenziell erkrankten Menschen zu motivieren, seine Alltagskompetenzen aufrechtzuerhalten und ihn bei seinen kognitiven und sozialen Kompetenzeinbußen zu unterstützen. Sie wissen, dass eine vertrauensvolle und konstante Beziehung die Voraussetzung ist, dass der Demenzkranke Halt, Vertrauen und Orientierung findet;
- fühlen sich verantwortlich für ihren eigenen Kompetenzbereich. Diesen gestalten und organisieren sie in Absprache und Kooperation mit ihren Kollegen, anderen beteiligten Berufsgruppen und Vorgesetzten im Gesamtzusammenhang eines multiprofessionellen Auftrags.

Planungs- und Methodenkompetenz:

In der Demenzversorgung Tätige
- ermitteln die Gesundheits- und Lebenssituation und beschreiben den Krankheitsverlauf mit Hilfe von Erhebungsbögen;

- erstellen einen Pflegeplan entsprechend des Regelkreismodells, beachten dabei verhaltenstherapeutische Grundsätze und führen auf der Basis der Planung die Versorgung durch, dokumentieren den Verlauf und kontrollieren das Ergebnis durch Soll-Ist-Vergleich;
- erstellen ein gerontopsychiatrisches Wohn- und Betreuungskonzept.

Personale Kompetenz:
In der Demenzversorgung Tätige
- entwickeln Bereitschaft, ihr berufliches Handeln auf ethische Grundeinstellungen hin zu überprüfen. Sie orientieren ihr eigenes moralisches Handeln an einer Haltung des Respekts. Sie achten die Würde der Person in ihrem Anderssein;
- reflektieren sich in ihrer Beziehung zu den Patienten und Angehörigen und entwickeln eine „Suchhaltung" in Problem- und Konfliktsituationen und setzen sich mit ihren individuellen Belastungserfahrungen auseinander;
- entwickeln sich fachlich und persönlich über selbst organisiertes Lernen weiter.

Das Lern- und Arbeitsbuch regt zum selbst gesteuerten und eigenverantwortlichen Lernen an. Die oben aufgeführten vier Themenschwerpunkte sind einheitlich didaktisch gegliedert. Nach einer Einführung in den Themenschwerpunkt bzw. die Problematik folgt eine Beschreibung der Ziele, die mit dem Durcharbeiten der Informationseinheiten verbunden sind. Die Darstellung der Informationseinheiten schließt sich an. Übungs-, Reflexions- und Transferaufgaben, z.B. in Form von „Leittexten", am Ende der Informationseinheiten ermöglichen dem Leser, das erworbene Wissen zu reflektieren, zu überprüfen und/oder in der Praxis anzuwenden.

Das Buch liefert nicht nur dem einzelnen Interessierten die Wissensbasis, Demenzkranke fachlich kompetent zu begleiten. Es kann darüber hinaus die Grundlage bieten, um die Organisation konzeptionell und fachlich weiterzuentwickeln.

Demenz ist eine Herausforderung. Diese Formulierung legt eine positive und ermutigende Sichtweise nahe. Eine ermutigende Sichtweise sagt „Ja zum Leben mit Demenz in geteilter Verantwortung" (Klie 2001). Voraussetzung, um Verantwortung auf unterschiedliche Schultern zu verteilen, ist das Wissen um die vielschichtigen Dimensionen von Demenz.

Das Lehrbuch will zu dieser mehrdimensionalen Sicht- und Herangehensweise ermutigen und Begleiter befähigen, sich der „Herausforderung Demenz" zu stellen.

1. Grundlegende Informationen zu den Demenzen

Das Thema „Demenz" hat die Öffentlichkeit erreicht. Ein Ausdruck dieses Sachverhalts sind die kursierenden Witze über Vergesslichkeit und Verwirrung – eine Form kollektiver Bewältigungsstrategie und Angstabwehr? Ebenso kann die Flut von Veröffentlichungen zum Thema Demenz als ein Indiz für die Popularität genommen werden. Allein aus der Anzahl kann man vermuten, dass das Thema „in" ist.

Aber sind wir deswegen gleich informierter? Die Klagen über Mängel in der Früherkennung und Differentialdiagnostik der Demenz legen das Gegenteil nahe (Riedel-Heller, Schork, Fromm, Angermeyer 2000). Diese Mängel sind fatal, bildet eine frühzeitige Diagnose doch die Voraussetzung für eine umfassende Beratung und Therapie.

1.1 Epidemiologie: Demenz – ein Problem der Zukunft

Die Angaben zur Prävalenz der Demenzen machen deutlich, dass die Demenz ein Problem ist, das die öffentliche Aufmerksamkeit verdient. Prozentual steigt die Wahrscheinlichkeit, an einer Demenz zu erkranken, mit zunehmendem Alter an. Diese Entwicklung ist auf dem Hintergrund der demographischen Entwicklung zu bewerten, die durch eine erhebliche Zunahme hoch betagter Menschen und einen Geburtenrückgang in den vergangenen 30 Jahren gekennzeichnet ist. Das hohe Krankheitsrisiko führt zu einer verstärkten Inanspruchnahme internistisch-geriatrischer und neurologisch-psychiatrischer sowie sozialer Hilfen. Die sozialpolitische Relevanz des Themas scheint Politikern und zunehmend auch der Öffentlichkeit bewusst zu werden.

Ziele

Im Zusammenhang mit der Bevölkerungsentwicklung wissen Sie, dass

- das Risiko an Demenz zu erkranken vom Alter abhängig ist,
- die Bedeutung der Krankheit im Zusammenhang mit der Altersentwicklung der Gesellschaft zunehmen wird.

1.1.1 Prävalenz

Im internationalen Vergleich stellt das Kriterium „Alter" das wichtigste und bisher einzig vorhersagbare Merkmal für das Demenzrisiko dar. Denn von der Demenz betroffen sind vor allem alte Menschen. In Deutschland sind ungefähr 1,2 Millionen Menschen an einer Demenz erkrankt.

In der Altersgruppe von 60 bis 64 Jahren liegt die Prävalenz vermutlich nur bei 1%. Sie steigt danach an und verdoppelt sich alle fünf Lebensjahre. Von den 75- bis 79-Jährigen sind insgesamt etwa 7% von einer Demenz betroffen. In der Altersgruppe von 85 bis 89 Jahren sind es etwa 25% und im Alter von 90 bis 94 sogar 40%, s. Tabelle 1.

Tab. 1: Demenz nach Altersgruppen aufgeschlüsselt

75-79 Jahre etwa	7%
80-84 Jahre etwa	20%
85-89 Jahre etwa	25%
90-95 Jahre etwa	40%
über 95 Jahre etwa	45%

Da der Anteil der älteren Menschen an der Bevölkerung aufgrund der demographischen Entwicklung in den nächsten Jahrzehnten weiter ansteigen wird, wird auch die Zahl der Demenzpatienten weiter zunehmen.

Modellrechnungen ergeben, dass aufgrund der demographischen Entwicklung von einer Zunahme der Demenz-Patienten auf 1,67 bis 2,22 Millionen im Jahr 2020 auszugehen ist.

Tab. 2: Anteil der 65-Jährigen und Älteren an der Gesamtbevölkerung in Deutschland bis zum Jahr 2020

Jahr	Altersgruppe > 65 Jahre
2000	16,23%
2005	18,48%
2010	19,27%
2015	19,85%
2020	20,85%

1.1.2 Reflexionsaufgabe

Vergegenwärtigen Sie sich, was Sie bereits alles zur Demenz wissen:

- Wann und in welchem Zusammenhang haben Sie erstmals von der Krankheit gehört?
  Welche Vorstellungen verbinden Sie mit der Krankheit?
- Haben Sie Angst davor, selbst an einer Demenz zu erkranken?
  Was würden Sie dann am meisten befürchten?
- Kennen Sie Menschen, bei denen der Arzt eine Demenz diagnostiziert hat?
  Welche Verhaltensweisen zeigen sie?
- Wie gehen die Angehörigen/die Begleitpersonen mit der Situation um?

(Machen Sie sich einige Notizen und vergleichen Sie Ihre Aufzeichnungen mit dem Wissen, welches Sie nach dem Durcharbeiten des Buches gewonnen haben.)

1.2 Früherkennung, Diagnostik und Differentialdiagnose

Die Möglichkeiten, den Krankheitsverlauf zu beeinflussen, hängen im wesentlichen von folgenden Faktoren ab:

- von der Früherkennung der Krankheit und
- von der Differentialdiagnose

Die Diagnostik einer Demenz ist nicht leicht. Die Demenz beginnt oft schleichend mit eher unauffälligen Anzeichen wie Vergesslichkeit und Verwechslungen. Aufgrund der Unkenntnis warten viele betroffene Patienten viel zu lange, bis sie den Weg zum Arzt finden. Dabei kann eine rechtzeitige eindeutige Diagnose dabei helfen, sich auf krankheitsbedingte Veränderungen einzustellen. Frühzeitige medikamentöse und therapeutische Maßnahmen können die Krankheit zwar nicht heilen, aber ihren Verlauf unter Umständen hinauszögern und das Wohlbefinden und die Lebensqualität der Betroffenen so lange wie möglich erhalten.

Ziele

Nach Durcharbeiten dieser Informationseinheiten sind Sie in der Lage,

- mögliche Kommunikationsstörungen und psychosoziale Probleme zu beschreiben, die im Zusammenhang mit der beginnenden Demenz auftreten können

- zu begründen, warum eine Differentialdiagnose Voraussetzung ist, den Krankheitsverlauf positiv zu beeinflussen

- einzelne diagnostische Maßnahmen zu erklären

- Untersuchungstests im Rahmen der psychometrischen Diagnostik zu erläutern
- die Differentialdiagnostik als Ausschlussverfahren anderer Krankheiten zu charakterisieren

1.2.1 Die Bedeutung der Früherkennung

Die Früherkennung einer Demenz ist besonders wichtig, aber auch schwierig. Da die Leistungsfähigkeit des Gehirns nur langsam abnimmt, werden die Symptome schwer erkannt.[2] Erste Krankheitssymptome sind Gedächtnislücken, Orientierungsschwierigkeiten und Probleme bei der Wortfindung. Im weiteren Krankheitsverlauf fällt es den Patienten schwer, mehrere Aufgaben gleichzeitig zu erledigen. Aber auch tägliche Handlungen misslingen, zum Beispiel sich kämmen oder waschen. Es fällt den Betroffenen schwer, Entschlüsse zu fassen, die Urteilsfähigkeit lässt nach, die gesamte Persönlichkeit verändert sich.

Zwar werden die Veränderungen von den Erkrankten zumeist wahrgenommen, aber sie können sie nicht einordnen. Häufige Reaktionen sind Scham und Angst. Demenzkranke versuchen ihre Verunsicherung zu kompensieren, indem sie ihre Einschränkungen so lange wie möglich vor der Umwelt verbergen und die ersten Anzeichen überspielen. Diese werden entweder bestimmten Stressbelastungen oder dem natürlichen Altersabbau zugeschrieben. Oder die Schuld für ihr Versagen wird anderen angelastet.

Angehörige oder nahe Bezugspersonen reagieren auf die Einschränkungen und Verhaltensveränderungen eher verärgert. Denn wer vermutet schon, dass der Betroffene eine Demenz entwickelt und mit diesem veränderten Verhalten seine biographische Identität, seine persönliche Unversehrtheit und Lebenskontinuität, bewahren will?

Das Schaubild (nach Schulz von Thun 1981) veranschaulicht den Kreislauf der Kommunikationsstörungen, in dessen Verlauf der Kranke durch die Reaktion der anderen zusätzlich verunsichert wird.

Wird dem erkrankten Menschen nicht frühzeitig geholfen, ist ein Kreislauf von Missverständnissen in der Familie und der sozialen Umgebung vorprogrammiert. Das Wissen über die Veränderungen und den Verlauf der

---

[2] Für die medizinische und psychosoziale Versorgung Demenzkranker sind in der Regel die Hausärzte verantwortlich. Sie kennen die Patienten, ihre Angehörigen und das soziale Umfeld. Bisher lässt die Frühdiagnostik und Versorgung Demenzkranker zu wünschen übrig. Deshalb hat die Deutsche Gesellschaft für Allgemeinmedizin und Familienmedizin – DEGAM – 2008 eine Leitlinie veröffentlicht, die den Hausärzten Wissen zum Krankheitsbild „Demenz" bereitstellt. Ziel ist es, die Handlungskompetenz der Hausärzte zu fördern und so die Versorgungssituation Demenzkranker zu verbessern.

Krankheit hilft allen Beteiligten, Missverständnisse im zwischenmenschlichen Kontakt als krankheitsbedingt einzuordnen und Kommunikationsprobleme zu erkennen und zu beseitigen.

Abb. 1: Kreislauf der Kommunikationsstörungen bei beginnender Demenz

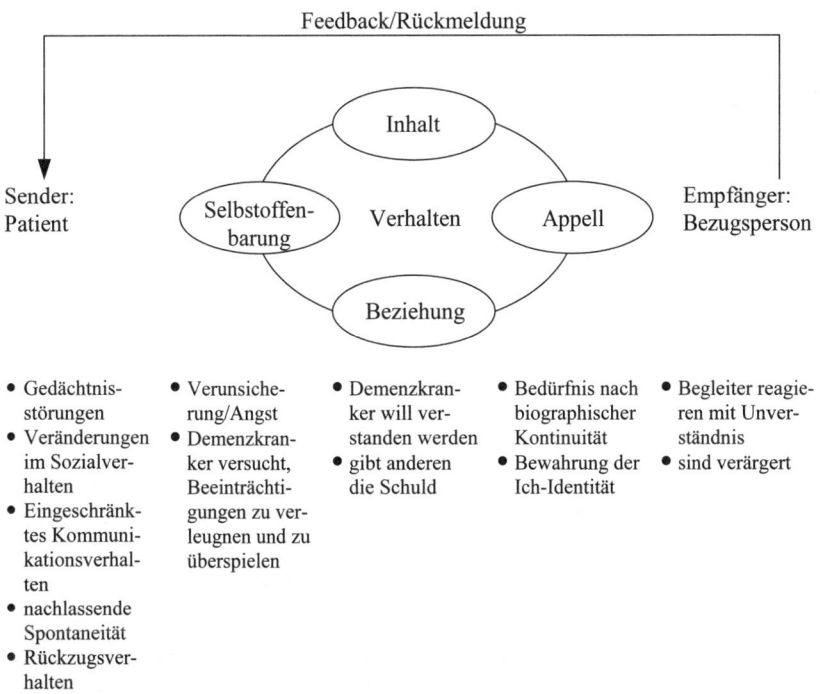

- Gedächtnisstörungen
- Veränderungen im Sozialverhalten
- Eingeschränktes Kommunikationsverhalten
- nachlassende Spontaneität
- Rückzugsverhalten

- Verunsicherung/Angst
- Demenzkranker versucht, Beeinträchtigungen zu verleugnen und zu überspielen

- Demenzkranker will verstanden werden
- gibt anderen die Schuld

- Bedürfnis nach biographischer Kontinuität
- Bewahrung der Ich-Identität

- Begleiter reagieren mit Unverständnis
- sind verärgert

Es geht darüber hinaus um Vorsorge für die Zukunft. Für Demenzkranke ist die Ungewissheit belastend, wie sich die Krankheit entwickeln wird und in welchem Maße sie von anderen abhängig – und damit möglicherweise auch fremdbestimmt – sein werden. Eine frühzeitige Diagnose eröffnet den Kranken die Möglichkeit, Vorkehrungen für die Zukunft zu treffen, so dass, wenn sie selbst nicht mehr bestimmen können, in ihrem Interesse entschieden und gehandelt wird. Die Erkrankten und deren Angehörige können z.B. schriftlich Vorkehrungen treffen in Bezug auf das Testament oder die Vorsorge bei Pflegebedürftigkeit.

Außerdem lässt sich die Krankheit mit einer frühzeitigen Behandlung zielgerichteter beeinflussen und verlangsamen. Spezielle Therapien und eine entsprechende medikamentöse Behandlung heilen die Krankheit zwar nicht, zögern jedoch ein Fortschreiten zumindest hinaus.

1.2.2 Diagnostische Maßnahmen

Für die Erkennung der Frühform einer Demenz sind Spezialisten mit unterschiedlichen methodischen Ansätzen aus verschiedenen Berufsgruppen erforderlich. Eine besondere Rolle kommt den Internisten, Geriatern, Gerontopsychiatern sowie Psychologen zu. Die Diagnose der Demenz wird durch Ausschlussverfahren gestellt, das heißt der Arzt versucht über verschiedene Untersuchungen und Tests andere Krankheiten auszuschließen, die kausal behandelbar sind.

Die Diagnostik beinhaltet unterschiedliche Untersuchungen und Tests:

- Anamnese
  - Eigenanamnese
  - Fremdanamnese
- Psychosoziale Untersuchungen
- Internistisch-geriatrische und psychiatrisch-neurologische Untersuchungen einschließlich Labordiagnostik
- Psychometrische Diagnostik
- Hirnmorphologische Diagnostik

Anamnese

Die Anamnese geht einer internistisch-geriatrischen Untersuchung voraus. Zu Beginn der Untersuchung wird die komplette Krankengeschichte erhoben. Sie basiert sowohl auf Eigenanamnese wie auf Fremdanamnese.

Bei der *Eigenanamnese* befragt der Arzt den Patienten nach früheren Erkrankungen, nach Erkrankungen in der Familie und besonderen Geschehnissen, die sich auf den Körper und die Psyche des Patienten ausgewirkt haben.

In der *Fremdanamnese* werden Angaben von Angehörigen und pflegenden Personen über frühere Krankheiten des Patienten mit einbezogen. Die Begleitpersonen geben Auskunft über den Beginn der Störungen, über ihren Verlauf, über Stimmungsschwankungen sowie über Veränderungen in der Persönlichkeit und problematische Verhaltensweisen.

Ein entscheidender Faktor für die Gesamtbeurteilung des Patienten ist die Medikamentenanamnese. Es wird festgestellt, welche Ärzte konsultiert und welche Medikamente von den verschiedenen Ärzten verschrieben worden sind.

Psychosoziale Untersuchungen

Im Rahmen von psychosozialen Untersuchungen wird der psychosoziale Status des Patienten erhoben. Dazu gehören die Sozialanamnese und die Kompetenzdiagnostik. Für sich allein genommen sind die Sozialanamnese und Kompetenzdimensionen wenig aussagekräftig. Erst im Verbund mit weiteren psychiatrisch-neurologischen Untersuchungen und Erhebungen ist eine Diagnosestellung möglich.

In der *Sozialanamnese* geht es um die soziale Lebensgeschichte des Patienten. Über eine Analyse der Ausbildungs- und Berufslaufbahn des Patienten entsteht ein Bild über seine prämorbide Intelligenz.

Des Weiteren wird der Patient befragt, wie er im Laufe seines Lebens mit Konflikten umgegangen ist und wie er auf Belastungen reagiert hat, um die Qualität und Quantität familiärer und außerfamiliärer Kontakte beurteilen zu können. Plötzliche Konflikte in einer ansonsten harmonischen Familienbeziehung können ein Indiz für eine beginnende Demenz sein.

Die *Prüfung der Kompetenzen* geschieht auf unterschiedlichen Ebenen. Wichtig ist die Frage, ob der Patient in der Lage ist, neue Bekanntschaften zu schließen. Nur wer sich klar ausdrücken kann und sich auch noch nach Tagen erinnert kann neue Bekanntschaften knüpfen. Voraussetzung dafür ist die Fähigkeit zu kommunizieren sowie ein intaktes Kurzzeit- und Langzeitgedächtnis.

Geprüft wird darüber hinaus die lebenspraktische Kompetenz, die sich z. B. darin zeigt, ob der Patient in der Lage ist, sich den Witterungsverhältnissen gemäß zu kleiden.

Im Zusammenhang mit der informativen Kompetenz ist zu prüfen, ob der Patient in der Lage ist, zu tagesaktuellen Geschehnissen Stellung zu beziehen z. B. zu Themen aus der Weltpolitik oder auch aktuellen Geschehnissen aus dem privaten Bereich. Bei der Überprüfung dieses Kompetenzbereichs findet man häufig ein fassadenhaftes Umgehen mit den eigenen Gedächtnisschwächen. Der Patient antwortet „knapp daneben", das Gespräch wird eintönig und verliert an Lebendigkeit.

Die Sprache des Patienten wird in Bezug auf Vollständigkeit von Sätzen und Mitteilungsinhalten beurteilt. Wortfindungsstörungen können auf eine Demenz hinweisen.

Internistisch-geriatrische und psychiatrisch-neurologische Untersuchungen

Mit der internistisch-geriatrischen Untersuchung versucht der Arzt, internistisch-geriatrische Grunderkrankungen oder Infektionen auszuschließen. Dabei erfasst er alle körperlichen Befunde, die von der Norm abweichen.

Laboruntersuchungen unterstützen ihn in der Diagnostik. Hierzu gehören folgende Untersuchungen:

- Blutbild
- Leberwerte (Leberstatus)
- Blutfettwerte (Lipidstatus)
- Mineralstoffanalysen im Serum und Vollblut

- Elektrolytbestimmungen
- Urinstatus
- HIV-Bestimmung (AIDS-Test)
- Schilddrüsenfunktion
- Liquor (Nervenwasser-)Diagnostik

Er achtet insbesondere auf die vaskulären Risiken, die durch einen bestehenden Hypertonus bzw. Stoffwechselerkrankungen hervorgerufen werden, wie Diabetes mellitus und Fettstoffwechselstörungen. Er überprüft die Schilddrüsenfunktion, da insbesondere Hypothyreose im Alter eine Demenz vortäuschen kann. Wichtig ist zudem, den Wasser- und Elektrolytehaushalt zu überprüfen.

Der Arzt wird sein Augenmerk auf Ernährungsstörungen insbesondere bei den älteren Patienten richten, die sich alleine versorgen. Bei ihnen kommt es häufig zu Vitaminmangelzuständen.

In der psychiatrisch-neurologischen Untersuchung geht es u. a. darum, andere neurologische Erkrankungen auszuschließen, z. B. den Apoplex oder die Parkinsonsche Erkrankung.[3]

---

3 Der Schlaganfall (Apoplex) ist Folge einer plötzlichen Durchblutungsstörung des Gehirns. Die Symptome wie auch der Verlauf können – je nach Ort und Ausdehnung des geschädigten Hirnanteils – sehr unterschiedlich sein. Folgende Zeichen können auftreten:
– Lähmung einer Körperhälfte (Hemiplegie), die auch die entsprechende Gesichtshälfte betreffen kann
– Schluckstörungen,
– eine Sprechstörung (Dysphasie) bis zum Sprachverlust (Aphasie)
– Störungen in den Wahrnehmungsempfindungen, z.B. für Wärme, Kälte, Berührung, aber auch die Lage der Gliedmaßen
– Konzentrationsstörungen; die Stimmung wechselt, es tritt rasche Ermüdung ein
– Störungen beim Wasserlassen und Stuhlgang
– Apraxie, so dass der Ablauf einer Handlung nicht mehr geplant werden kann
– Agnosie, die Gegenstände können ihrer Funktion nicht zugeordnet werden
– Neglect (gestörtes Körpergefühl), die erkrankte Seite wird völlig vergessen, die Realität existiert nur noch auf der gesunden Seite.
Etwa jeder dritte Schlaganfall kündigt sich durch flüchtige Durchblutungsstörungen des Gehirns an, den sog. Transistorischen ischämischen Attacken (TIA – vorübergehende Blutleere). Frühe Anzeichen sind:
– plötzliche Schwäche oder Gefühlstörung in Gesicht oder Arm
– plötzlicher Verlust der Fähigkeit zu sprechen oder Sprache zu verstehen
– plötzliche einseitige Sehstörungen
– vorübergehende Doppelbilder
– plötzlich auftretende, sehr heftige Kopfschmerzen
– plötzlich auftretender Schwindel und Gangunsicherheit.
Die Parkinsonsche Erkrankung beruht auf einer Störung des Informationsaustausches der Nervenzellen in bestimmten Zentren des Zwischenhirns und des Hirnstammes. Diese Zentren werden auch als extrapyramidales System bezeichnet. Die wichtigsten Symptome zeigen sich in
– Bewegungsarmut (Akinese),

Beim An- und Auskleiden des Patienten kann der Arzt bereits eine Apraxie oder eventuell auch eine Agnosie feststellen, wenn der Patient nicht mehr in der Lage ist, die Kleidungsstücke zuzuordnen oder sie an- bzw. auszuziehen (Brandenberg, Fahnenstich 2000).

Hirnmorphologische Diagnostik

Zur hirnmorphologischen Diagnostik werden zwei Verfahren praktiziert, die sog. Computertomographie (CT-scan) und die Kernspintomographie (NMR). Mit diesen beiden Verfahren können Tumore und Blutergüsse im Schädelraum nachgewiesen und die Gestalt des Gehirns sichtbar gemacht werden. Dabei erscheinen auf den apparativ gewonnenen Bildern sowohl die Oberfläche des Großhirns mit Windungen und Furchen als auch die Größe der Hirnventrikel (Hirnkammern). So lässt sich bei der Alzheimer-Demenz das Ausmaß des Hirnschwundes (Atrophie), eine Erweiterung der Gehirnfurchen und eine Erweiterung der Hirnventrikel nachweisen.

Hirnfunktionelle Diagnostik

Es gibt verschiedene apparative Verfahren zur hirnfunktionellen Diagnostik, um Hirnströme, Stoffwechselvorgänge und die Durchblutung im Gehirn zu messen.

Das Elektroenzephalogramm (EEG) ist die älteste apparative Untersuchungsmethode, welche zur Diagnostik in der Neurologie und Psychiatrie eingesetzt wird. Obwohl diese Methode keine eindeutigen Beweise für die Demenz liefert, kommt sie als zusätzliches Verfahren zum Einsatz (Heinitz 1997, S. 41). Mit Hilfe des EEGs werden die elektrischen Ströme der Nervenzellen des Gehirns aufgezeichnet. Die Verarbeitung von Informationen im Gehirn erfolgt mit Hilfe von elektrischen Signalen, die von der Schädeloberfläche als EEG registriert werden. Zur Ableitung des EEG werden an der Kopfhaut Elektroden angebracht. Die Frequenz der EEG-Wellen wird in verschiedene Bänder eingeteilt, die mit griechischen Buchstaben gekennzeichnet sind, den Alpha-, Beta-, Theta- und Deltawellen. Auf diese Weise wird es möglich, Aufschluss über die Hirnfunktionen zu erhalten.

Bei zahlreichen Funktionsstörungen des Gehirns, z.B. bei einer Verminderung der Hirndurchblutung oder bei Tumoren, verändert sich das EEG in typischer Weise. Auch bei den verschiedenen Formen der Demenz zeigt das EEG Änderungen in der Wellenfrequenz.

- erhöhte Muskelspannung (Rigor),
- Zittern (Tremor),
- Störungen des vegetativen Nervensystems und in einer
- Verlangsamung des Gedankenablaufs
  (Nickel, A., Ungerer, O., Zenneck, H.-U. 1997).

Psychometrische Diagnostik

Psychometrische Tests dienen sowohl zur Diagnosesicherung als auch zur Verlaufskontrolle: Die psychometrische Diagnostik wird in regelmäßigen Zeitabständen wiederholt, um anhand dieser Beurteilungen ein Bild vom Verlauf der Erkrankung zu bekommen. Eine Reihe von Untersuchungstests werden vom Untersucher ausgefüllt, z. B. der international häufig eingesetzte Mini-Mental-Status-Test (MMST), der von Pfizer, Karlsruhe, und Eisai, Frankfurt, entwickelte DemTect und der Uhren-Zeichen-Test. Daneben gibt es Testbögen, die die Patienten selbst beantworten, wie die Subjektive Beschwerdeskala – SB-S und die geriatrische Depressionsskala – GDS, die zur Erfassung depressiver Beschwerden eingesetzt wird.

Die Testfragen der Psychometrie beziehen sich auf kognitive, psychische und körperliche Funktionen und Persönlichkeitsstörungen.

Mini-Mental-Status-Test

Als wichtiger und international häufig eingesetzter Screening-Test, d. h. Suchtest, gilt der Mini-Mental-Status-Test. Der MMST gilt als Standardtest zur Erfassung von kognitiven Beeinträchtigungen. Er umfasst 11 Fragen. Mit maximal 30 Punkten werden die Bereiche Orientierung (10), Merk- und Erinnerungsfähigkeit (6), Aufmerksamkeit und Rechenfähigkeit (5), Sprache (4), Anweisungen befolgen (4), Nachzeichnen (1) bewertet. Resultierende Werte von 23 und weniger Punkten weisen auf eine deutliche kognitive Beeinträchtigung hin, bei Werten von 20 und weniger liegt eine Demenz vor.

Der MMST ist nicht zur Diagnose früher, geringgradig ausgeprägter Störungen des Gedächtnisses und der Denkleistung geeignet.

Tab. 3: Mini-Mental-Status-Test (Quelle: Heinitz, M. 1997)

		richtige Antwort = 1 Punkt	Total Punkte
Orientierungsvermögen			
1. Fragen Sie nach:	Jahr	....	1
	Jahreszeit	....	1
	Datum	....	1
	Tag	....	1
	Monat	....	1
2. Fragen Sie nach:	Staat (Land)	....	1
	Bundesland	....	1
	Stadt bzw. Ortschaft	....	1
	Krankenhaus, Altenheim	....	1
	Stockwerk	....	1

Merkfähigkeit 3. Nennen Sie drei Gegenstände, 1 Sekunde pro Objekt. Der Patient soll sie wiederholen (1 Punkt für jede korrekte Antwort). Wiederholen Sie die drei Namen, bis der Patient alle gelernt hat.	....	3
Aufmerksamkeit und Rechnen 4. Beginnend mit 100, jeweils 7 substrahieren (1 Punkt für jede korrekte Antwort; Stopp nach fünf Antworten): Andere Möglichkeit: Lassen Sie ein Wort mit fünf Buchstaben rückwärts buchstabieren!	....	5
Erinnerungsfähigkeit 5. Fragen Sie nach dem Namen der unter 3. genannten Gegenstände! (1 Punkt für jede korrekte Antwort)	....	3
Sprachvermögen und Verständnis 6. Zeigen Sie einen Bleistift und eine Uhr! Der Patient soll sie beim Zeigen benennen! (1 Punkt für jede korrekte Antwort) 7. Lasen Sie nachsprechen; „Bitte kein Wenn und Aber!" 8. Lassen Sie einen dreiteiligen Befehl ausführen, z.B.: „Nehmen Sie das Blatt, falten Sie es in der Mitte und legen Sie es auf den Boden!" (max. 3 Punkte) 9. der Patient soll folgende, auf einem Blatt (groß)geschriebene Aufforderung lesen und befolgen: „Schließen Sie die Augen!" 10. Lassen Sie einen Patienteneinen Satz eigner Wahl schreiben (mit Subjekt, Prädikat und Objekt; soll einen Sinn ergeben; bei der Bewertung spielen Schreibfehler keine Rolle)!	....	2 1 3 1 1
11. Vergrößern Sie die untenstehende Zeichnung auf 1-5 cm pro Seite und lassen Sie sie den Patienten nachzeichnen (1 Punkt, wenn alle Seiten und Winkel richtig sind und die Überschneidungen ein Viereck bilden)!	....	1 Totalpunktzahl: ....

DemTect

DemTect ist ein von Pfizer und Eisai entwickelter psychometrischer Test, der die frühzeitige Diagnostik demenzieller Erkrankungen ermöglichen will. Er ist ein Screening Verfahren, auf dessen Basis geistige Beeinträchtigungen bei Patienten erkannt und der Verlauf des geistigen Abbaus beschrieben werden kann. Das Testverfahren besteht aus fünf Einzelaufgaben:

- insgesamt drei Gedächtnistests für Wörter und Zahlen
- einer Zahlenumwandlungsaufgabe, bei der Ziffern zu Zahlwörtern und Zahlwörter zu Ziffern umgeschrieben werden müssen,
- einer variablen Flüssigkeitsaufgabe, bei der eine Minute lang Gegenstände genannt werden müssen, die es in einem Supermarkt zu kaufen gibt.

Da die Testleistungen im DemTect zum Teil alterssensitiv sind, wird eine separate Auswertung für 60-Jährige und Ältere sowie unter 60-Jährige vorgenommen. Die Ergebnisse der Einzelaufgaben werden in Punkte umgerechnet.

Der DemTect ist ein Verfahren, das zu einer ersten Demenzdiagnostik herangezogen werden kann; er ersetzt aber keine anderen Verfahren, die üblicherweise zur Absicherung der Diagnose verwendet werden (Alzheimer-Hilfe, Pressemitteilung).

Uhren-Zeichen-Test

Ein schnell und praktikabel anwendbarer Test ist der „Uhren-Zeichen-Test", s. Abbildung 2. Der Patient wird aufgefordert, in einem Kreis die zwölf Zahlen einer Uhr korrekt zu platzieren, richtig zu nummerieren und eine korrekte Zeigereinstellung für eine vorgesehene Uhrzeit vorzunehmen.

Abb. 2: 13.45 Uhr

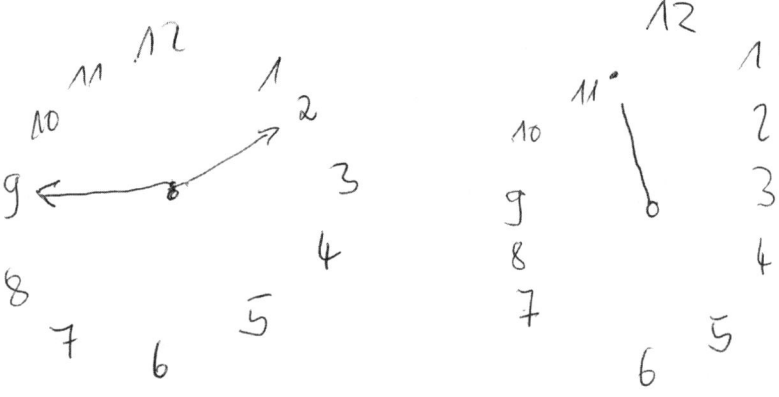

In Folge der Krankheit sind die Patienten immer weniger in der Lage, die Zahlen und die Zeiger korrekt zuzuordnen.

Subjektive Beschwerden-Skala (SB-S)

In der Psychiatrie gibt es eine Reihe von Fragebögen zur Selbstbeurteilung durch den Patienten. Diese sind nur bedingt einsetzbar für Patienten mit fortgeschrittener Demenz, da sie voraussetzen, dass das Denkvermögen nicht wesentlich eingeschränkt ist. Durch einen solchen Fragebogen wird dem Patienten Gelegenheit gegeben, seinen eigenen körperlichen und geistigen Zustand zu beschreiben.

Tab. 4: Subjektive Beschwerden-Skala (Quelle: Unternehmensgruppe Dr. Willmar Schwabe, „Das therapeutische Gesamtkonzept", Karlsruhe)

Subjektive Beschwerdeskala – SB-S				
Wie fühlen Sie sich zur Zeit? Kreuzen Sie bitte an, was für Sie zutrifft:	stimmt genau	stimmt überwiegend	stimmt kaum	stimmt nicht
Zur Zeit …				
1. bin ich besorgt				
2. regen mich schon Kleinigkeiten auf				
3. fehlt mir die Lust, etwas zu tun				
4. habe ich Schmerzen				
5. bin ich traurig				
6. bin ich unruhig				
7. fühle ich mich unsicher				
8. leide ich unter Druckgefühlen				
9. kann ich kaum etwas leisten				
10. habe ich Angst				
11. bin ich reizbar				
12. bin ich körperlich nicht in Ordnung				
13. habe ich keinen richtigen Appetit				
14. fühle ich mich niedergeschlagen				
15. ist mir alles gleichgültig				
16. fehlt es mir an Energie				
17. bin ich überempfindlich				
18. fürchte ich mich				
19. fühle ich mich müde				
20. bin ich nervös				
21. fühle ich mich einsam, selbst wenn ich mit anderen Menschen zusammen bin.				
Punktsumme:				

Geriatrische Depressionsskala (GDS)

Depressionen schränken die Lebensqualität von Betroffenen erheblich ein. Mit Hilfe der geriatrischen Depressionsskala werden die Patienten zu ihren Beschwerden befragt. Die Patienten beantworten selbständig die Fragen mit „ja" oder „nein".

Tab. 5: Geriatrische Depressionsskala (GDS) nach Ysavage
(Quelle: Unternehmensgruppe Dr. Willmar Schwabe, „Das therapeutische Gesamtkonzept", Karlsruhe)

Fragen der geriatrischen Depressionsskala (GDS)			
Name:	Geburtsdatum:		
männlich ☐	weiblich ☐		
Datum:			
Wählen Sie die beste Antwort dafür, wie Sie sich in der letzten Woche gefühlt haben:		ja	nein
1. Sind Sie grundsätzlich mit Ihrem Leben zufrieden?			
2. Haben Sie viele Aktivitäten und Interessen aufgegeben?			
3. Haben Sie das Gefühl, Ihr Leben sei unausgefüllt?			
4. Ist Ihnen oft langweilig?			
5. Sind Sie die meiste Zeit guter Laune?			
6. Haben Sie Angst, dass Ihnen etwas Schlimmes zustoßen wird?			
7. Fühlen Sie sich die meiste Zeit glücklich?			
8. Fühlen Sie sich oft hilflos?			
9. Bleiben Sie lieber zu Hause anstatt auszugehen und Neues zu unternehmen?			
10. Glauben Sie, mehr Probleme mit dem Gedächtnis zu haben als die meisten anderen?			
11. Finden Sie es sei schön, jetzt zu leben?			
12. Kommen Sie sich in Ihrem jetzigen Zustand ziemlich wertlos vor?			
13. Fühlen Sie sich voller Energie?			
14. Finden Sie, dass Ihre Situation hoffnungslos ist?			
15. Glauben Sie, dass es den meisten Leuten besser geht als Ihnen?			

1.2.3 Diagnostik und Differentialdiagnose

Bei der differentialdiagnostischen Abgrenzung geht es darum, dass der Arzt auf der Basis der durchgeführten Untersuchungen und Tests die Hirnleistungsstörungen schon im frühen Stadium von anderen Erkrankungen abgrenzt. Das ist insofern schwierig, als es besonders im Frühstadium der Demenz schwer zu erkennen ist, ob es sich bei den Gedächtnisproblemen um eine „normale" Alterserscheinung handelt oder um eine beginnende Demenz, denn altersbedingte Gedächtniseinbußen, depressive Verstimmungen oder akute Verwirrtheitszustände bzw. Delir, können zu ähnlichen Beeinträchtigungen führen.

Im Weiteren gilt es zu klären, welche Demenz vorliegt, ob eine Demenz vom Alzheimer Typ, eine vaskuläre Demenz oder eine sekundäre Demenz. Die Diagnose „Alzheimer-Demenz" kann der Arzt nur stellen, wenn alle anderen demenzverursachenden Krankheiten ausgeschlossen sind. Die Diagnose bzw. das Erkennen einer Demenzerkrankung umfasst also zwei Schritte:

Tab. 6: Diagnostische Schritte

Schritte	Frage	Differentialdiagnostische Abgrenzung
1. Schritt	Liegt eine Demenz vor?	• Altersbedingte Leistungsverminderung • Depression (Pseudodemenz) • Delir (s. Kapitel 1.3)

↓

Diagnose einer Demenz: Das demenzielle Syndrom (s. Kapitel 1.4)

↓

| 2. Schritt | Um welche der Demenzformen handelt es sich? | Primäre Demenzen,
• z. B. Vaskuläre Demenzen und
• Demenz bei Alzheimer-Krankheit
• Sekundäre Demenzen
(s. Kapitel 1.5) |

- **1. Schritt:** Zum ersten Schritt gehört die Prüfung, ob die Beschwerden des Patienten den Symptomen einer Demenz entsprechen. Dabei wird untersucht, ob den geistigen Einbußen eine andere Ursache als eine Demenz zugrunde liegen könnte. Diese können beispielsweise eine Depression oder ein Delir sein. Es kann auch lediglich eine altersbedingte Leistungsverminderung zugrunde liegen.
- **2. Schritt:** Bestätigt sich der Verdacht einer Demenz, so muss im nächsten diagnostischen Schritt bestimmt werden, welche der Demenzformen vorliegt. Dabei gilt es, zunächst differentialdiagnostisch eine sekundäre Demenz auszuschließen. Anschließend muss unterschieden werden, ob es sich um eine primär zerebrale degenerative Form handelt, d. h. einer Demenz vom Alzheimer-Typ, oder ob es sich um eine vaskuläre Demenz handelt.

Bei der Feststellung einer Demenz bei Alzheimer-Krankheit müssen also folgende Voraussetzungen erfüllt sein:

- Es muss das Syndrom einer Demenz vorliegen.
- Alle anderen spezifischen Ursachen für eine Demenz müssen ausgeschlossen sein; erst dann kann die Diagnose einer Alzheimer-Demenz angenommen werden.

1.2.4 Fragen zur Wissensüberprüfung

1. Wählen Sie bei den folgenden Fragen die richtigen Antworten aus.

Warum ist die Früherkennung bei der Demenz von besonderer Bedeutung?
Mögliche Antworten:

1	Um eine rechtzeitige Heilung zu ermöglichen.	
2	Um Vorsorge für die Zukunft zu treffen.	
3	Um den Krankheitsverlauf hinauszuzögern.	
4	Um zwischenmenschliche Konflikte zu vermeiden.	

Welche psychometrischen Verfahren können zur Diagnostik der Demenz eingesetzt werden?
Mögliche Antworten:

1	Mini Mental Status Test	
2	DemTect	
3	Geriatrische Depressionsskala	
4	Intelligenztest	
5	Längsschnittuntersuchung	

Die Demenz wird im Ausschlussverfahren diagnostiziert. Nennen Sie mögliche Untersuchungsmethoden, die zur Anwendung kommen.
Mögliche Antworten:

1	Anamnese	
2	Pareto-Analyse	
3	Computer-Tomogramm – CT	
4	Experiment	
5	Polaritätsprofil	
6	Labordiagnostik	
7	Kompetenzdiagnostik	

2. Reflexion Ihrer Erfahrungen: Wenn Sie eine Familie kennen, in der eine demenzkranke Person versorgt wird: Konnten Sie Verständigungsprobleme und Missverständnisse in der Beziehung feststellen? Wenn ja, welche und worauf führen Sie diese zurück? Stellen Sie Vermutungen darüber an.

1.3 Schwierigkeiten in der diagnostischen Abgrenzung

Der erste diagnostische Schritt bezieht sich auf die Abgrenzung der Demenz von normalen altersbedingten Leistungsverminderungen, einer Depression und einem Delir.

Ziel

Nachdem Sie die Informationseinheit durchgearbeitet haben, können Sie die Merkmale „normaler Alternsprozessen", einer „Depression" und eines „Delirs" beschreiben.

1.3.1 Altersbedingte Leistungsverminderung

Vor der Diagnosestellung einer Demenz muss geprüft werden, ob es sich bei den kognitiven Leistungseinbußen, z.B. bei Störungen der Konzentration und des Gedächtnisses, um altersbedingte kognitive Leistungseinbußen handelt.

Vorstellungen wie „Gedächtniseinbußen seien im Alter normal" erschweren die Diagnose einer Demenz. Dieses Stereotyp gründet auf der Annahme, im Alter seien „Abbauprozesse" normal. Das Wort „Abbau" legt die Vorstellung nahe, im Alter würden die Fähigkeiten, die im Laufe des Lebens erworben wurden, Schritt für Schritt zurückgehen.

Diese Annahme entbehrt der Realität. Gerade das im Leben angesammelte Wissen und Verständnis bleibt bis ins hohe Alter hinein erhalten und kann auch zunehmen. Dagegen nimmt die von physiologischen Vorgängen abhängige Schnelligkeit und Flexibilität der Informationsverarbeitung mit dem Alter ab. Auch macht das Lernen unter Zeitdruck im Alter Mühe. Für Jüngere stellt dies häufig kein Problem dar.

Das gleiche gilt für die Persönlichkeit des Menschen. Vitalität und organische Funktionstüchtigkeit lassen mit den Jahren nach, nicht aber die sozialen Kompetenzen oder die Fähigkeit, Schwierigkeiten zu begegnen und Probleme zu lösen. Treten Persönlichkeitsveränderungen auf, so können diese eine Begleiterscheinung von Erkrankungen oder sozialer Schädigung sein, z.B. in Folge von Isolierung und Vereinsamung.

Altern hat nichts mit Krankheit zu tun. Die Veränderungen von Zellen, Geweben und Organen können im Laufe des Lebens individuell unterschiedlich ausgeprägt sein. Es gibt Zellen, die rascher als andere Zeichen der Alterung aufweisen. Die Gesamtheit dieser Veränderungen führt bei der normalen Alterung zu Einbußen verschiedener Funktionen der unterschiedlichen Organe und Organsysteme. Eine harmlose Auswirkung ist, dass man gelegentlich Neues vergisst oder Kleinigkeiten verlegt.

Die Gerontologie untersucht und beschreibt diese Veränderungen, die mit dem Altern verbunden sind und psychosozial und körperlich bedingt sein können.

Die Geriatrie beschäftigt sich mit den Krankheiten, die das Altern begleiten, um daraus Möglichkeiten zu einer Vermeidung (Prävention), Behandlung oder Rehabilitation abzuleiten.

1.3.2 Depression

Konzentrations- und Gedächtnisschwäche sowie Verhaltensauffälligkeiten sind häufig auch Begleitsymptome von depressiven Erkrankungen im Alter. Da eine Depression als eigenständiges Krankheitsbild jedoch therapiert werden kann, ist die Differentialdiagnose Demenz und Depression von großer Bedeutung. In Anlehnung an den ICD-10 (Dilling, Mombour und Schmidt 1993, S. 128 ff.) sind folgende Symptome einer Depression zu nennen: Gedrückte Stimmung, Interessenverlust, Freudlosigkeit, Verminderung des Antriebs, Aktivitätseinschränkung, Verminderung der Konzentration und Aufmerksamkeit, vermindertes Selbstwertgefühl, Schuldgefühle, negative und pessimistische Zukunftsperspektiven, Schlafstörungen, Gedanken an Selbstverletzung oder Suizid, verminderter Appetit. Die Betroffenen reagieren meist nicht auf die jeweiligen Lebensumstände. Es zeigen sich charakteristische Tagesschwankungen bezüglich der Stimmung, die gewöhnlich abends besser wird als morgens (Morgentief).

Je nach Schweregrad und Ausprägung der Symptomatik spricht man von einer leichten, mittelgradigen oder schweren Depression, die in Abständen (rezidivierend) wiederkehrend sein kann.

Die Unterscheidung zwischen den Krankheitsgruppen „Demenz" und „Depression" ist schwierig. Denn bei der Depression können Konzentrations- und Gedächtnisprobleme auftreten, die den Symptomen der Demenz ähneln. Man spricht in diesem Fall von einer „Pseudodemenz" oder besser von einer Depression mit kognitiven Störungen.

Umgekehrt reagieren demenziell erkrankte Menschen oft mit Interesselosigkeit, Rückzug und depressiven Gefühlszuständen. Beide Symptomgruppen – Demenz und Depression – können auch gemeinsam auftreten. Tabelle 7 gibt Hinweise zur differentialdiagnostischen Abgrenzung der Demenz von der Depression (Fischer/Schwarz 1999, S. 27).

Tab. 7: Differentialdiagnose der Demenz und der depressiven „Pseudodemenz" (Quelle: Fischer, Schwarz 1999, S.27)

Demenz	Depressive „Pseudodemenz"
eher schleichender Beginn	eher rascher Beginn
Einbußen im Denken und im Gedächtnis werden subjektiv eher nicht wahrgenommen	kognitive Einbußen werden verstärkt erlebt
forderndes Verhalten	passives Verhalten
Patient sucht Ursachen seiner Behinderung bei anderen („ungerechtes" Verhalten von Bezugspersonen)	Patient sucht Ursache seiner Behinderung bei sich selbst (Minderwertigkeits- und Schuldgefühle)
Stimmung und Denkinhalte passen nicht zusammen	Übereinstimmung zwischen Stimmung und Denkinhalt
Gefühlslage (Affekt) eher wechselnd und entgleisend	Gefühlslage eher gleich bleibend und starr
Schlafstörungen eher mit Unruhe und Verwirrtheit verbunden	nächtliche Verwirrtheitszustände sind selten
Denk- und Gedächtniseinbußen bleiben unter antidepressiver Therapie bestehen	Einbußen in der geistigen Leistungsfähigkeit bessern sich unter antidepressiver Therapie
Libido (sexuelle Bedürfnisse) eher ungestört	Libido eher gestört
isolierte Leistungsschwäche	globale Leistungsschwäche
frühe Werkzeugstörungen (Störungen von Handlungen und Bewegungsabläufen mit oder ohne Verwendung von Gegenständen)	keine Werkzeugstörungen (keine Apraxie)

1.3.3 Delir

Patienten mit Delir zeigen ähnliche psychische Störungen und Verhaltensauffälligkeiten wie Demenzpatienten. Das Delir ist jedoch Ausdruck einer akuten psychischen Störung, hervorgerufen durch organische Erkrankungen und damit behandelbar. Auf der Basis des ICD-10 (Dilling, H.; Mombour, W.; Schmidt, M. H. 1993, S. 74f.) muss für die Diagnose des Delirs aus jedem der im folgenden aufgeführten Bereiche ein Symptom bestehen:

- Störung des Bewusstseins und der Aufmerksamkeit (z.B. eingeschränkte Konzentrationsfähigkeit, leichte Bewusstseinsminderung, Koma)
- Kognitionsstörungen (z.B. Wahrnehmungsstörungen, Halluzinationen, Beeinträchtigung des Denkens, Desorientiertheit, Gedächtnisstörungen)
- Psychomotorische Störungen (Hypo- oder Hyperaktivität)
- Störungen des Schlaf-Wach-Rhythmus (z.B. Schlaflosigkeit, Umkehr des Schlaf-Wach-Rhythmus)

- Affektive Störungen (z.B. Depression, Angst, Reizbarkeit, Euphorie, Apathie)

Das delirante Zustandsbild ist vorübergehend und von wechselnder Intensität. Ein delirantes Zustandsbild kann eine Demenz überlagern oder sich zu einer Demenz weiterentwickeln. Der Beginn ist gewöhnlich akut, im Tagesverlauf wechselnd, die Gesamtdauer der Störung beträgt weniger als 6 Monate.

Das Delir kann unterschiedlichen Ursprungs sein. Dem Delir können verschiedene Hirnfunktionsstörungen oder extracerebrale Erkrankungen fast aller wichtigen Organsysteme zugrunde liegen, wie z.B. Infektionen, Exsikkose, Herz-, Leber-, Niereninsuffizienz, Anämie. Eine häufig vorkommende Ursache eines Delirs bei alten Menschen ist eine Intoxikation mit Medikamenten.

Tabelle 8 listet die häufigsten Delirursachen auf (Quelle: Max-Bürger-Zentrum, Berlin).

Tab. 8: Häufige Delirursachen
(Quelle: Kanowski, Neumann, 1988, Max-Bürger-Zentrum, Berlin)

Stoffwechsel-/ Hormonstörungen	• Unterzuckerung • Gestörter Wasser- und Elektrolythaushalt, Austrocknung • Nieren-/Leberinsuffizienz • Schilddrüsenunterfunktion • Diabetes mellitus
Kreislauferkrankungen	• Zerebrovaskuläre Erkrankungen • Herzinsuffizienz, Herzinfarkt, Arrhytmie • Blutdruckschwankungen
Intoxikationen	• Medikamente, Psychopharmaka • Alkohol
Medizinisch-therapeutische Einwirkungen	• Chirurgische Eingriffe, Vollnarkose • Staroperationen • Intensivmedizinische Behandlung
Infektionen	• Chronische Atemwegserkrankungen • Pneumonie • Andere Infektionskrankheiten
Traumatische Hirnläsionen	• Kopfverletzungen • Tumore
Emotionale Belastungen	• Umzug, Tod des Partners usw.

Im Vordergrund der Therapie steht die Behandlung des Grundleidens. Nach Abklingen des Delirs ist eine vollständige Wiederherstellung möglich.

Ein Delir kann bei einer Demenz und unabhängig von einer Demenz auftreten. Tabelle 9 zeigt die Delir-Symptome in Abgrenzung zur Demenz auf.

Tab. 9: Differentialdiagnose des Delirs und der Demenz (Quelle: Kanowski, Neumann, 1988, Max-Bürger-Zentrum, Berlin)

Kennzeichen	Delir	Demenz
Beginn	innerhalb weniger Tage, oft nachts	schleichender Beginn über Monate oder Jahre
Dauer	Stunden bis Wochen	Monate bis Jahre
Verlauf	tägliche Schwankungen, nächtliche Verschlechterungen, klare Intervalle	relativ stabil, gelegentlich Schwankungen von Tag zu Tag
akute körperliche Erkrankung	immer damit verbunden	gewöhnlich keine Verbindung
Bewusstsein/Vigilanz	Trübung	gewöhnlich normal
Orientierung	grundsätzlich gestört, parallel zu den täglichen Schwankungen, Tendenz zur Konfabulation[4]	kann relativ intakt oder aber im Zusammenhang mit Gedächtnisstörungen beeinträchtigt sein Merkfähigkeit und Kurzzeitgedächtnis beeinträchtigt
Gedächtnis	Merkfähigkeit und Kurzzeitgedächtnis beeinträchtigt	in fortgeschrittenen Stadien auch Langzeitgedächtnis beeinträchtigt bis hin zum völligen Verlust aller Gedächtnisinhalte
Denken	fragmentiert, eher beschleunigt	abstraktes Denken gestört, verlangsamt, auf einfache Alltagsdinge eingeengt
Wahrnehmung	illusionäre und halluzinatorische Fehlwahrnehmungen, insbesondere im visuellen System	Wahrnehmungsstörungen eher selten
Schlaf-Wach-Rhythmus	unterbrochen, Dösigkeit am Tag, nachts desorientiert und ruhelos, Umkehr	unterbrochener und verkürzter Nachtschlaf, im frühen Stadium auch übermäßiger Schlafbedarf, in späteren Stadien auch Umkehr möglich
Psychomotorik	ruhelos, ziellose Bewegungsunruhe	eher apathisch
Stimmung	ängstlich, depressiv	eher euphorisch

---

4 Konfabulation: Erinnerungslücken werden mit Einfällen und Fantasien des Patienten ausgefüllt, die dieser momentan für reale Erinnerungen hält.

1.3.4 Wissens- und Transferaufgabe

1. Was ist eine depressive Pseudodemenz?

Mögliche Antworten:

1	Alzheimer Krankheit bei psychisch erkrankten Patienten im fortgeschrittenen Alter	
2	Eine Demenz begleitet von Niedergeschlagenheit	
3	Eine Depression mit kognitiven Störungen	
4	Jemand erscheint dement aufgrund eines niedrigen Intelligenzquotienten (IQ)	

2. Bereiten Sie einen kleinen Vortrag vor. Versuchen Sie die Unterschiede herauszuarbeiten zwischen einem Delir und einer Demenz bei Alzheimer-Krankheit. Stellen Sie Vermutungen darüber an, durch welche Pflegefehler und mangelhaften Versorgungsstrukturen die Symptome der Krankheitsbilder verstärkt werden können.
Wie müssten Ihrer Ansicht nach die Pflege und die Versorgungsstrukturen beschaffen sein, so dass die Symptome gemildert oder – beim Delir – gar verhindert werden? Entwickeln Sie dazu Vorschläge. Sie werden Ihre Antworten überprüfen können, nachdem Sie Kapitel 3 durchgearbeitet haben.

1.4 Das demenzielle Syndrom

Der Begriff Demenz kommt aus dem Lateinischen und bedeutet de – weg, mens – Geist, Verstand. Damit ist das Hauptmerkmal der fortgeschrittenen Demenzerkrankung umschrieben: der Verlust der geistigen Fähigkeiten. Die Demenz verändert den Menschen in seiner Intelligenz und Persönlichkeit.

Ziel

Nachdem Sie die Informationseinheit gelesen haben, sind Sie in der Lage, das demenzielle Syndrom zu beschreiben.

1.4.1 Klassifikation

Das internationale Klassifikationssystem ICD-10 (Dilling, H.; Mombour, W.; Schmidt, M. H. 1993, S. 60 f.) bietet ein diagnostisches Werkzeug, auf dessen Basis schon in frühen Stadien der Demenzerkrankung die Symptomdiagnose und auch die ätiologische, d. h. ursächliche, Zuordnung vorgenommen werden kann.

Verschiedene Symptome weisen auf eine Demenz hin. Die wesentliche Voraussetzung für die Diagnose einer Demenz ist der Nachweis nachlassender

Gedächtnisleistungen und des Denkvermögens mit deutlicher Beeinträchtigung in den Alltagsaktivitäten, wie z. B. beim Waschen, Ankleiden, Essen, persönlicher Hygiene, bei Körperausscheidungen oder der Benutzung der Toilette.

Eine zuverlässige klinische Diagnose ist nur möglich, wenn die Störungen mindestens sechs Monaten vorhanden sind.

Zur Diagnose einer Demenz gibt der ICD-10 folgende Leitlinien vor:

- Gedächtniseinbußen, insbesondere beim Behalten neuer Informationen; beim Fortschreiten der Erkrankung auch Verlust von früher erlernten und vertrauten Inhalten
- Abnahme kognitiver Leistungen wie Denkvermögen, Orientierung, Auffassung, Rechnen, Lernfähigkeit, Sprache und Urteilungsvermögen
- Störungen im Affekt (z. B. Affektlabilität, Reizbarkeit), Antrieb und Sozialverhalten
- normale Bewusstseinslage

Ein weiteres Diagnoseinstrument ist der DSM-III-R – Diagnostisch-Statistisches Manual psychischer Störungen. Das Diagnoseinstrument der Amerikanischen Psychiatrischen Gesellschaft beschreibt das Demenzsyndrom, indem es folgende Ein- und Ausschlusskriterien festlegt:

Tab. 10: DSM-III-R Demenz-Kriterien (verkürzte Darstellung) (Zaudig 1994, S. 20):

Kriterium A:	Gedächtnisbeeinträchtigung (Kurz- und Langzeitgedächtnis-Störungen)
Kriterium B:	Mindestens eines der folgenden Kriterien muss erfüllt sein:
B1:	Beeinträchtigung des abstrakten Denkvermögens
B2:	beeinträchtigte Urteilsfähigkeit
B3:	Störungen der höheren kortikalen Funktionen (Aphasie, Apraxie, Agnosie)
B4:	Persönlichkeitsveränderung
Kriterium C:	A und B wirken sich eindeutig auf die Aktivitäten des täglichen Lebens aus
Kriterium D:	Die o. g. Störungen treten nicht nur während eines Delirs auf
Kriterium E:	
E1:	Nachweis eines spezifischen organischen Faktors
E2:	Ausschluss von nicht organischen psychischen Störungen
Schweregrad	leicht, mittel, schwer

Auf der Basis der Diagnoseschlüssel lassen sich die Symptome in zwei Hauptgruppen einteilen[5]:

---

5 Die Symptome der Demenzen werden zunächst allgemein beschrieben, da sie bis zu einem gewissen Grade ein typisches Muster ergeben. Im folgenden Kapitel werden sie dann in Bezug auf die verschiedenen Demenzformen voneinander abgegrenzt.

- die kognitiven Hirnleistungsstörungen
- die Verhaltensstörungen und Persönlichkeitsveränderungen.

1.4.2 Beschreibung der Symptome

Tab. 11: Symptome der Demenzen

Hirnleistungsstörungen			Folge	Verhaltensstörungen und Persönlichkeitsveränderungen	
Abnahme des Gedächtnisses und des Denkvermögens	Orientierungsstörungen	Aphasie, Apraxie, Agnosie	Probleme mit der Alltagskompetenz und der selbständigen Versorgung	Antriebsstörungen und Motivationsverlust	Psychische Störungen und Änderung des (Sozial-)Verhaltens

Die einzelnen Symptome werden kurz erläutert, in Kapitel 2 werden sie aufgegriffen und im Krankheitsverlauf beschrieben.

Abnahme des Gedächtnisses und des Denkvermögens

Zu den wichtigsten Symptomen zählen die Gedächtnisstörungen. Zunächst bezieht sich die Gedächtnisstörung auf das Kurzzeitgedächtnis, später ist auch das Langzeitgedächtnis betroffen. Früher gelernte und vertraute Inhalte gehen in den späteren Stadien der Krankheit verloren. Darüber hinaus ist das Denkvermögen, die Fähigkeit zu vernünftigem Urteilen und zur Reflexionsfähigkeit, beeinträchtigt. Eine Verminderung des Ideenflusses ist festzustellen. Die Informationsverarbeitung ist beeinträchtigt. Für den Kranken wird es immer schwieriger, sich mehr als einem Geschehen gleichzeitig aufmerksam zuzuwenden. So ist der Wechsel der Aufmerksamkeit von einem Thema zum anderen, wie es z.B. in Gesprächssituationen notwendig ist, erschwert.

Orientierungsverlust

Um sich orientieren zu können, ist Erinnerung notwendig. Mit Abnahme der Gedächtnisleistung geht die Orientierungsfähigkeit verloren. Diese Fähigkeit ist im Krankheitsverlauf zunächst verringert, später aufgehoben. Zunächst ist die zeitliche und örtliche Orientierung eingeschränkt, im Verlauf der Krankheit die Orientierung zur Situation und zur eigenen Person.

Die Desorientierung zeigt sich z.B. darin, dass sich die Kranken in der Vergangenheit, z.B. im Elternhaus, in der Jugend, in einer früheren Lebenssituation, im Krieg o.Ä. befinden und sich auch so verhalten.

Aphasie, Agnosie und Apraxie

Die Alzheimer Demenz mit späterem Beginn kann zu Aphasie, Apraxie und Agnosie führen. Sprachliche Verarmung, Wortfindungsstörungen, die Einengung des Wortschatzes bei gesteigerter Sprechbereitschaft kennzeichnen den Krankheitsverlauf. Die Störungen können einmünden in ein leeres Wiederholen zusammenhangloser Sätze oder derselben Worte bis hin zu oralen Automatismen und Zwangsschreien.

Agnosie ist die Unfähigkeit, Gegenstände wieder zu erkennen trotz intakter sensorischer Funktionen. Die Patienten verstehen sich z. B. nicht mehr an- bzw. auszukleiden, weil sie die einzelnen Bekleidungsstücke nicht mehr zuordnen können.

Apraxie ist eine Störung der Handlungsabläufe. Sie zeigt sich, wenn die Kranken bestimmte motorische Aktivitäten nicht mehr ausführen können trotz intakter Motorik. Durch apraktische Störungen werden z. B. das Setzen, Gehen oder Stehen unmöglich. Das Bewegungsverhalten reduziert sich in den letzten Stadien der Krankheit auf wenige stereotype Automatismen. Der demenziell Erkrankte bedarf vollständig der fremden Hilfe.

Beeinträchtigung der Aktivitäten des täglichen Lebens

Das Nachlassen der kognitiven Fähigkeiten und der Gedächtnisleistungen, die zunehmende Orientierungslosigkeit, die eingeschränkten sprachlichen Verständigungsmöglichkeiten führen dazu, dass Alltagssituationen nicht mehr bewältigt werden können. Die Kranken brauchen zunehmend Unterstützung in den Aktivitäten des täglichen Lebens, also beim Waschen, Sich ankleiden, der Essenszubereitung usw.

Störung von Antrieb und Motivation

Der Antrieb ist eine vom Willen weit gehend unabhängige seelische Kraft, die alle Leistungen hinsichtlich Tempo, Intensität und Ausdauer steuert. Bei der Demenz sind Antrieb und Motivation vermindert, das psychische Tempo verlangsamt. Sie sind initiativlos. Demenziell Erkrankte sitzen teilnahmslos im Sessel, sie sind schnell überfordert. Der Aufforderung, sich zu waschen, kommen sie erst nach mehrmaligem Wiederholen nach.

Antriebsstörungen zeigen sich aber auch in motorischer Unruhe und ziellosem Wandern.

Änderung der Stimmung und des Verhaltens

Demenziell erkrankte Menschen haben es schwer, sich verständlich zu machen. Für diese Verständigungsprobleme sind häufig die sie umgebenden Menschen, aber auch die professionell Pflegenden, mitverantwortlich. Wissensdefizite über die Erkrankung, mangelndes Verständnis von Körpersprache, Mimik und Gestik in unterschiedlichen Situation des Kranken sind häufig die Ursache. Folge ist, dass demenzkranke Menschen einen Beziehungsabbruch zu den Menschen ihrer Umgebung erfahren.

Forschungsprojekte zeigen dagegen (H.I.L.D.E 2003-2009, DEMIAN 2004-2010), dass demenzkranke Menschen auch in fortgeschrittenen Stadien differenziert auf soziale Situationen reagieren können. Erforderlich ist, auf die nonverbale Kommunikation zu achten, die Analyse von Mimik, Gestik und Köperhaltung, um zu erkennen, wie ein Mensch in verschiedene Situationen affektiv reagiert (vgl. dazu Kapitel 3 „Behandlung und Begleitung demenzkranker Menschen").

Das Wissen um die eigene biografische Identität und Kontinuität geht im Krankheitsverlauf zunehmend verloren. Das Erleben der eigenen Person als zusammenhängende kontinuierliche Einheit im Bewusstsein für die Entwicklung des eigenen Lebens und der gegenwärtigen Lebensumstände (WHO 2002) – dieses Gefühl für die Kontinuität des Ichs – löst sich auf.

Die Betroffenen erleben ihre Einschränkungen zunächst schmerzlich und reagieren depressiv. Im weiteren Verlauf der Erkrankung zeigen demenziell erkrankte Menschen eine oberflächlich heiter getönte Grundstimmung. Die Kranken flüchten in Leerformeln und Redensarten; häufig wirken sie fassadenhaft.

Demenzkranke offenbaren eine innere und äußerlich wahrnehmbare Unruhe und Ratlosigkeit. Oder die Affektivität des Kranken ist eher stumpf, apathisch. Relativ häufig quälen den Kranken Verfolgungsgedanken; sie fühlen sich bestohlen und beschuldigen Begleitpersonen. Unter Umständen werden die Kranken unzugänglich durch Aggressionsausbrüche.

1.4.3 Wissens- und Transferaufgabe

1. Welche Symptom-Gruppe (Syndrom) weist auf eine Demenz hin?

Mögliche Antworten:		
1	Gedrückte Stimmung Interesseverlust, passives Verhalten Freudlosigkeit Verminderung des Antriebs, gestörte Libido Hohe Ermüdbarkeit Minderwertigkeits-, Schuldgefühle	
2	Gedächtniseinbußen Denkfähigkeit gestört Orientierungsstörungen Sprachstörungen Störungen im Affekt Störungen im Sozialverhalten	

3	Sprechstörungen Rascher Stimmungswechsel Gestörte Wahrnehmungsempfindungen Schluckstörungen Lähmung einer Körperhälfte Gestörtes Körpergefühle	
4	Verlangsamung des Gedankenablaufs Bewegungsarmut Erhöhte Muskelspannung Zittern Störungen des vegetativen Nervenssystems	
5	Neues zu lernen, fällt schwer Flexibilität und Schnelligkeit eingeschränkt Veränderungen in den Zellen, Geweben und Organen mit unterschiedlicher Intensität und Zeiten Leichte Vergesslichkeit	

2. Nehmen Sie einen Perspektivwechsel vor. Stellen Sie sich vor, Sie sind die Angehörige eines demenzkranken Familienmitglieds. Dieses Familienmitglied (Mutter, Vater, Onkel …) verhält sich in letzter Zeit sehr merkwürdig. Sie/er vergisst Freunde und Bekannte beim Namen zu nennen, findet sich in der ansonsten vertrauten Umgebung nicht mehr zurecht. Sie/er geht einkaufen und kommt unverrichteter Dinge wieder zurück.
Sie sind ratlos und möchten informiert werden. Wie muss die Pflegefachkraft das Gespräch mit Ihnen führen, so dass Sie den Inhalten folgen können und Sie sich verstanden fühlen? Listen Sie diese Gesprächsmerkmale auf.

3. Nun schlüpfen Sie in die Rolle der Pflegefachkraft und führen mit einer Partnerin/einem Partner (in der Rolle der/des Angehörigen) ein Rollenspiel durch.
Führen Sie dies Informations- bzw. Beratungsgespräch durch, indem Sie anregen, dass die Angehörige mit ihrer Mutter einen Arzt konsultiert. Erläutern Sie, warum es wichtig ist, diesen Schritt frühzeitig zu unternehmen.
Bereiten Sie das Informations- bzw. Beratungsgespräch zunächst schriftlich vor: Vergegenwärtige Sie sich zunächst, wozu Sie dieses Gespräch führen wollen, also mit welchem Ziel. Wie wollen Sie vorgehen (s. Punkt 2)? Welche Argumente wollen Sie vorbringen? Wie wollen Sie einsteigen, wie das Gespräch beenden?
Führen Sie auf dieser Grundlage Ihr Rollenspiel durch.
Vergleichen Sie den Gesprächsverlauf und das -ergebnis anschließend in einem Soll-Ist-Vergleich mit Ihrer Planungsgrundlage. Welche Abwei-

chungen sind festzustellen? Wie begründen Sie diese Abweichungen? Was lief gut (Gesprächshaltung, Atmosphäre usw.)? Fragen Sie Ihr Gegenüber und die anwesenden Beobachter, wie sie die Informationsübermittlung und den Gesprächsverlauf empfunden haben.

1.5 Primäre und Sekundäre Demenzen

In Deutschland sind über eine Millionen Menschen an einer Demenz erkrankt. Häufig wird die Demenz pauschal mit der Alzheimer Krankheit gleichgesetzt. Das ist nicht richtig. Zwar leiden fünfzig bis sechzig Prozent der Betroffenen tatsächlich an der Alzheimer Krankheit, aber es gibt auch noch andere Demenz-Erkrankungen. Der Begriff Demenz bezeichnet lediglich ein Syndrom, dem unterschiedliche ursächliche Erkrankungen zugrunde liegen können.

Ziel

Nach Durcharbeiten der Informationseinheit sind Sie in der Lage,

- die zwei Hauptgruppen der Demenzen zu unterscheiden
- die Häufigkeit der Demenzformen anzugeben
- die charakteristischen pathologischen Veränderungen der Alzheimer Krankheit zu nennen und Hypothesen zur Entstehung zu erläutern
- zwischen der Demenz vom Alzheimer Typ und einer vaskulären Demenz zu unterscheiden

1.5.1 Formen und Häufigkeit der Demenzen

Der Oberbegriff „Demenz" umfasst eine Reihe von Krankheitsbildern mit verschiedener Ursache und unterschiedlichem Verlauf. Grob lassen sich die Demenzen in zwei Hauptgruppen einteilen.

1. Primäre Demenzen, die durch direkte Hirnschädigung hervorgerufen werden.
2. Sekundäre Demenzen, das sind Folgedemenzen, hervorgerufen durch andere Erkrankungen, etwa einer Vergiftung durch Alkoholmissbrauch oder einer Infektion des Gehirns mit Krankheitserregern.

Für die Primären Demenzen, die durch eigenständige Hirnerkrankungen hervorgerufen werden, kommen neurodegenerative und vaskuläre Ursachen in Betracht. Die neurodegenerativen Demenzen sind durch sich ausweitende Schadensprozesse in und an den Nervenzellen des Gehirns gekennzeichnet. Demenzen, die sich als Folge von Gefäßschädigungen im gesamten Körperkreislauf und damit auch im Gehirn entwickeln, werden als vaskuläre Demenzen bezeichnet.

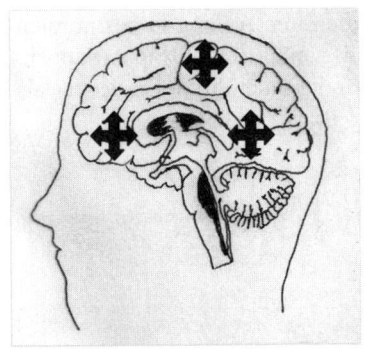

Abb. 3 a:
Vaskuläre Demenzen breiten sich von Hirnarealen aus, in denen Gefäßschäden auftraten

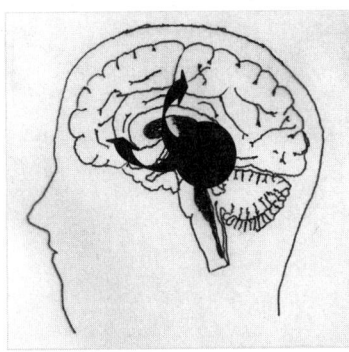

Abb. 3 b:
Die Alzheimer-Demenz beginnt meist in Hirnbereichen, in denen das Gedächtnis lokalisiert ist. Besonders stark betroffen ist davon die Hirnregion des Hippocampus. Der Hippocampus ist verantwortlich sowohl für das Abspeichern als auch für das Abrufen von Gedächtnisinhalten. Außerdem ist der Hippocampus an der Kontrolle der Sprache und der Denkfähigkeit beteiligt. Betroffen ist zunehmend auch die Großhirnrinde, jener Bereich des Gehirns, in dem die höheren geistigen Fähigkeiten angesiedelt sind.

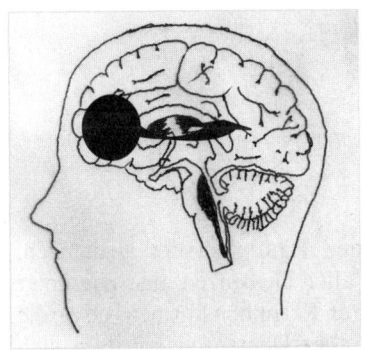

Abb. 3 c:
Die Frontotemporale Demenz schreitet vom Stirnbereich seitlich nach hinten voran.

Die Alzheimer-Demenz gehört zu den neurodegenerativen Demenzen. Die zweithäufigste Form der neurodegenerativen Demenzen ist die Lewy-Körperchen-Demenz. An Alzheimer erkrankte Menschen haben zunächst vor allem mit kognitiven Defiziten zu rechnen. Bei Menschen mit Lewy-Körperchen-Demenz treten zudem Verwirrtheitszustände auf.

Seltener in dieser Gruppe ist eine Demenz, die ihren Anfang in bestimmten Bereichen des Gehirns nimmt, nämlich dem Frontal- und Temporallappen. Sie wird daher als Frontotemporale Demenz oder nach ihrem Entdecker als Picksche Krankheit bezeichnet, s. Abbildung 3 a, 3 b und 3 c.

Abb. 4: Formen und Häufigkeit der Demenzen

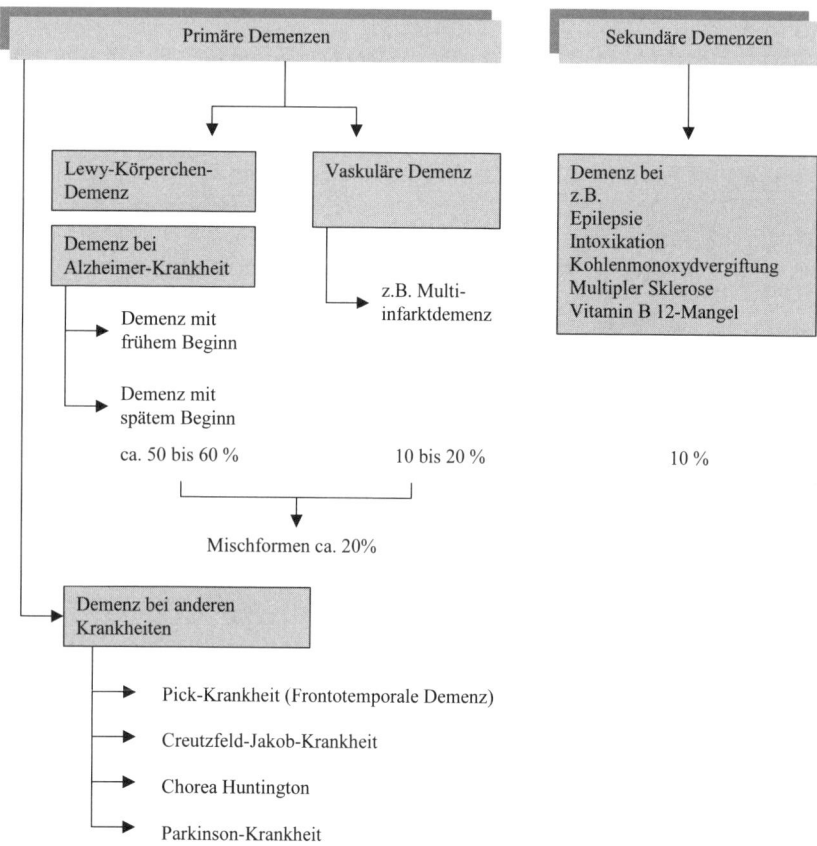

Abbildung 4 veranschaulicht die Formen und Häufigkeit der Demenzen. Vaskuläre Demenzen machen 10 bis 20% aller Demenzen aus. Hierunter fällt ein Bündel voneinander unterscheidbarer Krankheitsformen, etwa die Multi-Infarkt-Demenz. Rund weitere 20% aller Demenzen erweisen sich als Mischformen zwischen einer neurodegenerativen und einer vaskulären Erkrankung. Der Rest soll sich aus anderen selteneren Demenzformen zusammensetzen. Die sekundären Demenzen werden mit ca. 10% angegeben.

Die häufigste Form einer Demenzerkrankung ist die Alzheimer-Krankheit. Sie zählt zu den degenerativ bedingten Demenzen. Als Risikofaktor gilt das Alter. Bei der Demenz vom Alzheimer Typ (DAT) unterscheidet man die

Demenz mit frühem Beginn und jene mit spätem Beginn: Meistens tritt die Krankheit erst nach dem 65. Lebensjahr auf; es kommt aber auch vor, dass ein Mensch in früheren Jahren betroffen ist. Ungefähr 10% der Erkrankten sind jünger als 60 Jahre. Patienten mit Down-Syndrom haben ein hohes Risiko, eine Alzheimer-Krankheit zu entwickeln.

Die Primären Demenzen umfassen darüber hinaus Demenzen bei anderen Krankheiten:

- Die bereits erwähnte Pick-Krankheit: Die Picksche Stirnhirnatrophie ist fünfzig- bis hundertmal seltener als die Alzheimer-Krankheit. Sie zählt – wie die Alzheimer-Krankheit – zu den neurodegenerativ bedingten Demenzen. Sie beginnt zwischen dem 50. und 60. Lebensjahr. Während bei Alzheimer-Kranken Freude, Höflichkeit und gute Umgangsformen lange erhalten bleiben, verhält sich dies bei Menschen mit einer Frontotemporalen Demenz anders. Patienten mit einer Frontotemporalen Demenz fallen häufig zunächst durch Verhaltensänderungen auf. Sie werden etwa unzuverlässig oder entwickeln ein auffälliges Sozialverhalten. Der Kranke stumpft ab, spricht eintönig, reagiert enthemmt oder antriebslos. Sie versinken gleichsam in einer Gemütsverflachung und nehmen weder die Auswirkungen ihrer Erkrankung wahr, noch merken sie, welche Last sie anderen Menschen aufbürden. Ihnen ist die Fähigkeit zur Empathie abhanden gekommen (Haupt 2004).
Die räumliche Orientierung bleibt lange erhalten. Das Leiden führt in sechs bis acht Jahren unaufhaltsam zum Tod.
- Creutzfeld-Jakob-Krankheit: eine seltene infektiös bedingte Krankheit mit fortschreitender Demenz. Sie beginnt mit Ermüdbarkeit und Apathie, Vergesslichkeit und Verhaltensstörungen. Später kommen Sprechstörungen, Bewegungsstörungen und Lähmungen hinzu. Die Krankheit führt innerhalb eines Jahres zum Tod.
- Chorea Huntington: Chorea Huntington ist dominant erblich; sie beginnt zwischen dem 35. und 50. Lebensjahr mit Depressionen, Angst oder Wahn. Später kommen Demenz und Bewegungsunruhe hinzu mit blitzartig ausfahrenden, arhythmischen Bewegungen von Armen und Beinen (Chorea = Veitstanz). Der Kranke spricht unartikuliert, verwaschen, wird hilflos und stirbt nach acht bis 15 Jahren.
- Parkinson-Krankheit: Jeder dritte Parkinsonkranke entwickelt im Verlauf seiner Krankheit eine Demenz, die sich unter Antiparkinsontherapie verschlechtern kann (Grond 1998).

Sekundäre Demenzen können durch Erkrankungen wie Epilepsie, Intoxikationen, Kohlenmonoxydvergiftung, Vitamin B 12-Mangel, Multiple Sklerose hervorgerufen werden. Bei den sekundären Demenzen steht die Behandlung der ursächlichen Erkrankung im Vordergrund. Im Zuge der Behandlung der Grunderkrankung ist dann eine Rückbildung der Beschwerden möglich. Sekundäre Demenzen werden deshalb auch als reversibel, d. h. als rückbildungsfähige Demenzerkrankungen bezeichnet.

1.5.2 Demenz bei Alzheimer-Krankheit

Charakteristisch für die Alzheimer-Demenz ist ihr schleichender, nahezu unmerklicher Beginn. Die Krankheit schreitet allmählich und unaufhaltsam voran. Die durchschnittliche Dauer vom Auftreten der ersten Krankheitszeichen bis zum Tod des Erkrankten wird auf etwa sieben Jahre geschätzt mit großen Schwankungen von Patient zu Patient.

Anfang des 20. Jahrhunderts beschrieb erstmals Alois Alzheimer die pathologischen Veränderungen bei der später nach ihm benannten Krankheit. Charakteristisch sind:

- Neuritische Plaques
  Im Wesentlichen bestehen sie aus dem Protein Beta-Amyloid. Diese Amyloid-Plaques bilden sich im Hypocampus und Neocortex, den Regionen des Gehirns, denen das Gedächtnis zugeordnet wird.

- Neurofibrilläre Bündel
  Neurofibrilläre Bündel sind verdrehte Fasern in den Neuronen. Verantwortlich dafür ist das Protein Tau.

- Zerebrale Atrophie
  In Nachbarschaft dieser Plaques degenerieren die Nervenzellen. Die Zellen gehen unter. Im Laufe der Krankheit atrophiert das Gehirn; es wird immer kleiner und leichter.

Abb. 5: Aufnahme von Gehirnen:
Links das eines Alzheimer-Patienten,
rechts ein gesundes Gehirn

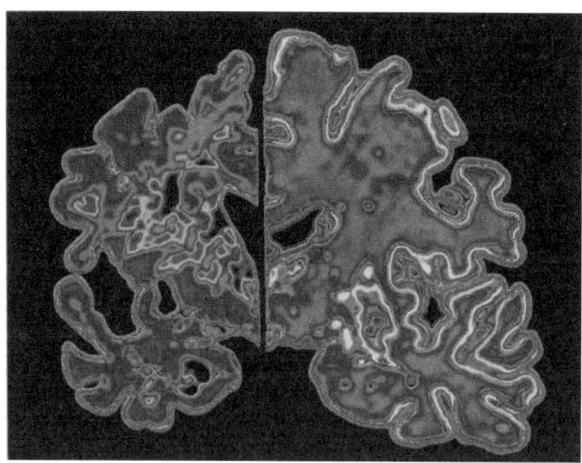

Foto: Agentur Focus/A. Pasieka

Eine der Folgen ist, dass Alzheimer-Patienten unter einem Acetylcholin-Mangel leiden. Der chemische Botenstoff Acetylcholin wird von einem Teil der Nervenzellen abgegeben, um Informationen auf andere Zellen zu übertragen. Bei der Alzheimer-Krankheit verringert sich die Neubildung des Botenstoffes, während sein Abbau weiterhin unvermindert stattfindet.

Die Ursachen der Alzheimer-Krankheit sind bis heute weit gehend ungeklärt. Die Forschung konzentriert sich im Wesentlichen auf die Aufklärung der patho-physiologischen Zusammenhänge, die diesen Befunden zugrunde liegen sowie auf die Frage nach möglichen Ursachen. Ein Großteil der Forschung konzentriert sich auf das Protein Beta-Amyloid, um entweder schon seine Ansammlung zu verhindern oder seine Nerven zerstörende Wirkung zu unterbinden. Doch obwohl die genaue Zusammensetzung von Beta-Amyloid im Gehirn bekannt ist, ist nicht klar, was das Zusammenklumpen hervorruft und welche Rolle das Protein für die Alzheimer-Krankheit spielt (Alzheimer-Hilfe 2000).

Hypothesen zur Entstehung der Alzheimer-Krankheit

Die Wissenschaftler sind sich noch nicht über die Ursachen der Alzheimer-Krankheit im Klaren, obwohl intensive Ursachen-Forschung betrieben wird. In der Regel wird davon ausgegangen, dass die Demenz organisch bedingt ist.

Es gibt wenige Untersuchungen, die darüber hinaus psychosoziale Belastungsfaktoren mit berücksichtigen. Bauer, Bauer und Teising (1994) fanden heraus, dass im Vorfeld der Demenz typische biografische Konstellationen und Belastungsfaktoren von Bedeutung zu sein scheinen. Die Biografien von Alzheimer-Patienten zeigen das Muster einer „fürsorglichen Bevormundung" auf, welches darin zum Ausdruck kommt, dass wichtige Alltagsentscheidungen anderen überlassen wird. Die Interaktion ist gekennzeichnet durch Behütung und Einengung von Seiten der dominierenden Bezugspersonen, in der Regel der Lebenspartner. Weitere charakteristische Merkmale im Vorfeld der Demenz sind vermehrte psychische oder physische Belastungen, der Verlust von sozialen Kontakten sowie ein Wegfall wichtiger motivationaler Bereiche.

Wissenschaftler gehen davon aus, dass viele Faktoren an der Entstehung der Alzheimer-Krankheit beteiligt sind (Wiese 2000), die vor allem biologischen Ursachen zuzuschreiben sind.

Genetische Faktoren

Die frühe Form von Alzheimer, die vermehrt ab dem 40. Lebensjahr auftritt, hat sich als eindeutig genetisch bedingt gezeigt. Forscher haben verschiedene Gene identifiziert, die – wenn sie fehlerhaft sind – eine Rolle bei der Entwicklung von Alzheimer zu spielen scheinen. Besonders ein genetischer Defekt auf dem Chromosom 14 scheint eine Bedeutung beim erblich bedingten frühzeitigen Ausbruch der Alzheimer-Krankheit zu haben.

Experten schätzen, dass mehrere Gene aufeinander einwirken, die schließlich zur Alzheimer-Krankheit führen können.

Für Alzheimer vom späten Typ spielt die genetische Theorie dagegen nur eine sehr begrenzte Rolle. Einige der Menschen, die die für Alzheimer typischen Gene in sich tragen, bekommen diese Krankheit nie. Andere hingegen, die keine offensichtliche Veranlagung haben, werden von der Krankheit heimgesucht. Statistisch gesehen ist das Risiko enger Verwandter von spät an Alzheimer Erkrankten nur leicht höher als das derjenigen, in deren Familien keine Krankheitsfälle bekannt sind. Aus diesem Grund erforschen Wissenschaftler, ob die Umwelt und andere Risikofaktoren die für Alzheimer verantwortlichen Gene „aktivieren" oder überhaupt den Ausbruch der Krankheit verursachen können (Wiese 2000).

Entzündungsfaktoren

Entzündliche Prozesse sind mögliche Risikofaktoren. Die Theorie der Entzündung beruht auf der Annahme, dass wiederholt auftretende Infektionen oder vielleicht auch eine sehr lang dauernde leichtere Infektion eine chronische Entzündung des Gehirngewebes verursachen könnten. Diese Entzündung könnte über einen langen Zeitraum die Funktionen der Gehirnzellen zerstören und die Beta-Amyloid-Protein-Ansammlung, die Fibrillenbildung und die Ablagerung der Plaques verursachen, die schließlich zum Nerventod führen.

Neuere Forschungsansätze über den Einsatz von entzündungshemmenden Medikamenten scheinen diese Theorie zu bestätigen. Einige Studien haben gezeigt, dass der Verlauf der Alzheimer-Krankheit verlangsamt oder aufgeschoben werden kann, wenn täglich entzündungshemmende Medikamente wie Acetylsalicylsäure (Aspirin) oder Ibuprofen eingenommen werden. Doch da dieses Gebiet noch relativ unerforscht ist, bedarf es weiterer Ergebnisse, bevor definitive Empfehlungen gegeben werden können (Wiese 2000).

Vaskuläre Faktoren

Menschen mit einer vaskulären Demenz sollen ein erhöhtes Risiko für eine Alzheimer Krankheit besitzen. Viele Wissenschaftler haben lange Zeit vermutet, dass schwache oder verletzte Blutgefäße im Gehirn eine größere Rolle bei der Entwicklung von Alzheimer spielen können. Es wurde angenommen, dass blockierte oder zerstörte Blutgefäße nicht ausreichend Blut in das Gehirngewebe transportieren und dass es dadurch zu einem Mangel an Sauerstoff und anderen notwendigen Nährstoffen kommt. Dies könnte zu einer Ansammlung von Fibrillen und Plaques und schließlich zum Absterben der Gehirnzellen und des Gewebes führen.

Eine damit zusammenhängende Theorie basiert auf der Annahme, dass zahlreiche kleine und kleinste Schlaganfälle im Laufe der Zeit einen so großen Schaden im Gehirngewebe verursachen, dass es zum Ausbruch der

Alzheimer-Krankheit kommt. Wie es zu diesem Zusammenhang kommt, ist jedoch noch nicht klar.

Faktoren des Immunsystems
Eine Annahme geht davon aus, dass altersbedingte Entgleisungen des Immunsystems Auslöser für die Alzheimer-Krankheit sein können. Antikörper im Immunsystem bekämpfen Infektionen und halten so gesund. Es gibt jedoch auch autoimmune Antikörper, die sich gegen die eigenen Körperzellen richten. Studien zufolge steigt die Anzahl der autoimmunen Antikörper im Blut mit zunehmendem Alter. Ältere Menschen scheinen daher eher für Autoimmun-Krankheiten anfällig zu sein. Diese Beobachtung der altersbezogenen Entgleisung des Immunsystems begründet die Theorie, dass das autoimmune System relevant für die Alzheimer-Krankheit sein könnte. Aber auch hierzu bedarf es erst weitergehender Forschungen, ehe das Immunsystem zuverlässig als eine Ursache für die Alzheimer Krankheit in Betracht gezogen werden kann (Wiese 2000).

1.5.3 Die vaskulären Demenzen

Die vaskulären Demenzen werden durch Mikrozirkulationsstörungen in Hirnrinde und/oder Marklager hervorgerufen. Die gefäßbedingten Demenzen sind die zweithäufigste Form demenzieller Erkrankungen, wie. z. B. die Multi-Infarkt-Demenz (MID). Sie wird durch eine Vielzahl immer wieder auftretender Hirndurchblutungsstörungen verursacht, die zu einer bleibenden Schädigung umliegender Gehirnzellen führen. Die Erkrankung wird oft erst bemerkt, wenn bereits mehr als ein Drittel des Gehirns geschädigt ist, da gesunde Teile des Gehirns die Aufgabe geschädigter Teile in gewissen Grenzen übernehmen.

Wichtige Risikofaktoren zur Entstehung der MID sind Bluthochdruck, Zuckerkrankheit, Fettstoffwechselstörungen (Cholesterin), Rauchen, Alkoholmissbrauch.

Die medizinische Behandlung der MID richtet sich zum einen gegen die Risikofaktoren, zum andern gegen die Durchblutungsstörungen mit durchblutungsfördernden Maßnahmen, die jedoch nicht die Gefäße erweitern, sondern die Verwertung von Sauerstoff und Zucker im Gehirn oder die Fließeigenschaften des Blutes verbessern.

1.5.4 Unterschiede zwischen einer Demenz bei Alzheimer-Krankheit und der vaskulären Demenz

Die vaskuläre Demenz unterscheidet sich durch einen meist phasenhaften Verlauf von der Alzheimer Krankheit, die eher gleichmäßig fortschreitet.

Charakteristisch für die Alzheimer-Krankheit ist der schleichende Beginn mit langsam progredienter, in psychometrischen Tests nachweisbarer Verschlechterung über einen Zeitraum von mehreren Jahren. Im Mini-Mental-Status-Test (MMST) ist die Verschlechterung bei Alzheimer-Krankheit erkennbar durch die jährliche Abnahme um 3 bis 4 Punkte.

Im Gegensatz dazu entwickelt sich eine vaskuläre Demenz meist rasch. Es folgt typischerweise ein schubartiger Verlauf, bei dem abrupte Verschlechterungen der Symptomatik auftreten können.

Die wesentlichen Unterschiede zwischen einer Demenz bei Alzheimer-Krankheit und einer vaskulären Demenz fasst Tabelle 12 zusammen.

Tab. 12: Abgrenzung Alzheimer Demenz zur vaskulären Demenz
(Quelle: Grond 1998, S. 29)

Alzheimer Demenz	Vaskuläre Demenz
beginnt schleichend	beginnt plötzlich nach Transitorisch ischämischer Atacke (TIA)
schreitet stetig fort	verläuft schrittweise
mehr Frauen über 70	mehr Männer zwischen 50 und 70
keine Einsicht	Krankheitseinsicht, häufig Depression
körperlich oft fit	oft multimorbid
Wortfindungsstörung	motorische Aphasie nach Schlaganfall
keine Lähmung	Lähmungen, hoher Blutdruck
CT: Atrophie	CT: Hirninfarkte

Zur differentialdiagnostischen Abgrenzung dient die Ischämie-Skala nach Hachinski (HIS), s. Tabelle 13. Sie ist ein standardisiertes Fremdbeurteilungsverfahren zur Differenzierung zwischen Multiinfarktdemenz (MID) und primär degenerativer Demenz bei Alzheimer Krankheit. Die Differentialdiagnose lässt sich mit Hilfe der Skala mit hinreichender Sicherheit stellen. Ist der Punktwert höher als 7, so liegt mit großer Sicherheit eine MID oder auch eine Mischform zwischen vaskulärer Demenz und Alzheimer Krankheit vor.

Tab. 13: Die Hachinski-Ischaemie-Skala (HIS)
(Quelle: Fischer, Schwarz 1999, S. 26)

Aussage Nr.		Punkte
1	plötzlicher Beginn der Erkrankung	2
2	schrittweise Verschlechterung	1
3	wechselhafter Verlauf der Symptomatik	2
4	nächtliche Verwirrtheit	1
5	Persönlichkeit ist eher erhalten	1
6	Depression	1
7	körperliche Beschwerden	1

8	Affektinkontinenz (Verlust der emotionalen Kontrolle)	1
9	Bluthochdruck in der Vorgeschichte	1
10	Schlaganfall/Schlaganfälle in der Vorgeschichte	2
11	Vorliegen eines arteriosklerotischen Gefäßleidens außerhalb des Gehirns, z. B. an den Füßen	1
12	neurologische Herdsymptome, z. B. Lähmungen, Sprachstörungen o. Ä.	2
13	neurologische Herdzeichen, z. B. pathologische Reflexe	2

1.5.5 Fragen zur Wissensüberprüfung

1. Welcher Unterschied besteht zwischen einer primären Demenz und einer sekundären Demenz?

Mögliche Antworten:	
1	Sekundäre Demenzen sind Folgedemenzen, hervorgerufen durch andere Erkrankungen
2	Die Primäre Demenz charakterisiert das 1. Stadium einer Demenz
3	Primäre Demenz ist hervorgerufen durch eine direkte Hirnschädigung
4	Die sekundäre Demenz charakterisiert das 2. Stadium einer Demenz
5	Primäre Demenz kennzeichnet die kognitiven Störungen, die sekundäre die Verhaltensstörungen

2. Nennen Sie verschiedene Hypothesen, die die Alzheimer Krankheit zu erklären versuchen.

Mögliche Antworten:	
1	Theorie der Hochaltrigkeit
2	Genetische Faktoren
3	Epidemiologische Faktoren
4	Vaskuläre Faktoren
5	Unglückliche Kindheit
6	Schlechte Ernährung
7	Immunsystem-Theorie
8	Geringe Schulbildung

3. Nennen Sie die Risikofaktoren, die zur Entstehung einer Multiinfarktdemenz führen können.

Mögliche Antworten:

1	Hypertonus	
2	Vererbung	
3	Schlafstörungen	
4	Diabetes mellitus	
5	Fettstoffwechselstörungen	
6	Bluthochdruck	
7	Regelmäßiger Alkoholmissbrauch	
8	Zwischenmenschliche Gefühlsarmut	
9	Rauchen	
10	Intoxikationen	
11	Epilepsie	

4. Charakterisieren Sie den Verlauf der Demenz bei der Alzheimer Krankheit.

Mögliche Antworten:

1	Sie nimmt eine progrediente Entwicklung.	
2	Die Alzheimer Krankheit ist eine Alterskrankheit und tritt bei Menschen ab dem 65. Lebensjahr auf.	
3	Sie verläuft fortschreitend.	
4	Mit dem Auftreten der ersten Symptome hat der Betroffene nur noch eine Lebenserwartung von fünf Jahren.	

5. Welchen typischen Verlauf nimmt die vaskuläre Demenz?

Mögliche Antworten:

1	Sie verläuft in drei Stadien.	
2	Sie verläuft phasenhaft.	
3	Die kognitiven Fähigkeiten nehmen schlagartig ab, während die körperlichen Fertigkeiten sich in Phasen verschlechtern.	
4	Nach jedem Schlaganfall folgt eine Demenz.	

1.6 Alois Alzheimer

Der Name „Alzheimer Krankheit" geht auf den Neurologen und Psychiater Alois Alzheimer zurück. Alois Alzheimer wurde am 14. Juni 1864 in Marktbreit bei Würzburg als erstes von acht Kindern eines Notars geboren. Er studierte Medizin in Berlin, Würzburg und Tübingen. Von 1888 an arbeitete Alzheimer lange Jahre als Assistenzarzt an den Städtischen Irrenanstalten in Frankfurt am Main. Im Jahr 1903 ging er zu Emil Kraepelin an die Münchener Universitätsklinik. 1912 wechselte Alzheimer als Ordinarius für Psychiatrie nach Breslau. Dort starb er am 19. Dezember 1915.

Alzheimer war eine anerkannte Kapazität auf dem Gebiet der neuro-psychiatrischen Alterskrankheiten, ehe er im Jahre 1906 seine berühmte Fallbeschreibung „Über einen eigenartigen schweren Erkrankungsprozess der Hirnrinde" verfasste. Mit diesem Fallbeispiel, veröffentlicht im „Neurologischen Centralblatt", beschrieb Alzheimer als Erster die Symptome einer Demenz.

Abb. 6: Alois Alzheimer
(Quelle: Presse-Information Alzheimer-Hilfe,
Eine Initiative von Eisai und Pfizer)

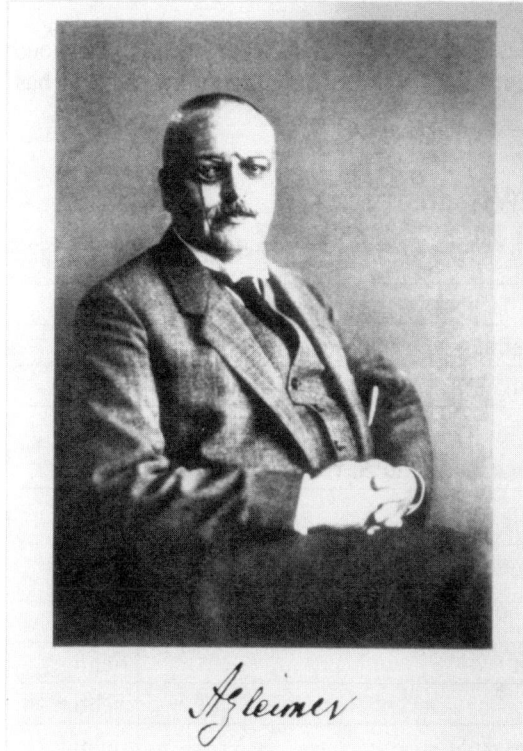

In den Städtischen Irrenanstalten in Frankfurt am Main war Alzheimer bei seiner 52-jährigen Patientin Auguste D. eine rasch fortschreitende Abnahme des Gedächtnisses und des Denkvermögens aufgefallen. Dieser Verfall ging mit ausgeprägten Störungen der Sprache und des Handelns einher. Nach dem Tod der Patientin untersuchte Alzheimer das Gehirn und fand in der Hirnrinde unzählige rundliche Gebilde, die sog. Plaques.

In den Notizen von Alzheimer über die Patientin kann man nachlesen:

"Immer gesund, in glücklicher Ehe, einzige Tochter, kein Missfall. Seit einem halben Jahr verändert. Eifersuchtsideen, Abnehmen des Gedächtnisses, öfters beim Zubereiten des Essens. Zweckloses Herumwirtschaften in der Wohnung. Furch vor ganz bekannten Leuten. Versteckte alle möglichen Gegenstände, die sie dann nicht mehr finden konnte. Schien sich nicht mehr auszukennen. Bei der Aufnahme völlig ratloses Verhalten. Zeitlich und örtlich desorientiert, außerordentlich widerstrebend. Benimmt sich ganz ratlos, goß im Saal den anderen Kranken Wasser ins Gesicht, gibt auf Befragen an, sie wolle aufräumen. Im spontanen Reden mancherlei paraphasische Wendungen und Perseverationen. Läßt beim Schreiben Buchstaben und Silben aus. Versteht offenbar manche an sie gerichtete Frage nicht, bei manchen gibt sie eine Antwort, die zeigt, dass sie den Sinn verstanden hat. Scheint zu halluzinieren. Zeitweilig wie in einem Beschäftigungsdelir trägt sie Bettstücke herum, will aufräumen. Macht oft Anspielungen, als hätte der Arzt die Absicht, mit ihr sexuelle Dinge zu machen, verbietet sich das entrüstet, weist ihn aus ihrem Haus. Schreit sehr viel in ganz sinnloser Weise, hat heftige Angst. Wiederholt paraphasische Wendungen. Widerstrebt allem aufs Heftigste. Liegt in dem letzten Jahr ganz zusammengekauert im Bett, weist immer ab, redet ganz unverständlich. Stirbt nach vierjähriger Dauer der Krankheit im Spital in Folge von Dekubitus. Gerhirnatrophie."
(Janssen-Cilag GmbH 1999, S. 5)

Der Neurologe und Psychiater Emil Kraepelin bezeichnete diese neue Krankheit in seinem Lehrbuch von 1911 nach Alois Alzheimer als „Morbus Alzheimer".

1.7 Lösungen zu den Wissensfragen

Warum ist die Früherkennung bei der Demenz von besonderer Bedeutung?

Mögliche Antworten:		
1	Um eine rechtzeitige Heilung zu ermöglichen.	falsch
2	Um Vorsorge für die Zukunft zu treffen.	richtig
3	Um den Krankheitsverlauf hinauszuzögern.	richtig
4	Um zwischenmenschliche Konflikte zu vermeiden.	richtig

Welche psychometrischen Verfahren können zur Diagnostik der Demenz eingesetzt werden?

Mögliche Antworten:		
1	Mini Mental Status Test	richtig
2	DemTect	richtig
3	Geriatrische Depressionsskala	richtig

4	Intelligenztest	falsch
5	Längsschnittuntersuchung	falsch

Die Demenz wird im Ausschlussverfahren diagnostiziert. Nennen Sie mögliche Untersuchungsmethoden, die zur Anwendung kommen.

Mögliche Antworten:

1	Anamnese	richtig
2	Pareto-Analyse[6]	falsch
3	Computer-Tomogramm – CT	richtig
4	Experiment	falsch
5	Polaritätsprofil	falsch
6)	Labordiagnostik	richtig
7)	Kompetenzdiagnostik	richtig

Was ist eine depressive Pseudodemenz?

Mögliche Antworten:

1	Alzheimer Krankheit bei psychisch erkranken Patienten im fortgeschrittenen Alter	falsch
2	Eine Demenz begleitet von Niedergeschlagenheit	falsch
3	Eine Depression mit kognitiven Störungen	richtig
4	Jemand erscheint dement aufgrund eines niedrigen IQ	falsch

Welche Symptom-Gruppe (Syndrom) weist auf eine Demenz hin?

Mögliche Antworten:

1	Gedrückte Stimmung Interesseverlust, passives Verhalten Freudlosigkeit Verminderung des Antriebs, gestörte Libido Hohe Ermüdbarkeit Minderwertigkeits-, Schuldgefühle	Symptome einer Depression

---

[6] Die Pareto-Analyse hat ihren Namen von Wilfredo Pareto, einem italienischen Wissenschaftler. Die Pareto-Analyse, auch ABC-Analyse genannt, ist eine bildliche Darstellung von Informationen, um aus einer Vielzahl von Einflussfaktoren diejenigen herauszufinden, die unter einem bestimmten Gesichtspunkt die bedeutendsten sind. Joseph Juran hat zu Beginn der 50er Jahre daraus das Paretoprinzip universell formuliert. In diesem Zusammenhang ist die 20:80 Regel bekannt, die besagt, das 20% der Ursachen etwa 80% der gemeinsamen Wirkung ausmachen.

2	Gedächtniseinbußen Denkfähigkeit gestört Orientierungsstörungen Sprachstörungen Störungen im Affekt Störungen im Sozialverhalten	richtig
3	Sprechstörungen Rascher Stimmungswechsel Gestörte Wahrnehmungsempfindungen Schluckstörungen Lähmung einer Körperhälfte Gestörtes Körpergefühle	Symptome eines Apoplex
4	Verlangsamung des Gedankenablaufs Bewegungsarmut Erhöhte Muskelspannung Zittern Störungen des vegetativen Nervenssystems	Symptome der Parkinsonschen Krankheit
5	Neues zu lernen, fällt schwer Flexibilität und Schnelligkeit eingeschränkt Veränderungen in den Zellen, Geweben und Organen mit unterschiedlicher Intensität und Zeiten Leichte Vergesslichkeit	die Merkmale sind Ausdruck eines „normalen" Alterns

Welcher Unterschied besteht zwischen einer primären Demenz und einer sekundären Demenz?

Mögliche Antworten:

1	Sekundäre Demenzen sind Folgedemenzen, hervorgerufen durch andere Erkrankungen	richtig
2	Die Primäre Demenz charakterisiert das 1. Stadium einer Demenz	falsch
3	Primäre Demenz ist hervorgerufen durch eine direkte Hirnschädigung	richtig
4	Die sekundäre Demenz charakterisiert das 2. Stadium einer Demenz	falsch
5	Primäre Demenz kennzeichnet die kognitiven Störungen, die sekundäre die Verhaltensstörungen	falsch

Nennen Sie verschiedene Hypothesen, die die Alzheimer Krankheit zu erklären versuchen.

Mögliche Antworten:

1	Theorie der Hochaltrigkeit	falsch
2	Genetische Faktoren	richtig
3	Epidemiologische Faktoren	falsch
4	Vaskuläre Faktoren	richtig
5	Unglückliche Kindheit	falsch
6	Schlechte Ernährung	falsch
7	Immunsystem-Theorie	richtig
8	Geringe Schulbildung	falsch

Nennen Sie die Risikofaktoren, die zur Entstehung einer Multiinfarktdemenz führen können.

Mögliche Antworten:

1	Hypertonus	richtig
2	Vererbung	falsch
3	Schlafstörungen	falsch
4	Diabetes mellitus	richtig
5	Fettstoffwechselstörungen	richtig
6	Bluthochdruck	richtig
7	Regelmäßiger Alkoholmissbrauch	richtig
8	Zwischenmenschliche Gefühlsarmut	falsch
9	Rauchen	richtig
10	Intoxikationen	falsch
11	Epilepsie	falsch

Charakterisieren Sie den Verlauf der Demenz bei der Alzheimer Krankheit.

Mögliche Antworten:

1	Sie nimmt eine progrediente Entwicklung.	richtig
2	Die Alzheimer Krankheit ist eine Alterskrankheit und tritt bei Menschen ab dem 65. Lebensjahr auf.	falsch
3	Sie verläuft fortschreitend.	richtig
4	Mit dem Auftreten der ersten Symptome hat der Betroffene nur noch eine Lebenserwartung von fünf Jahren.	falsch

Welchen typischen Verlauf nimmt die vaskuläre Demenz?

	Mögliche Antworten:	
1	Sie verläuft in drei Stadien.	falsch
2	Sie verläuft phasenhaft.	richtig
3	Die kognitiven Fähigkeiten nehmen schlagartig ab, während die körperlichen Fertigkeiten sich in Phasen verschlechtern.	falsch
4	Nach jedem Schlaganfall folgt eine Demenz.	falsch

2. Problemlagen erkennen in der Arbeit mit Demenzkranken und Angehörigen sowie in der eigenen Berufstätigkeit

Im Pflegealltag nimmt man Veränderungen im Krankheitsverlauf oder im Verhalten der Patienten häufig gar nicht bewusst wahr. Aber gerade die gezielte Beobachtung von Veränderungen ist aus unterschiedlichen Gründen äußerst notwendig. Veränderungen im Krankheitsverlauf ziehen immer Veränderungen im Betreuungs- und Pflegeaufwand nach sich und beeinflussen damit auch die Möglichkeit, pflegerische Leistungen abzurechnen. Außerdem muss die Pflege und Unterstützung gezielt geplant und angepasst werden.

Fachkräfte, die demenzkranke Menschen und deren Angehörige begleiten, benötigen daher neben einer Fach- und Beratungskompetenz (vgl. Kap. 4) pflege-diagnostische Kenntnisse, um Belastungssituationen von Demenzkranken und ihren Angehörigen sowie Veränderungen im Krankheitsverlauf zu erkennen. Unterschiedliche „Assessmentinstrumente zur Erfassung der Pflege- und Betreuungssituation" unterstützen sie in dieser Aufgabe. Leitfäden und Reflexionsbögen helfen zudem, das eigene Befinden sowie die Berufssituation zu reflektieren, um Überforderungen zu erspüren und vorzubeugen.

Dieses Kapitel ist zweigeteilt. Im ersten Teil geht es darum, theoretisch einen Einblick zu bekommen, in welcher Weise die Alzheimer-Krankheit typischerweise verläuft. Bei der Alzheimer-Krankheit handelt es sich bekanntlich um eine langsam fortschreitende Erkrankung. Diese wahrzunehmen, fällt im zeitlichen Verlauf mitunter schwer.

Im zweiten Teil werden Assessmentinstrumente vorgestellt, die den Betreuungsbedarf oder die psycho-soziale Belastungssituation Angehöriger und der Mitarbeiter erheben. Vorgestellt wird u. a. die „Richtlinie zur Feststellung von Personen mit erheblich eingeschränkter Alltagskompetenz und zur Bewertung des Hilfebedarfs".

2.1 Verlauf der Alzheimer-Demenz

Man kann den Verlauf der Alzheimer-Krankheit in verschiedene Phasen einteilen. Die folgende Unterteilung orientiert sich an drei Stadien. Reisberg (1986, Grond 1998) untergliedert den Verlauf der Demenz in sieben Stadien. Die Einteilung hat primär einen heuristischen Charakter und soll das theoretische Verständnis für die Krankheit erleichtern. In der Realität entwickelt sich die Krankheit jeweils unterschiedlich. Das individuelle Schicksal ist immer konkret und nicht in Schemata einzupressen.

Ziele

Diese Informationseinheit soll Ihnen einen Gesamtüberblick über die Krankheit vermitteln und Sie in die Lage versetzen,

- die Alzheimer-Krankheit im Verlauf zu erkennen
- die mit den einzelnen Phasen verbundenen Beeinträchtigungen zu beschreiben
- systematische Verhaltens- und Krankenbeobachtung durchzuführen
- Kollegen, Ärzte und andere an der Behandlung beteiligte Berufsgruppen über den Krankheitsverlauf zu informieren

Phasen im Verlauf der Demenz

Erste Phase

Die ersten Anzeichen können von Patient zu Patient unterschiedlich sein. Die meisten Alzheimer-Patienten bemerken zuerst die Vergesslichkeit, besonders wenn es um kurz zurückliegende Ereignisse geht. Unterhaltungen werden schwieriger: Namen von Menschen, die sie gerade erst kennen gelernt haben, kurz vorher geführte Gespräche oder den Gedanken, den sie gerade hatten, werden vergessen. Diese Symptome allein können ein Anzeichen für eine Demenz sein, müssen aber nicht. Jeder Mensch klagt mit zunehmendem Alter ab und zu über Gedächtnislücken. Die Gefahr besteht bei beginnender Demenz darin, dass es nicht auffällt, wenn die Denkabläufe langsamer werden, die Organisation des täglichen Lebens schwieriger wird und Fehler unterlaufen.

Während des Krankheitsverlaufs treten Gedächtnisprobleme immer mehr in den Vordergrund. Gesprächen zu folgen und sich an aktuelle Dinge zu erinnern, wird immer schwieriger. Die Kranken können komplexe Aufgaben nicht mehr bewältigen. Sie können z.B. Bücher, Zeitungen oder Fernsehsendungen inhaltlich nicht mehr verfolgen.

Zu den Gedächtnisstörungen gesellen sich in einem relativ frühen Stadium die zeitlichen und örtlichen Orientierungsstörungen. Demenzkranke finden sich zunächst in fremder, später auch in vertrauter Umgebung nicht mehr zurecht. Sie wählen unter Umständen der Jahreszeit nicht angepasste Kleidung aus oder legen Gegenstände an ungewohnte Orte und finden diese nicht wieder.

Fortschreitend engen sich auch die Lebensinteressen ein. Der Gesichtskreis wird kleiner, die Ansichten stereotyp. Reflexion ist nicht mehr möglich. Eine nur noch schablonenhafte Fassade kann lange Zeit über den schon ablaufenden Krankheitsprozess hinwegtäuschen, zumal wenn sich der Kranke in seiner gewohnten häuslichen Umgebung aufhält. Er wirkt integriert, weil er die täglichen Routinehandlungen bewältigt. Erst in Stresssituationen, z. B. bei einem Ortswechsel, körperlicher Erkrankung, Partnerverlust, Krankenhausaufenthalt, scheinen die Kranken akut zu dekompensieren.

Zu den frühen Störungen gehören auch die sprachliche Verarmung, Wortfindungsstörungen und die Einengung des Wortschatzes bei oft gesteigerter Sprechbereitschaft. Wenn Demenzkranke nicht mehr die richtigen Worte finden, behelfen sich mit Umschreibungen. Während Mimik und Gestik mit dem gesprochenen Wort anfangs noch übereinstimmen, kommt es in späteren Stadien zu Sinnentleerung der Sprache, sie wird unzusammenhängend (Kretschmar 1990, S. 9).

Die Demenzkranken wirken antriebsschwach und ohne Initiative. Viele reagieren mit einem Vermeidungsverhalten und begeben sich nicht mehr in die Öffentlichkeit. Sie versuchen ihre Leistungseinbußen zu verleugnen.

Die Betroffenen sind sich zunächst ihrer krankheitsbedingten Einbußen noch stark und schmerzlich bewusst. Obwohl sie die Veränderungen wahrnehmen, zeigen sie keine Krankheitseinsicht. Sie sind nicht in der Lage, sich selbst als krank zu erkennen, was den Umgang mit ihnen erschwert.

Die starken Stimmungsschwankungen, die die Veränderungen begleiten, können als eine Reaktion auf die elementare Verunsicherung verstanden werden. Die meisten Demenzkranken reagieren gereizt, mit Angst oder auch Aggressionen. Aber auch depressive Phasen sind nicht selten, die solange auftreten, wie die Betroffenen noch unter den Kompetenzeinbußen leiden. Andere Kranke offenbaren eine innere und äußerlich erkennbare Unruhe und Ratlosigkeit, die sich in Erregung und Angst Ausdruck verleiht.

Zweite Phase

Die Minderung intellektueller Fähigkeiten wird immer deutlicher und zeigt sich in der eingeschränkten Fähigkeit, Alltagssituationen zu erfassen und -probleme zu lösen. Das selbständige Erledigen alltäglicher Aufgaben, wie Baden und Anziehen, wird schwierig. Demenzkranke vergessen die richtige Reihenfolge von Abläufen oder erledigen Aufgaben nur noch unvollständig. Sie können nicht mehr ausreichend lange ihren Gedanken folgen, um diese Handlungen zu beenden. Die Unfähigkeit, die Umwelt sinnvoll und zusammenhängend zu erfassen, führt zu Angstreaktionen.

Mit Entwicklung der Krankheit geht die Fähigkeit zur Introspektion und zur Ich-Umwelt-Kommunikation verloren (Kretschmar 1990). Die Urteilsfähigkeit ist beeinträchtigt. Die Affekte verflachen. Das bewusste Erleben der Einschränkungen weicht einer oberflächlichen, freundlich-heiter getönten Grundstimmung oder einer eher stumpfen, apathischen Affektivität.

Bestimmte Persönlichkeitsmerkmale und das Repertoire an sozialen Umgangsformen, wie etwa Höflichkeit und Taktgefühl, bleiben aber meist noch gut erhalten. Häufig zeigen die Erkrankten Anhänglichkeit und Freundlichkeit sowie die Bereitschaft, vertrauenswürdigen Personen zu folgen.

Es kann aber auch zu Veränderungen in der Persönlichkeit kommen. Normale Charakterzüge treten übertrieben zutage, beispielsweise wenn jemand, der sparsam war, auf einmal verschwenderisch und sorglos mit Geld umgeht. Es kann auch zu Zuspitzungen bestimmter Eigenschaften kommen, wenn frühere Sparsamkeit sich zu Geiz entwickelt.

Halluzinationen und Wahnvorstellungen sind vorkommende Anzeichen in diesem Stadium. Wahnvorstellungen können durch Verlustangst und vermeintliche Bedrohungen von außen verursacht sein. Demenzkranke beschuldigen andere des Diebstahls, wenn sie Geld oder Gegenstände nicht wieder finden.

Die Demenzkranken nehmen ihre Umgebung nicht mehr richtig wahr. Die Kranken wissen nicht, wo sie sind, finden sich an einst vertrauten Orten nicht zurecht, können Tageszeit und Datum nicht bestimmen.

Unter fortschreitendem Intelligenzverlust werden auch alte Gedächtnisleistungen hochgradig beeinträchtigt. Der Gedächtnisabbau führt zu Fehlorientierungen, indem die aktuelle Situation in die Vergangenheit hinein verlagert wird. Die Kranken verhalten sich entsprechend dieser früheren Lebenssituation als Kinder, Jugendliche oder junge Erwachsene. Die persönliche Orientierung geht verloren. Sie wissen nur noch bruchstückhaft, wer sie sind, erkennen selbst nahe Angehörige nicht mehr. Das Wissen um die eigene biographische Identität geht verloren.

Hinzu kommen Probleme in den Bewegungen und der Koordination. Gehen oder andere Aktivitäten wie Baden, Anziehen oder Essen werden schwieriger. Einige Alzheimer-Kranke nehmen deutlich ab, weil sie Probleme haben zu essen. Andere wiederum essen zwanghaft und nehmen an Gewicht zu.

Die Sprachstörungen schreiten fort, die Sprache wird floskelhaft und inhaltsleer.

Neben verstärkter Apathie kommt es auch zu zwanghaften Verhaltensweisen wie sinnlosem Beschäftigungsdrang. Demenzkranke können bestimmte Tätigkeiten, zum Beispiel das Ein- und Ausräumen des Schrankes, endlos wiederholen. Menschen in diesem Stadium fühlen sich rastlos und in Aufruhr. Sie entwickeln den Hang, nachts ziellos umherzuwandern. Sie wirken, als seien sie ständig auf der Suche. Das Verlangen der Erkrankten nach Sicherheit wird für sie eine alles durchdringende Realität.

Bei einigen Kranken stellen sich neurologische Symptome ein, etwa Parkinson ähnliche Gang- und Haltungsveränderungen, pyramidale Störungen oder auch zerebrale Anfälle.

Dritte Phase

Das Fortschreiten des Gedächtnisverlustes und der intellektuellen Fähigkeiten führt schließlich zu einer völligen Veröden der Gedächtnisinhalte bis auf „inselförmige Erinnerungsspuren". Die Sprachstörungen schreiten fort bis hin zu einer Sinnentleerung der Sätze sowie Iterieren[7] und Logoklonieren[8]. Orale Automatismen, Zwangsschreien, Zwangsgreifen können auftreten. Abgesehen von diesen gelegentlichen sprachlichen Automatismen ist die Sprachfähigkeit verloren gegangen. Zuletzt sind die Kranken völlig apathisch und hilflos. Sie nehmen sich selbst und ihre Umgebung kaum noch wahr. Das Bewegungsverhalten sinkt auf wenige stereotype Automatismen ab. Es kommt zu allen Formen apraktischer Störungen, so dass zuletzt das Gehen, Stehen oder Sich hinsetzen unmöglich werden. Stuhl- und Harninkontinenz treten regelmäßig auf. Trotz Nahrungsaufnahme kommt es zu Kachexie[9]. Extreme Hypokinese[10] führt im Endstadium zu erheblichen Beugekontrakturen aller Gliedmaßen, die die Pflege erschweren.

Da die Gehirnaktivitäten ernsthaft gestört sind, werden die Kranken anfälliger für Schlaganfälle, Atemstörungen durch die vermehrte Bildung von Sekreten in den Atemwegen, Lungenentzündung und eine Reihe anderer Infektionen. Der Tod des bettlägerigen Kranken wird im allgemeinen durch eine Bronchopneumonie oder eine schwere aufsteigende Harnwegsinfektion herbeigeführt.

Die Tabelle 14 vermittelt einen Überblick über den Krankheitsverlauf.

Die Darstellung des Krankheitsverlaufs hat m. E. nichts mit der derzeit angeprangerten defizitorientierten Sichtweise auf demenzkranke Menschen zu tun. Die Erkenntnis, wie sich die Krankheit typischer Weise entwickelt, hilft bei konkreten Person den Verlauf und mögliche Verschlechterungen wahrzunehmen. Das ist die Voraussetzung, nicht nur um den Pflegebedarf realistisch einzuschätzen, sondern auch Überforderungssituationen bei den Kranken zu vermeiden.

---

7 Zwangsmäßiges Wiederholen von Sätzen, Satzteilen oder Handlungen. Bei der Alzheimer Krankheit das ständige Kramen, Suchen von Gegenständen usw.
8 Rhythmisches Wiederholen kurzer Wörter oder der letzten Wortsilbe
9 Auszehrung; allgemeine Atrophie des Organismus in Folge tief greifender Störungen aller Organfunktionen. Zeichen: Starke Abmagerung, allgemeiner Kräfteverfall, Appetitlosigkeit, Apathie
10 Verminderung der Spontanmotorik, der willkürlichen und unwillkürlichen Bewegungen einschließlich physiologischer Mitbewegungen

Tabelle 14: Überblick über den Krankheitsverlauf

Symptome	Phase 1 ca. 2-3 Jahre	Phase 2 ca. 2-3 Jahre	Phase 3 ca. 2-4 Jahre
Abnahme des Gedächtnisses und des Denkvermögens	• Vergesslichkeit bei kurz zurückliegenden Ereignissen • Merkfähigkeit beeinträchtigt • Schwierigkeiten, komplexe Aufgaben zu bewältigen	• Fortschreiten der Gedächtnisstörungen • Erkennen von Zusammenhängen und planvolles Denken erheblich eingeschränkt • Beeinträchtigung des Urteilsvermögens	• vollständiger Verlust des Gedächtnisses bis auf „inselförmige" Erinnerungsspuren
Orientierungsstörungen	• Orientierungsstörungen im zeitlichen und räumlichen Bereichen	• Orientierung zu Raum, Zeit und Person gehen verloren • vertraute Personen werden nicht erkannt • Leben in der Vergangenheit	• Verlust der Orientierungsfähigkeit
Aphasie Apraxie Agnosie	• Schwierigkeiten, Gespräche zu verfolgen • Wortfindungsschwierigkeiten • Umschreibungen	• Sprache floskelhaft und inhaltsarm • ständige Wiederholungen • Koordinationsstörungen • neurologische Symptome • Wahrgenommenes wird nicht korrekt verarbeitet	• sprachliche Automatismen • totaler Sprachverlust • apraktische Störungen • Hypokinese
Antriebsstörungen und Motivationsverlust	• Antriebsschwäche ohne Initiative • Rückzugs- und Vermeidungsverhalten	• Apathie • zielllose Unruhe und Wandern • ständiges Suchen	• völlig apathisch
Änderung der Stimmung und des Verhaltens	• Stimmungsschwankungen • gereizt • Unsicherheit • Angst • Verleugnen der Schwierigkeiten • Depression	• Unruhe, Angst • oberflächlich heiter getönte Grundstimmung • Ratlosigkeit • Wahnvorstellungen • Halluzinationen • Aggression	• nicht mehr reaktionsfähig
Probleme in der Alltagskompetenz und der selbstän-	• Routinehandlungen werden bewältigt	• Beeinträchtigungen in den Aktivitäten des täglichen Lebens, wie Waschen, Anziehen usw.	• Kachexie • Harn- und Stuhlinkontinenz • hinzutretende körperliche Erkrankungen

2.1.1 Transferaufgaben

Verhaltensbeobachtung bei demenzkranken Menschen

Aufgabe von Pflegefachkräften ist die Kranken- und Verhaltensbeobachtung. Der vorliegende Beobachtungsbogen unterstützt Pflegende, die krankheitsbedingten Verhaltensmuster von Demenzkranken zu erfassen und zu beschreiben. Auf der Basis der Beobachtungen können Begleitpersonen den behandelnden Arzt, die Kollegen und Mitarbeiter darüber informieren, welche Einschränkungen in der Leistungsfähigkeit und im Verhalten bei dem Patienten festzustellen sind.

Wählen Sie einen Patienten, bei dem der Arzt eine Alzheimer-Demenz diagnostiziert hat, und versuchen Sie, das Verhalten des demenzkranken Menschen zu beobachten und zu erfassen.

Tabelle 15 hat ausschließlich einen didaktischen Anspruch; sie will die Wahrnehmung und Verhaltensbeobachtung von Begleitpersonen in Bezug auf demenzspezifische Merkmale schulen. Die dargestellten Items erfüllen nicht den Anspruch auf Vollständigkeit.

Tab. 15: Verhaltensbeobachtung durchführen

Name: Begleitperson:			
Datum:			
	\multicolumn{3}{c}{Verhaltenshäufigkeit}		
	ja	zeit-weilig	nein
Abnahme des Gedächtnisses und des Denkvermögens • verliert im Gespräch den roten Faden • kann Fernsehsendungen nicht folgen • erinnert sich nicht an aktuelle Ereignisse des Tages • erinnert sich nicht an bedeutende Ereignisse aus der Vergangenheit			
Orientierungsstörungen • findet sich in fremder Umgebung nicht mehr zurecht • findet sich in ihrer/seiner gewohnten Umgebung nicht zurecht • dringt in fremde Räume ein • erkennt vertraute Personen nicht • kennt das Jahr nicht • kennt den Monat nicht • versteckt/verlegt Gegenstände und findet sie nicht wieder • will Wohnung in unangemessener Kleidung verlassen • lebt im Hier und Jetzt die eigene Vergangenheit, sucht z. B. ihre/seine Kinder, Eltern oder will zur Arbeit gehen • kann über sich selbst keine Auskunft geben			

Aphasie
- kann kein Gespräch aufnehmen
- hat Schwierigkeiten, die richtigen Worte zu finden
- spricht in Phrasen
- kann Bedürfnisse nicht ausdrücken
- sagt wiederholt das Gleiche

Apraxie
- Handlungsabläufe werden nicht zu Ende geführt/werden unterbrochen
- kann nicht allein vom Stuhl aufstehen
- kann das Bett nicht verlassen
- versteht sich nicht zu waschen und anzukleiden

Agnosie
- erkennt Gegenstände für ihren Zweck nicht mehr
- zieht sich in falscher Reihenfolge an

Antriebsstörungen und Motivationsverlust
- läuft umher und verirrt sich
- wirkt ruhelos/rastlos
- geht ununterbrochen auf und ab
- hat starken Betätigungs- und Bewegungsdrang z.B. Wischbewegungen, ständiges An- und Auskleiden, Nesteln, Zupfen usw.
- wirkt apathisch
- kann Aktivitäten nicht planen und durchführen

Änderung der Stimmung und des Verhaltens
- erkennt sich nicht als krank
- wirkt niedergeschlagen
- wirkt ängstlich und ratlos
- beschimpft andere
- leugnet Probleme, verdeckt „Missgeschicke"
- greift körperlich an
- ruft ununterbrochen (z. B. Hilfe, Mutter …)
- anhaltendes Schreien
- leidet unter Verfolgungsgedanken
- hat Halluzinationen
- sucht ständig Nähe/Körperkontakt, ist anhänglich

Probleme in der Alltagskompetenz und der selbständigen Versorgung
- hat Schlafstörungen
- ist nachts verwirrt
- vergisst zu essen und zu trinken
- isst unkontrolliert alles
- hortet Nahrungsmittel
- kann Schmerzen nicht äußern
- verspürt keinen Harn- und Stuhldrang
- hat Probleme, Medikamente einzunehmen
- kann nicht mehr für die eigene Körperhygiene sorgen
- wehrt fremde Hilfe beim Toilettengang ab

Beobachtung des psychophysischen und -sozialen Wohlbefindens demenziell erkrankter Menschen

In welchen Situationen und in welcher Umgebung und mit welchen Personen fühlen sich demenziell erkrankte Menschen wohl oder unwohl? Das Problem in der Kommunikation mit an Demenz erkrankten Menschen besteht darin, dass sie im fortgeschrittenen Stadium der Krankheit keine Auskünfte über ihr psychisches Befinden geben können. Die Pflegenden müssen versuchen, aus ihrer Beobachtung heraus auf das innere Erleben, dem Wohl- oder Missempfinden, zu schließen.

Entsprechend ihrer Einschätzung können die Pflegenden dann die Situation so gestalten, dass Wohlbefinden und Zufriedenheit für den Demenzkranken möglich wird. Der Beobachtungsbogen soll Sie darin unterstützen, das psycho-physische und -soziale Wohlbefinden demenzkranker Patienten systematisch zu erfassen (s. Tab. 16).

Begleiten Sie einen demenziell erkrankten Menschen (auch sporadisch) über einen Zeitraum von ca. einer Woche. Unterstützen Sie ihn in seinen täglichen Aktivitäten und versuchen Sie dabei, sein psycho-physisches und -soziales Befinden einzuschätzen. In welchen Situationen ist der Betroffene entspannt, in welchen verkrampft, apathisch oder aggressiv? Welche Schlussfolgerungen ergeben sich aus Ihren Beobachtungen für die Lebensgestaltung und die Unterstützungsmöglichkeiten des demenzkranken Menschen?

2.2 Erhebung der Pflege- und Betreuungssituation

Erhebungsbögen fokussieren die Aufmerksamkeit der Pflegenden auf bestimmte pflegerelevante Merkpunkte. Sie helfen, Problemlagen besser zu erkennen. Insofern unterstützen sie Pflegende in ihrer Wahrnehmungs- und Beobachtungskompetenz. Sie helfen, den Betreuungs- und Pflegeumfang des Demenzkranken zu bestimmen sowie die damit verbundenen Belastungen festzustellen. Sie helfen zu erkennen, wo die Grenzen liegen und welche weiteren Unterstützungsmöglichkeiten einzuholen sind. Auf dem Weg dahin muss man wissen, was der Demenzkranke braucht, was er noch selbständig durchführen kann und wobei er Hilfe benötigt. Erhebungsbögen sind quasi „Checklisten", die die Entscheidungsfindung vereinfachen. Sie ersetzen nicht die Reflexion und individuelle Reaktion in konkreten Pflegesituationen. Sie dienen lediglich zur Erhebung pflegerelevanter Daten im Rahmen der Pflegeanamnese. Die Informationen bieten die Grundlage für eine Diagnose. Das ist die anschließende Beurteilung aufgrund der genauen Beobachtungen bzw. Erhebung, woran sich die Pflege- und Hilfeplanung anschließt. Darüber hinaus ermöglichen Erhebungsbögen eine Verlaufskontrolle, deren Ergebnisse dann zu einer Anpassung bzw. Korrektur des individuellen Pflegeplans führen.

Tab. 16: Beobachtung des psychophysischen Wohlbefindens

	lächelt/wirkt entspannt/ zufrieden/ kooperativ			wirkt passiv/ unbeteiligt			zeigt Unbehagen/wirkt gestresst			reagiert mit Angst/wirkt überfordert		
Ausprägungsgrad: 1 gering, 3 am stärksten ausgeprägt	1	2	3	1	2	3	1	2	3	1	2	3
Lebenssituationen												
1. Grundaktivitäten												
Ankleiden												
zur Toilette gehen												
zur Toilette gebracht werden												
Baden/Duschen												
Einkaufen gehen												
Essen allein im Zimmer												
Essen mit anderen												
Medikamente einnehmen												
schlafen/ruhen												
2. Gemeinschaftsaktivitäten												
kochen												
basteln												
tanzen												
Sznoezelen												
Gottesdienst												
(vor-)lesen												
Gesprächskreise												
malen/zeichnen												
mit anderen Ball spielen												
3. Soziale Kontakte												
Kontakt mit Angehörigen												
Kontakt mit Pflegepersonen												
Kontakt mit Ärzten												
Kontakt mit Heimbewohnern												
Kontakt mit dem Pfarrer												
4. Freizeitbeschäftigungen												
im Garten spazieren												
in der Umgebung spazieren												
Zeitung (vor-)lesen												
Fernsehen												
Bücher (vor-)lesen												
Gartenarbeit												
Musik hören												
Handwerkliche Arbeit												
Bewegungsübungen												
5. anderes												

In der stationären Pflege sind es die Pflegekräfte, die den intensivsten Kontakt zu den Demenzkranken halten, in der häuslichen Pflege sind es die Angehörigen. Deshalb liegt es nahe, dass sie die Veränderungen gezielt beobachten und erheben. Dazu stehen eine Reihe von Erhebungsbögen zur Verfügung. Auf deren Basis kann über bestimmte Zeiträume der Verlauf der Krankheit und das psychosoziale Befinden beobachtet und beschrieben werden.

Ziele

Nachdem Sie diese Informationen durchgearbeitet haben,

- kennen Sie unterschiedliche Erhebungsbögen zur Feststellung des Betreuungsbedarfs sowie zur Erhebung der psychosozialen Belastungsstrukturen sowohl der Angehörigen als auch der Pflegekräfte
- beobachten Sie gezielt das Verhalten Demenzkranker und können den Verlauf der Erkrankung beschreiben

2.2.1 Erhebungsbögen zur Erfassung der Pflege- und Betreuungssituation

Die vier Erhebungsinstrumente, die im Folgenden vorgestellt werden, dienen dazu, die Veränderungen und Belastungen sowohl der Demenzkranken und ihrer Angehörigen als auch der eigenen Arbeitssituation zu erfassen:

1. NOSGER
2. Richtlinie zur Feststellung von Personen mit erheblich eingeschränkter Alltagskompetenz und zur Bewertung des Hilfebedarfs
3. Erhebungsbogen zur Erfassung der Belastungssituation pflegender Angehöriger
4. Reflexionsbogen zur Wahrnehmung psychischer Überforderung in der Arbeitssituation

NOSGER – Nurses' oberservation scale for geriatric patients

Mit Hilfe der Skala (Spiegel, Brunner, Phil, Monsch, Notter, Puxtry, Tremmel 1991) können standardisiert Informationen über Gedächtnis, Stimmung, Lebensaktivitäten und Sozialverhalten erhoben werden. Sie kann von professionellen Fachkräften, aber auch von Angehörigen ausgefüllt werden. Die erhobenen Informationen können als Basis für die Erstellung der Pflegeanamnese dienen; sie kann auch für den Verlauf der Krankheit herangezogen werden.

Tab. 17: Verhaltensweisen und emotionales Befinden des/der Erkrankten

Beantworten Sie jede Frage mit Ankreuzen. Wie ging es dem Patienten in den letzten 3 Tagen?	nie	hin und wieder	oft	meist	immer
1. Kann sich ohne Hilfe rasieren, schminken, Haare kämmen					
2. Verfolgt bestimmte Sendungen im Radio oder Fernsehen					
3. Sagt, er/sie sei traurig					
4. Ist unruhig in der Nacht					
5. Nimmt Anteil an den Vorgängen der Umgebung					
6. Bemüht sich um Ordnung im Zimmer					
7. Kann den Stuhlgang kontrollieren					
8. Setzt Unterhaltung richtig fort, wenn sie unterbrochen wurde					
9. Kann kleine Besorgungen (Zeitung/Esswaren) selbst machen					
10. Sagt, er/sie fühle sich wertlos					
11. Pflegt ein Hobby					
12. Wiederholt im Gespräch immer wieder den gleichen Punkt					
13. Wirkt traurig oder weinerlich					
14. Wirkt sauber und ordentlich					
15. Läuft davon					
16. Kann sich an Namen von engen Freunden erinnern					
17. Hilft anderen, soweit körperlich dazu imstande					
18. Verlässt das Haus in ungeeigneter Kleidung					
19. Kann sich in der gewohnten Umgebung orientieren					
20. Ist reizbar und zänkisch, wenn man ihn/sie etwas fragt					
21. Nimmt Kontakte mit Personen in der Umgebung auf					
22. Erinnert sich, wo Kleider und andere Dinge liegen					
23. Ist aggressiv in Worten und Taten					
24. Kann die Blasenfunktion (Urin) kontrollieren					
25. Erscheint gut gelaunt					
26. Hält den Kontakt mit Freunden oder Angehörigen aufrecht					
27. Verwechselt Personen					
28. Freut sich auf gewisse Ereignisse					
29. Wirkt im Kontakt mit Angehörigen freundlich und positiv					
30. Ist eigensinnig: hält sich nicht an Anweisungen oder Regeln					

Richtlinie zur Feststellung von Personen mit erheblich eingeschränkter Alltagskompetenz und zur Bewertung des Hilfebedarfs[11]

Ausgangsbasis für dieses Begutachtungsinstrumentes ist das Pflege-Weiterentwicklungsgesetz (vgl. Abschnitt „Gesetzliche Leistungen" in Kap. 4), wonach gemäß § 45 b SGB XI ein zusätzlicher Betreuungsbetrag für ambulant gepflegte Personen mit eingeschränkter Alltagskompetenz gewährt wird. Darüber hinaus können vollstationäre Pflegeeinrichtungen gemäß § 87 b Abs. 1 SGB XI für die zusätzliche Betreuung und Aktivierung von Heimbewohnern mit erheblichem Bedarf an allgemeiner Beaufsichtigung und Betreuung Zuschläge zur Pflegevergütung beantragen. Zur Feststellung des betreffenden Personenkreises und zur Einschätzung des Betreuungsbedarfs setzt der MDK das Begutachtungsverfahren ein.

Das Begutachtungsverfahren zur Feststellung dieses Personenkreises gliedert sich in zwei Teile, einem Screening (Suchtest) zur Identifikation des berechtigten Personenkreises, und falls Hilfebedarf (nicht Pflegebedarf) festgestellt worden ist, ein Assessment zur Einschätzung, ob Pflegebedürftige den Grundbetrag von monatlich 100 Euro oder den erhöhten Betreuungsbetrag von 200 Euro bekommen.

Den Grundbetrag von bis zu 100 Euro monatlich erhält jeder Antragsteller, bei dem im PEA-Assessment wenigstens in zwei Bereichen, davon mindestens einmal aus einem der Bereiche 1 bis 9, dauerhafte und regelmäßige Schädigungen und Fähigkeitsstörungen festgestellt werden.

Den erhöhten Betrag von bis zu 200 Euro monatlich erhält jeder Antragsteller, bei dem im PEA-Assessment zusätzlich in mindestens einem weiteren Bereich aus einem der Bereiche 1, 2, 3, 4, 5, 9 oder 11 dauerhafte und regelmäßige Schädigungen und Fähigkeitsstörungen festgestellt werden.

Das Assessment gliedert sich in die 13 Items. Für die 13 Items werden besonders typische und eindeutige Beispiele beschrieben, in denen ein „Ja" zu dokumentieren ist. Eine abschließende und vollständige Aufzählung aller Situationen, in denen sich psychopathologische Störungen manifestieren, ist nicht möglich, heißt es in der Erläuterung zur Anwendung des Assessments.

---

11 Die Richtlinie zur Feststellung von Personen mit erheblich eingeschränkter Alltagskompetenz und zur Bewertung des Hilfebedarfs wurde von den Spitzenverbänden der Pflegekassen, dem Verband der privaten Krankenversicherung e.V. unter Beteiligung der kommunalen Spitzenverbände auf Bundesebene, der maßgeblichen Organisationen für die Wahrnehmung der Interessen und der Selbsthilfe der pflegedürftigen und behinderten Menschen auf Bundesebene und dem Medizinischen Dienst der Spitzenverbände der Krankenkassen in der Fassung vom 10.06.2008 beschlossen und vom Bundesministerium für Gesundheit zunächst bis Juni 2010 genehmigt.

1. Unkontrolliertes Verlassen des Wohnbereiches (Weglauftendenz)

Ein „Ja" ist zu dokumentieren, wenn der Antragsteller seinen beaufsichtigten und geschützten Bereich ungezielt und ohne Absprache verlässt und so seine oder die Sicherheit anderer gefährdet. Ein Indiz für eine Weglauftendenz kann sein, wenn der Betroffene z. B.:
- aus der Wohnung heraus drängt,
- immer wieder seine Kinder, Eltern außerhalb der Wohnung sucht bzw. zur Arbeit gehen möchte,
- planlos in der Wohnung umherläuft und sie dadurch verlässt.

2. Verkennen oder Verursachen gefährdender Situationen

Ein „Ja" ist zu dokumentieren, wenn der Antragsteller z. B.:
- durch Eingriffe in den Straßenverkehr, wie unkontrolliertes Laufen auf der Straße, Anhalten von Autos oder Radfahrern sich selbst oder andere gefährdet,
- die Wohnung in unangemessener Kleidung verlässt und sich dadurch selbst gefährdet (Unterkühlung).

3. Unsachgemäßer Umgang mit gefährlichen Gegenständen oder potenziell gefährdenden Substanzen

Ein „Ja" ist zu dokumentieren, wenn der Antragsteller z. B.:
- Wäsche im Backofen trocknet, Herdplatten unkontrolliert anstellt, ohne diese benutzen zu können/wollen, Heißwasserboiler ohne Wasser benutzt,
- Gasanschlüsse unkontrolliert aufdreht,
- mit kochendem Wasser Zähne putzt,
- unangemessen mit offenem Feuer in der Wohnung umgeht,
- Zigaretten isst,
- unangemessen mit Medikamenten und Chemikalien umgeht (z. B. Zäpfchen oral einnimmt),
- verdorbene Lebensmittel isst.

4. Tätlich oder verbal aggressives Verhalten in Verkennung der Situation

Ein „Ja" ist zu dokumentieren, wenn der Antragsteller z. B.:
- andere schlägt, tritt, beißt, kratzt, kneift, bespuckt, stößt, mit Gegenständen bewirft,
- eigenes oder fremdes Eigentum zerstört,
- in fremde Räume eindringt,
- sich selbst verletzt,
- andere ohne Grund beschimpft, beschuldigt.

5. Im situativen Kontext inadäquates Verhalten
Ein „Ja" ist zu dokumentieren, wenn der Antragsteller z. B.:
- in die Wohnräume uriniert oder einkotet (ohne kausalen Zusammenhang mit Harn- oder Stuhlinkontinenz),
- einen starken Betätigungs- und Bewegungsdrang hat (z. B. Zerpflücken von Inkontinenzeinlagen, ständiges An- und Auskleiden, Nesteln, Zupfen, waschende Bewegungen),
- Essen verschmiert, Kot isst oder diesen verschmiert,
- andere Personen sexuell belästigt, z. B. durch exhibitionistische Tendenzen,
- Gegenstände auch aus fremdem Eigentum (z. B. benutzte Unterwäsche, Essensreste, Geld) versteckt/verlegt oder sammelt,
- permanent ohne ersichtlichen Grund schreit oder ruft.

Hinweis: Hier ist auszuschließen, dass das inadäquate Verhalten in Zusammenhang mit mangelndem Krankheitsgefühl, fehlender Krankheitseinsicht oder therapieresistentem Wahnerleben und Halluzinationen steht, da dies unter Item 11 dokumentiert wird.

6. Unfähigkeit, die eigenen körperlichen und seelischen Gefühle oder Bedürfnisse wahrzunehmen
Ein „Ja" ist zu dokumentieren, wenn der Antragsteller z. B.:
- Hunger und Durst nicht wahrnehmen oder äußern kann oder aufgrund mangelndem Hunger- und Durstgefühl bereit stehende Nahrung von sich aus nicht isst oder trinkt oder übermäßig alles zu sich nimmt, was er erreichen kann,
- aufgrund mangelndem Schmerzempfinden Verletzungen nicht wahrnimmt,
- Harn- und Stuhldrang nicht wahrnehmen und äußern kann und deshalb zu jedem Toilettengang aufgefordert werden muss,
- Schmerzen nicht äußern oder nicht lokalisieren kann.

7. Unfähigkeit zu einer erforderlichen Kooperation bei therapeutischen oder schützenden Maßnahmen als Folge einer therapieresistenten Depression oder Angststörung
Ein „Ja" ist zu dokumentieren, wenn der Antragsteller z. B.:
- den ganzen Tag apathisch im Bett verbringt,
- den Platz, an den er z.B. morgens durch die Pflegeperson hingesetzt wird, nicht aus eigenem Antrieb wieder verlässt,
- sich nicht aktivieren lässt,
- die Nahrung verweigert.

Hinweis: Die Therapieresistenz einer Depression oder Angststörung muss nervenärztlich/psychiatrisch gesichert sein.

8. Störungen der höheren Hirnfunktionen (Beeinträchtigungen des Gedächtnisses, herabgesetztes Urteilsvermögen), die zu Problemen bei der Bewältigung von sozialen Alltagsleistungen geführt haben

Ein „Ja" ist zu dokumentieren, wenn der Antragsteller z.B.:
- vertraute Personen (z.B. Kinder, Ehemann/-frau, Pflegeperson) nicht wiedererkennt,
- mit (Wechsel-)Geld nicht oder nicht mehr umgehen kann,
- sich nicht mehr artikulieren kann und dadurch in seinen Alltagsleistungen eingeschränkt ist,
- sein Zimmer in der Wohnung oder den Weg zurück zu seiner Wohnung nicht mehr findet,
- Absprachen nicht mehr einhalten kann, da er schon nach kurzer Zeit nicht mehr in der Lage ist sich daran zu erinnern.

9. Störung des Tag-/Nacht-Rhythmus

Ein „Ja" ist zu dokumentieren, wenn der Antragsteller z.B.:
- nachts stark unruhig und verwirrt ist, verbunden mit Zunahme inadäquater Verhaltensweisen,
- nachts Angehörige weckt und Hilfeleistungen (z.B. Frühstück) verlangt (Umkehr bzw. Aufhebung des Tag-/Nacht-Rhythmus).

10. Unfähigkeit, eigenständig den Tagesablauf zu planen und zu strukturieren

Ein „Ja" ist zu dokumentieren, wenn der Antragsteller z.B. aufgrund zeitlicher, örtlicher oder situativer Desorientierung
- eine regelmäßige und der Biografie angemessene Körperpflege, Ernährung oder Mobilität nicht mehr planen und durchführen kann,
- keine anderen Aktivitäten mehr planen und durchführen kann.

Hinweis: Hier sind nur Beeinträchtigungen der Aktivitäten zu berücksichtigen, die nicht bereits unter Item 7 oder 8 erfasst worden sind.

11. Verkennen von Alltagssituationen und inadäquates Reagieren in Alltagssituationen

Ein „Ja" ist zu dokumentieren, wenn der Antragsteller z.B.:
- Angst vor seinem eigenen Spiegelbild hat,
- sich von Personen aus dem Fernsehen verfolgt oder bestohlen fühlt,
- Personenfotos für fremde Personen in seiner Wohnung hält,
- aufgrund von Vergiftungswahn Essen verweigert oder Gift im Essen riecht/schmeckt,
- glaubt, dass fremde Personen auf der Straße ein Komplott gegen ihn schmieden,
- mit Nichtanwesenden schimpft oder redet,
- optische oder akustische Halluzinationen wahrnimmt.

Hinweis: Hier geht es um Verhaltensstörungen, die in Item 5 nicht erfasst und durch nicht kognitive Störungen bedingt sind. Solche Störungen können vor allem bei Menschen mit Erkrankungen aus dem schizophrenen Formenkreis sowie auch bei demenziell erkrankten und (seltener) depressiven Menschen auftreten. Das Verkennen von Alltagssituationen und inadäquates Reagieren in Alltagssituationen muss die Folge von mangelndem Krankheitsgefühl, fehlender Krankheitseinsicht, therapieresistentem Wahnerleben und therapieresistenten Halluzinationen sein, welche nervenärztlich/psychiatrisch gesichert sind.

12. Ausgeprägtes labiles oder unkontrolliert emotionales Verhalten

Ein „Ja" ist zu dokumentieren, wenn der Antragsteller z. B.:
- häufig situationsunangemessen, unmotiviert und plötzlich weint,
- Distanzlosigkeit, Euphorie, Reizbarkeit oder unangemessenes Misstrauen in einem Ausmaß aufzeigt, das den Umgang mit ihm erheblich erschwert.

13. Zeitlich überwiegend Niedergeschlagenheit, Verzagtheit, Hilflosigkeit oder Hoffnungslosigkeit aufgrund einer therapieresistenten Depression

Ein „Ja" ist zu dokumentieren, wenn der Antragsteller z.B.:
- ständig „jammert" und klagt,
- ständig die Sinnlosigkeit seines Lebens oder Tuns beklagt.

Hinweis: Die Therapieresistenz einer Depression muss nervenärztlich/psychiatrisch gesichert sein.

Für Pflegende ist es wichtig zu wissen, nach welchen Kriterien der MDK vorgeht. Darüber hinaus kann diese Richtlinie dazu dienen, im Vorfeld zu überprüfen, ob möglicherweise eine Anspruchberechtigung auf zusätzliche Leistungen besteht.

Zudem können Pflegende die 13 Items als Grundlage nehmen, um im Rahmen der Pflegeplanung Informationen zu den Ressourcen und Einschränkungen eines demenzkranken Menschen gezielt zu erheben, und auf dieser Grundlage eine entsprechende Hilfeplanung und den Einsatz individueller Interventionen abzuleiten.

Erhebungsbogen zur Erfassung der Belastungssituation pflegender Angehöriger

Der Erhebungsbogen kann helfen festzustellen, inwieweit Angehörige in der Lage sind, die Pflegesituation psychisch und körperlich zu bewältigen. Die Pflegefachkraft kann auf dieser Basis frühzeitig beraten, z.B. kann sie auf Selbsthilfegruppen aufmerksam machen. Darüber hinaus kann sie weitere Dienste und Einrichtungen empfehlen und mit ihnen Kontakt aufnehmen, so dass sie in die Pflege und Begleitung eingebunden werden können. Außerdem kann sie über Kosten und finanzielle Unterstützung informieren.

Tab. 18: Belastungssituation pflegender Angehöriger

Pflegende Angehörige(r): Datum: Alter: Patient(in): Alter: Pflegedauer: Die pflegende Angehörige/der pflegende Angehörige	fast immer	häufig	manch mal	selten	nie
1. empfindet es als unangenehm, den Kranken allein zu lassen					
2. macht sich viel Sorgen					
3. fühlt sich müde und erschöpft, weil sie/er alles machen muss					
4. fühlt sich von ihrer/seiner Familie nicht verstanden					
5. fühlt sich von niemandem verstanden im Hinblick auf das, was passiert					
6. glaubt, dass andere Familienangehörige ihr/ihm viel mehr helfen könnten					
7. würde ihre/seine Freunde gern häufiger sehen					
8. ängstigt sich vor dem Verhalten des/der Kranken					
9. fällt es schwer, die Diagnose „Demenz" anzunehmen					
10. erzählt, dass es ihrer/seiner Familie schwer fällt, die Diagnose anzunehmen					
11. fühlt sich immer nervöser und angespannter					
12. hat finanzielle Sorgen					
13. glaubt, dass der/die Kranke zu viel von ihr/ihm verlangt					
14. fühlt sich von der Ärzten/Pflegediensten im Stich gelassen					
15. ist besorgt um ihre/seine eigene Gesundheit					
16. sagt, dass es ihr/ihm schwer fällt, Entscheidungen zu treffen					
17. hat das Bedürfnis nach mehr Pausen und Schlaf					
18. glaubt, dass der/die Erkrankte erwartet, dass sie/er mehr tun sollte					
19. hat das Gefühl, mehr Privatleben zu brauchen					
20. fühlt sich unfähig, für sich das zu tun, was sie/er braucht					
21. empfindet das Verhalten des/der Kranken als peinlich					
22. regt sich leicht über den/die Kranke/n auf					
23. hat das Gefühl, mehr Hilfe zu benötigen					
24. hat das Gefühl, isoliert zu sein					
25. hat Angst vor der Zukunft					

Reflexionsbogen zur Wahrnehmung psychischer Überforderung in der Arbeitssituation

Bei der Begleitung Demenzkranker und ihrer Angehörigen können auch die Pflegefachkräfte an die Grenzen ihrer Leistungsfähigkeit gelangen. Solche überfordernden Situationen können sich auf unterschiedliche Weise darstellen:

- Obwohl es den Pflegenden bewusst ist, dass Verhaltensweisen und/oder Handlungen der Demenzkranken ein Symptom der Krankheit sind, können sie selbst Antipathien gegen einen Demenzkranken entwickeln. Das gilt insbesondere dann, wenn die Pflegenden Aggressionen von dem Demenzkranken erfahren, von ihm beschimpft oder geschlagen werden.
- Weitere Probleme können sich aus der Arbeitssituation heraus ergeben. Personelle Unterbesetzung und Zeitdruck führen bei den Pflegenden zu dem Gefühl, dem Patienten nicht gerecht zu werden. Klaffen die Ansprüche an professionelle Ideale und pflegerische Realität auseinander, sind Resignation und „Burnout" vorprogrammiert.

Es ist auch für die Pflegekräfte wichtig zu wissen, wann sie sich überfordert fühlen. Pflegekräfte bedürfen der Stärkung ihrer Fachlichkeit und der Persönlichkeit. Neben Fallbesprechungen, in denen es um die Vergewisserung des professionellen Zugangs zum Patienten und seiner Angehörigen geht, brauchen sie Supervision, um psychisch belastende Situationen aufarbeiten zu können.

Psychische Überforderung erwächst häufig aus dem Empfinden heraus, allein für die Begleitung zuständig zu sein. Sie erwächst aber auch aus der Unkenntnis, welche weiteren Hilfsangebote zu unterbreiten sind und welche weiteren Personen in die Pflege zu integrieren sind.

Der Selbstreflexionsbogen soll eine Hilfe sein, sich die eigene psychosoziale Belastung zu vergegenwärtigen. Er kann Pflegefachkräfte helfen, Problembereiche zu erkennen und daraus resultierend entsprechende Fort- und Weiterbildungsangebote bzw. weitere Hilfen einzufordern.

Die aufgeführten Aussagen reflektieren Gefühle, die im Umgang mit Demenzkranken entstehen können. Die Pflegefachkräfte überprüfen, in welchem Grad sie von jeder Aussage betroffen sind.

Tab. 19: Reflexionsbogen für Pflegekräfte

Aussagen	fast immer	häufig	manchmal	kaum
1. Ihre Vergesslichkeit geht mir auf die Nerven				
2. Ich denke, diese Patienten sollten mehr für sich tun				
3. Ich habe Angst davor, dass diese Patienten gewalttätig werden und jemanden verletzen				
4. Ich habe es satt, alles so oft zu wiederholen				
5. Die Angehörigen des Patienten wissen nicht zu schätzen, was wir für diese Menschen tun				
6. Ihre murmelnde und umständliche Ausdrucksweise geht mir auf die Nerven				
7. Es fällt mir schwer, mit diesen Patienten zu kommunizieren				
8. Ich bin genervt, wenn sie Probleme leugnen und andere beschuldigen				
9. Ich habe es satt, mit diesen Patienten zu arbeiten				
10. Es ist schwer zu akzeptieren, was mit diesen Patienten passiert				
11. Es frustriert mich und macht mich wütend, mit diesen Patienten zu arbeiten				
12. Ich denke, mehr Medikamente würde es einfacher machen, ihnen zu helfen				
13. Es fällt mir schwer, mit ihren Familienangehörigen zu sprechen				
14. Ich nehme meine Arbeit mit nach Hause, ich kann nicht abschalten				
15. Ich finde, diese Patienten sollten unsere Hilfe mehr schätzen				
16. Es beunruhigt mich, dass diese Menschen ausreißen können				
17. Es dauert alles zu lange, was man für sie tut				
18. Es stört mich, wie hilflos diese Patienten werden				
19. Ich glaube, ich sollte besser geschult werden, um mit diesen Patienten zu arbeiten				
20. Es ist schwierig, ihr Verhalten den anderen Patienten und Angehörigen zu erklären				

(Quelle: Alzheimer Forschung Initiative e.V., ohne Datum)

2.2.2 Transferaufgabe

- Wenden Sie – je nach Ihrem Arbeitsgebiet und Erfordernis – einen der Erhebungsbögen an. Beobachten und notieren Sie die Ausprägung der Aussagen in dem jeweils angegebenen Bereich für einen bestimmten Zeitraum. Dokumentieren Sie den Verlauf, informieren Sie bei Verschlechterung gegebenenfalls Ihre Vorgesetzten und Kollegen.
- Welche Schlussfolgerungen ergeben sich aus Ihren Beobachtungen für die Behandlung und Begleitung der Demenzkranken und ihrer Angehörigen sowie für Ihre eigene Berufssituation?

3. Behandlung und Begleitung demenzkranker Menschen

Wie die Demenz verläuft und in welcher Ausprägung die Symptome hervortreten, hängt von der jeweiligen Lebenssituation ab, insbesondere von der Qualität der zwischenmenschlichen Beziehungen und des psychosozialen und räumlichen Milieus. Abbildung 7 verdeutlicht die vielfältigen Einflussfaktoren auf die Lebenssituation eines Menschen, der an Demenz erkrankt ist. Entsprechend mehrdimensional muss der Ansatz zur Behandlung und Begleitung sein, um den Demenzkranken und die Angehörigen in ihrer Lebenssituation zu unterstützen.

Die Schwerpunkte liegen sowohl auf der psychosozialen Begleitung und Pflege wie auf der ärztlichen und medikamentösen Versorgung.

Abb. 7: Lebenssituation Demenzkranker

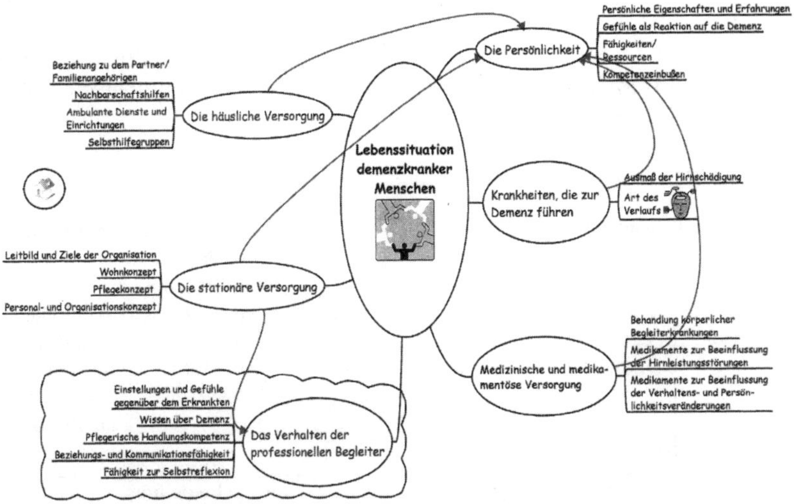

Die Pflege und Begleitung orientieren sich an der individuellen Lebenssituation des erkrankten Menschen und seiner Biografie. Konkret heißt dies, das Alltagserleben und -verhalten des erkrankten Menschen sowie seine Bewältigungsstrategien wahrzunehmen und daran anzuknüpfen, um den kranken Menschen in die Lage zu versetzen, seine Selbstversorgungsfähigkeiten so lange wie möglich aufrechtzuerhalten und seine Teilnahme am sozialen Leben zu ermöglichen.

Der Aufbau dieses Kapitels ist zweigeteilt:
1. Psychosoziale und pflegerisch-therapeutische Begleitung
2. Medikamentöse Behandlung

Unter dem thematischen Schwerpunkt „psychosoziale und pflegerisch-therapeutische Begleitung" werden – ausgehend von der in Kapitel 1 vorgestellten Symptomatik – Ansätze und Konzepte zur psychosozialen Begleitung erläutert. Ein erneutes Aufgreifen der Symptomatik geschieht in dem didaktischen Anliegen, einen differenzierten Zugang zu demenzkranken Menschen zu eröffnen, um ein „einfühlendes Verstehen" (vgl. Kap. 5 „Abschließende didaktische Skizze") in das Erleben und Verhalten Demenzkranker zu ermöglichen. Hier knüpfen die Transferaufgaben an, in denen zu einem Perspektivwechsel angeregt wird.

Mit fortschreitender Demenz schwindet die Fähigkeit des demenzkranken Menschen, die eigene Situation zu beeinflussen. In dem Chaos, als das er sein Inneres und seine Umgebung erlebt, vermitteln professionelle Begleitung und Pflege Sicherheit, Orientierung und Nähe. Sie fungieren in der zunehmend entfremdeten Welt des Erkrankten wie ein sichernder Anker.

Im zweiten Teil wird auf die medikamentöse Behandlung eingegangen, die ein wichtiger Baustein im Gesamtkonzept der Behandlung und Begleitung demenzkranker Menschen darstellt. Bisher ist keine ursächliche Heilung der Demenz möglich. Die Behandlung und Begleitung konzentriert sich daher auf symptomatische Maßnahmen der Hilfe zur Stabilisierung der Lebenssituation Demenzkranker. Tabelle 20 gibt einen Gesamtüberblick über den Kapitelaufbau.

Tab. 20: Behandlung und Begleitung demenzkranker Menschen

Hirnleistungsstörungen			Folge	Verhaltensstörungen und Persönlichkeitsveränderungen	
Abnahme des Gedächtnisses und des Denkvermögens	Orientierungsstörungen	Aphasie, Apraxie, Agnosie	Probleme mit der Alltagskompetenz und der selbständigen Versorgung	Antriebsstörungen und Motivationsverlust	Psychische Störungen und Änderung des (Sozial-)Verhaltens
1. Psychosoziale und pflegerisch-therapeutische Begleitung					
Interventionen zur kognitiven Stabilisierung	Interventionen zu Orientierung und Sicherheit	Grundsätze zur Verständigung und Förderung der Selbständigkeit	Unterstützung in den Lebensaktivitäten	Grundsätze zur Motivierung und sozialen Einbindung	Stärkung der Ich-Identität und Erhalt von Lebensqualität
2. Medikamentöse Behandlung					
Medikamente zur Behandlung der Hirnleistungsstörungen					
Medikamente zur Behandlung der Verhaltensstörungen u. Persönlichkeitsveränderungen					

3.1 Psychosoziale und pflegerisch-therapeutische Begleitung

3.1.1 Interventionen zur kognitiven Stabilisierung

„Es war schon ein seltsames Gefühl, als mein Vater mich nicht mehr erkannte und meine Schwester fragte, wer denn die fremde Frau sei. Es fing eigentlich ganz harmlos an", so erzählte eine Angehörige. „Zunächst vergaß er, wo er seine Brille oder seine Pfeife hingelegt hatte. Wenn er im Auftrag meiner Mutter einkaufen gehen sollte, kam er unverrichteter Dinge zurück, oder kaufte irgendeinen Blödsinn ein. Das hat viel Ärger zwischen meiner Mutter und meinem Vater provoziert. Später fand er sich in seinem vertrauten Stadtteil nicht mehr zurecht ..." – eine lange Kette von Missverständnissen, bevor der Arzt aufgesucht und die Diagnose Demenz gestellt wurde.

Ziele

Nach Durcharbeiten der Informationseinheiten wissen Sie, dass

- mit der Demenz Gedächtnisstörungen einhergehen, die zunächst das Kurzzeitgedächtnis, später auch das Langzeitgedächtnis betreffen
- die Störungen im Denkvermögen verhindern, dass der Kranke zielgerichtet, logisch, planvoll und konzentriert handelt
- die Zeitperspektive – also das Einordnen von Erlebnissen in Vergangenheit – Gegenwart – Zukunft – verloren geht
- verhaltenstherapeutische Grundsätze in der Begleitung Demenzkranker zur kognitiven Stabilisierung und damit zum Erhalt der Selbständigkeit beitragen können
- Pflegeplanung auf verhaltenstherapeutischen Grundsätzen beruht
- Realitätsorientierungs-Trainings (ROT) den Anspruch haben, die Alltagskompetenzen und die Orientierung zu stützen
- unterschiedliche Formen von Gedächtnistrainings im Frühstadium der Erkrankung unter Umständen die kognitiven Einbußen hinauszögern

Abnahme des Gedächtnisses und Denkvermögens

Mit der Demenz verbunden sind Gedächtniseinbußen. Zunächst geht das Kurzzeitgedächtnis verloren. Ereignisse, die kurz zurückliegen, können nicht mehr erinnert werden. Aber auch im Bereich des Langzeitgedächtnisses verblassen zunehmend die Erinnerungen. Die Erinnerungen werden bruchstückhaft und verlieren ihre Beziehung zueinander.

Manche Demenzkranke erfinden Geschichten und Erklärungen, wenn sie auf Gedächtnislücken stoßen oder verlieren leicht den inhaltlichen Faden und wechseln unabsichtlich einfach das Thema. Dies kann als Versuch gedeutet werden, Erfahrungen in einen sinnvollen Zusammenhang zu bringen und Hilflosigkeit zu vermeiden.

Die Zeitperspektive im Denken geht verloren, d.h. Demenzkranke können sich gegenwärtige Situationen nicht mehr aus vergangenen erklären. Ebenso wenig können sie sich gedanklich ein Bild von der Zukunft machen. Gedanken können nicht mehr zu Ende geführt, in größere Zusammenhänge gestellt oder miteinander in Beziehung gebracht werden. Mitten im Satz vergessen Demenzkranke, was sie zu Beginn ausdrücken wollten.

Das Abstraktionsvermögen und das Verständnis für abstrakte Begriffe lassen nach. Demenzkranke haften am Konkreten. Deshalb können Verhaltensweisen auch nicht durch rationale Erklärungen verändert werden. Selbst wenn der Kranke im Moment Einsicht und Verständnis zeigt, hat er diese Erklärungen in der nächsten Situation wieder vergessen.

Denkinhalte wechseln schnell und richten sich nach momentanen Außenreizen oder Bedürfnissen. Demenzkranke Menschen lassen sich durch das leiten, was sie in der Umgebung vielleicht auch zufällig aufnehmen und wahrnehmen. Dabei entstehen Probleme bei der gedanklichen Verarbeitung von Wahrgenommenem, beispielsweise beim Fernsehen: Die Kranken erleben die Bilder als wahre Begebenheiten, die sich im Moment in der Wohnung abspielen. Wechselnde Bildfolgen können gedanklich nicht in Zusammenhang gebracht werden. Schließlich resultieren Verkennungen und auch Halluzinationen aus solchen gedanklichen Fehleinschätzungen und Fehlverarbeitungen.

Demenzkranke können sich nicht mehr über längere Zeit auf bestimmte Dinge konzentrieren und dabei andere, unwichtige unbeachtet lassen. In einer Unterhaltung, in der mehrere Personen gleichzeitig sprechen, können sie sich nicht auf ein bestimmtes Gespräch oder eine Person konzentrieren. Sie hören dann vielleicht alle Stimmen auf einmal oder nehmen Bruchstücke von Aussagen verschiedener Personen wahr (Fischer, Schwarz 1999).

Lern- und verhaltenstherapeutische Grundsätze zur Pflegeplanung

Die Begleitung, Behandlung und Förderung eines Demenzkranken ist mehrschichtig und bedarf einer multidisziplinären sowie institutionsübergreifenden Arbeitsweise (Hirsch 2001). Die bei der Behandlung zusammenwirkenden Berufsgruppen wie Ärzte, Pflegende, Ergo- und Beschäftigungstherapeuten, Sozialarbeiter, Hauswirtschaftskräfte, Seelsorger usw., beeinflussen sich gegenseitig in ihren Maßnahmen und Interventionen. Ein multidisziplinärer Behandlungs- und Pflegeplan führt die einzelnen Interventionen zusammen (Falk 2003). Dabei ist die Pflegeplanung das Ergebnis eines Aushandlungsprozesses zwischen dem pflegebedürftigen Menschen – solang die Verständigung und Abstimmung möglich ist –, seiner Angehörigen und den beteiligten professionellen Fachkräften.

Die Pflegeplanung fußt auf lern- und verhaltenstherapeutische Grundsätzen. Lern- und verhaltenstherapeutische Prinzipien haben sich im Zusammenhang mit einer lebensweltlich orientierten Pflege zur Erhaltung der Selbständigkeit und Förderung der Teilhabe am sozialen Leben bewährt (Neumann, Zank, Tzschätzsch, Baltes 1993). Ansatzpunkt sind dabei die professionellen Begleiter. Deren (Anleitungs-)Verhalten wird verhaltenstherapeutisch geschult.

Folgende verhaltenstherapeutische Regeln finden zur kognitiven Stabilisierung Demenzkranker Beachtung:

1. Es wird zwischen den an der Behandlung und Pflege beteiligten Berufsgruppen und dem Patienten – falls dieser noch dazu in der Lage ist –, ansonsten mit seinen Angehörigen/Begleitern ein Vertrag über die Verhaltensstabilisierung abgeschlossen. In der Regel sind die Angehörigen bei der Pflegeplanung zwar Informationsspender, aber nicht direkt an der ausdrücklichen Formulierung der Ziele und Maßnahmen beteiligt. Absprachen und Vereinbarungen erhöhen die Akzeptanz und gewährleisten, dass die Beteiligten „an einem Strang ziehen".
2. Das Verhalten, das unterstützt bzw. stabilisiert wird, muss durch die Pflegeperson sofort „verstärkt", d.h. belohnt, werden.
3. Dazu müssen die individuellen Verstärker – die Ressourcen – den beteiligten Fachkräften bekannt sein. Für viele Menschen liegen die individuellen Verstärker im sozialen Bereich, wie beispielsweise Lob, Anerkennung, Streicheln, Zärtlichkeit. Man erfährt etwas über diese Ressourcen, wenn man sich auf Teile der Lebensgeschichte des Menschen einlässt.
4. Verhaltensweisen, die „gelöscht" werden, also in ihrem Auftreten verringert bis ausgeschaltet werden, wird keinerlei Aufmerksamkeit geschenkt.
5. Ein bestimmtes Zielverhalten wird nicht über einzelne Verstärker erreicht, sondern nur in einem kontinuierlichen Prozess von kleinen Schritten.

Übertragen auf die Anleitung von demenziell erkrankten Menschen heißt dies, bestimmte Handlungen, zu dem der Erkrankte angeleitet wird, häufig und geduldig mit vielen Pausen zu wiederholen. Dabei ist eine entspannte Atmosphäre herzustellen. Zuwendung und Erfolgserlebnisse erhöhen die Aufmerksamkeit des Kranken für sein Tun.

Schwierige Verhaltensweisen zeigen sich seltener, wenn sie keine Aufmerksamkeit finden, nicht zum Erfolg führen oder durch Ablenkung unterbrochen werden. Dieses Vorgehen entspricht dem verhaltentherapeutischen Vorgehen zur „Löschung" nicht erwünschter Verhaltensweisen. Störende Verhaltensweisen werden ignoriert, bei gleichzeitiger Bekräftigung bzw. Verstärkung erwünschter Verhaltensweisen. Bestrafung, z.B. durch Ermahnung oder Zurechtweisung, führt nicht zur „Löschung". „Bestrafung" durch den Betreuer führt eher zu einer Verstärkung dieser Verhaltensweisen – von der ethisch nicht akzeptablen Dimension einmal abgesehen –, da sie die Aufmerksamkeit des Erkrankten auf dieses Verhalten zieht.

Komplexe Handlungen, z.B. sich waschen, werden in einzelne Bestandteile zerlegt. Die Anweisungen müssen dann einzeln und der Reihe nach wiederholt werden. Verstärkung selbständigen Verhaltens bedeutet in diesem Zusammenhang, die Bemühungen des Demenzkranken zur Selbstpflege positiv hervorheben. Das Ausführen der Handlungen wird erleichtert, wenn die anleitende Person z.B. den Arm beim Kämmen berührt. Der Kranke führt dann die Bewegung selbständig weiter aus vgl. den Abschnitt zur „Apraxie".

Beim Erhalt der Selbständigkeit ist es wichtig, auf Gegenstände des alltäglichen Bedarfs zurückzugreifen, die im biographischen Verständnis des Erkrankten verankert sind. Schnabeltassen gehören beispielsweise nicht dazu, da Verbindungen zu biographischen Abschnitten des Lebens nicht gegeben sind.

Selbständiges Verhalten, z.B. beim Essen und Trinken, wird darüber hinaus durch „Modell-Lernen" gefördert, wenn Pflegende Vorbild beim gemeinsamen Essen sind.

Abb. 8: Der PDCA-Zyklus angewandt auf den Pflegeprozess

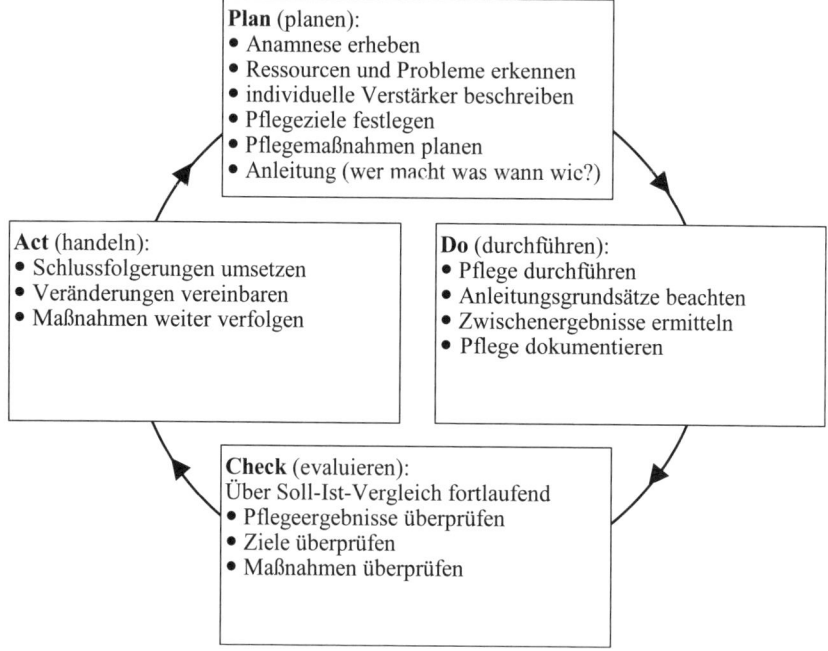

Diese verhaltenstherapeutischen Grundsätze werden auf der Basis eines Pflegeplans systematisch und zielorientiert zusammengeführt. Pflegeplanung folgt dem Regelkreismodell. Das aus dem Qualitätswesen bekannte PDCA-Modell (DIN 2001 b) – Plan, Do, Check, Act – verdeutlicht das Vorgehen, s. Abbildung 8.

Plan: Der erste Schritt besteht darin, eine Anamnese zu erheben. Dazu werden alle relevanten Informationen über einen zu pflegenden Menschen gesammelt, z. B. Informationen über seine Bedürfnisse, sein familiäres, soziales und sein kulturelles Umfeld. Diese biographischen und auf die Lebenswelt bezogenen Informationen machen jedoch nur Sinn, wenn dieses Wissen Eingang in die Organisationsstrukturen und Arbeitsabläufe der an der Pflege und Begleitung involvierten Personen und Einrichtungen findet.

Auf der Basis der Anamnese werden die Probleme und Ressourcen – und mit den Ressourcen die individuellen Verstärker – festgehalten.

Die wichtigsten Pflegeziele werden festgehalten, differenziert im zeitlichen Horizont nach Fern- und Nahzielen. Die entsprechenden Maßnahmen, z. B. in der Körperpflege und psychosozialen Begleitung, werden beschrieben. Die Beschreibung der verhaltensorientierten Maßnahmen beinhaltet, den Ablauf im Detail zu verdeutlichen, so dass jede Pflegekraft genau weiß, in welchen Teiltätigkeiten sie welche Aufforderung, Anleitung oder Hilfestellung gibt.

Do: Da die pflegerische Unterstützung zum Erhalt der Selbständigkeit und damit zum Wohlbefinden Demenzkranker beiträgt, der Ablauf der Pflege abhängig ist von der intuitiven Kooperationsbereitschaft des Kranken, ist sie nicht in Minutentakte zu erfassen. Sie braucht mehrmaliges Wiederholen, damit Zeit, Geduld und Zuspruch.

Die in der Versorgung beteiligten Personen haben sich an die vereinbarten Vorgaben zu halten. Selbständigkeit erhaltende Pflege ist nicht möglich, wenn die eine Pflegerin dem Patienten alles abnimmt, weil sie es „gut" meint und ihn „bemuttern" will oder weil die Pflege einfach schneller geht, die andere aber darauf achtet, dass der Demenzkranke selber die Tätigkeiten ausführt, die er noch kann. Zeigt der Demenzkranke Verhaltensweisen in Richtung Selbständigkeit, ist dieses Verhalten zu verstärken. Die Durchführung der Pflege wird dokumentiert.

Check: Auf der Grundlage des Pflegeberichts ist ein Soll-Ist-Vergleich der Pflege und Begleitung vorzunehmen.

Act: Falls sich die gewünschten Ergebnisse einstellen, werden die Maßnahmen weiter verfolgt, andernfalls werden Veränderungen zwischen den beteiligten Personen vereinbart.

Ein Beispiel zur Veranschaulichung
Ich möchte ein Beispiel zur Veranschaulichung dieser abstrakten Prinzipien anfügen. Im Folgenden stelle ich die Erhebung eines „Pflegestatus"[12] zu einer Bewohnerin sowie den Verlaufsplan der Pflege, unterteilt in Früh-, Spät- und Nachtdienst, vor. Der Arzt diagnostizierte bei Fr. B. eine Demenz vom Alzheimer-Typ. Aus der Erhebung zum Pflegestatus wird deutlich, dass es sich bei Frau B. um leichte kognitive Einschränkungen handelt. Frau B. lebt schon seit mehreren Jahren in einer Pflegeeinrichtung. Aus ihrer Biografie wussten die begleitenden Pflegekräfte zu berichten, dass sie lange Jahre beim NDR als Putzfrau tätig war, gern auch über diese Zeit redet. Außerdem interessiere sie das Schicksal von sog. „Prominenten". Darüber hinaus beschrieb die alte Dame sich bei dem Einzug ins Pflegeheim als naturverbunden, sie mochte gern Tiere und besuchte deshalb häufiger den Tierpark Hagenbeck in Hamburg. Ein Haustier hatte sie dagegen nie besessen.

1. *Vertrag über die Verhaltensstabilisierung zwischen den beteiligten Personen und Berufsgruppen; Basis ist die Pflegeplanung*
Mit Frau B. wurde besprochen, dass der Erhalt ihrer Selbständigkeit eine der obersten Prioritäten habe. Sie stimmte dem zu, auch wenn ihr tägliches Verhalten nicht auf Compliance schließen lässt, so die Pflegekräfte. Aufgrund der Schlafstörungen und der „quälenden Grübeleien" über ihre Familie wurde vereinbart, den Tag konstant, aber abwechslungsreich zu strukturieren und positive Erlebnisse in die Pflege zu integrieren. Mit den Angehörigen wurde ebenfalls diese Zielsetzung besprochen.
In diesem Beispiel besteht die Verbindlichkeit im einheitlichen Handeln auf Seiten der Mitarbeiter und der Beschäftigungstherapeuten in der Pflegeeinrichtung. Andere Berufsgruppen waren nicht integriert.

2. *Das Verhalten, das unterstützt bzw. stabilisiert wird, muss durch die Pflegeperson sofort „verstärkt", d. h. belohnt, werden.*
Der wichtigste Verstärker für Frau B. ist die Zuwendung des Personals sowie das Zuhören, wenn sie sich über familiäre Konflikte oder ihre finanzielle Situation beklagt. Darüber hinaus sind dies die Besuche der Angehörigen – auch wenn diese häufig konfliktträchtig verlaufen.

---

12 Ich greife zur Veranschaulichung einer Pflegeplanung auf die Ergebnisse des „Hamburger Modells zur vereinfachten Pflegedokumentation in der stationären Pflege" zurück – einem Projekt, das die Behörde für Soziales, Familie, Gesundheit und Verbraucherschutz der Freien und Hansestadt Hamburg vom 1. Januar 2006 bis zum 31. Juni 2007 gefördert hat. Ausgangspunkt war die in Pflegewissenschaft und Praxis diskutierte Bürokratisierung in der Pflege. Mit der Projektdurchführung wurde die „Arbeitsgemeinschaft Entbürokratisierte Pflegedokumentation im Bezirk Hamburg-Eimsbüttel" beauftragt. Maßnahmeträger war die Evangelische Berufsschule für Altenpflege des Rauhen Hauses, beteiligt waren weitere Mitglieder der Arbeitsgemeinschaft u. a. zehn stationäre Pflegeeinrichtungen in unterschiedlicher Verbandszugehörigkeit.

3. *Die individuellen Verstärker – die Ressourcen – müssen den beteiligten Fachkräften bekannt sein.*
Gesprächsthemen, die Frau B. Freude bereiten, sind Themen über den NDR, prominente Zeitgenossen sowie der Tierpark Hagenbeck. Diese Themen können nebenbei in die Pflegedurchführung integriert werden. Sie motivieren möglicherweise, sich am gesellschaftlichen Leben der Einrichtung zu beteiligen.

4. *Verhaltensweisen, die „gelöscht" werden, also in ihrem Auftreten verringert bis ausgeschaltet werden, wird keinerlei Aufmerksamkeit geschenkt.*
Frau B. möchte gerne „bedient" werden. Sie mag es, wenn das Personal sie in den täglichen Aktivitäten so viel wie möglich unterstützt und ihr Vieles abnimmt. Dies kann als Ausdruck eines Zuwendungsbedürfnisses gedeutet werden. Der Pflegeplan sieht vor, ihr diese Aufmerksamkeit und Zuwendung zu geben, nämlich dann, wenn sie sich selbständig verhält. Auf unselbständiges Verhalten wird nicht eingegangen, vielmehr wird sie zur Aktivität und Selbstpflege angeregt.

5. *Ein bestimmtes Zielverhalten wird nicht über einzelne Verstärker erreicht, sondern nur in einem kontinuierlichen Prozess von kleinen Schritten.*
Der Pflegeplan mit seinen Evaluationsrhythmen belegt eine Stabilisierung oder Verschlechterung der zu unterstützenden Verhaltensweisen und des Wohlbefindens.

Die Tabellen 21 und 22 beschreiben den Pflegestatus sowie den Pflegeverlauf, unterteilt in Früh-, Spät- und Nachtdienst.

Tab. 21: Pflegestatus Frau B.

Bereiche der Pflege und Begleitung	Pflegerelevante biographische Informationen (Gewohnheiten/Bedürfnisse/Wünsche)	Ressourcen: Vorhandene Fähigkeiten	Vorhandene Hilfsmittel	Probleme des Bewohners/ der Bewohnerin, Ursache des Problems
Kommunikation	Unterhält sich gern mit dem Personal	Teilt sich sprachlich mit	Brille Hörgerät	Hat Wortfindungsstörungen, verliert in Gesprächen leicht den Faden Sehschwäche Kann schlecht hören, akzeptiert das Hörgerät nicht
Sicherheit		Zur Situation sowie zur Person orientiert		Zeitweilig örtlich und zeitlich desorientiert

Körperpflege + Ausscheidung	Mag nicht am Oberkörper eingekremt werden Trägt am liebsten Hosen Möchte nur eine bestimmte Toilette benutzen, da sie sich dort besser abstützen kann.	Wäscht Oberkörper selbst Mund- und Zahnpflege selbständig Haarpflege selbständig Wählt selbst Kleidung aus Zieht Kleidung Oberkörper selbst an und aus Sie ist stuhlkontinent Meldet sich bei Toilettengang		Versucht, in Bereichen, in denen sie noch selbstständig ist, Unterstützung vom Pflegepersonal einzufordern. Hat trockene Haut Neigt zu Intertrigo in der Bauchfalte und in der Leiste Leidet an einer Venenschwäche in den Beinen Stressinkontinenz Kann nicht selbst Inkontinenzmaterial wechseln; Braucht Unterstützung beim Aufstehen und beim Anziehen der Kleidung nach Toilettengang
Ernährung	Isst geringe Portionsgrößen Isst gern Obst und Süßigkeiten Trinkt gerne Milch	Möchte nicht an Gewicht zunehmen		Fr. B. ist an Diabetes mellitus Typ 2 erkrankt, dieser muss nicht medikamentös/ernährungsbezogen behandelt werden
Mobilität/ Ruhen + Schlafen	Frühaufsteherin: zwischen 5.00 h und 7.00 h Geht um ca. 23.00 h zu Bett Zur Nacht das Rollo offen lassen Nachttischlampe anlassen Zimmertür des Nachts geöffnet lassen Schläft auf rechter Seite ein Wünscht als Sicherheit Bettgitter Bett-Kopfteil hochziehen	Kann stehen, muss sich dabei festhalten Bewegt sich im Rollstuhl selbständig fort	Rollstuhl	Kann nicht mehr selbständig gehen Kann sich nicht selbst in den Rollstuhl setzen Nächtliche Wadenkrämpfe Bei Sorgen über Familie/ Geld kann Frau B. nicht durchschlafen; sie beklagt sich, dass sie sich nicht viel leisten kann; Streit zwischen ihren Kindern belastet sie sehr. Schläft häufig tagsüber im Rollstuhl

Teilhabe/Partizipation am gesellschaftlichen Leben	Abends: singt, hört Radio, sieht fern Telefoniert mit Familie	1 Mal pro Woche Besuch der Tochter Enkelsohn besucht sie alle 2 Wochen		Fühlt sich von ihren Kindern vernachlässigt Geld spielt eine wichtige Rolle im Verhältnis der Familienmitglieder

Tab. 22: Tagespflegeplan Frau B.

Übergeordnete Pflegeziele nach Priorität gestaffelt: Frau B.	Zu den Bereichen:
Erlebt den Tag abwechslungsreich fühlt sich entlastet/geborgen (1)	Teilhabe/Partizipation am gesellschaftlichen Leben
Erhält ihre Selbständigkeit (2)	Körperpflege und Ausscheidung
Hat einen normalen Schlaf-Wach-Rhythmus (3) Erhält ihre Beweglichkeit (3)	Mobilität und Ruhen + Schlafen
Hat eine intakte Haut (4)	Körperpflege und Ausscheidung
Fühlt sich sicher und verstanden (4)	Sicherheit

Verlaufsplan Frühdienst

Pflegerische Maßnahmen und soziale Betreuung/Begleitung nach individueller zeitlicher Abfolge

- Aufwachen
  Frau B. meldet sich, wenn sie aufstehen will

- Aufstehen
  Hinweis: Fr. B frontal und deutlich ansprechen
  Bei Wortfindungsstörungen und Abbrechen des Gedankengangs Geduld zeigen, Versagen nicht durch Wort- oder Satzergänzungen bewusst machen
  PK unterstützt beim Aufsetzen

- Morgentoilette
  Hinweis: Fr. B. zur Selbstständigkeit anregen und selbständiges Verhalten durch Aufmerksamkeit und Zuspruch „belohnen"
  Im Bett Leiste und Bauchfalte versorgen
  Kompressionsstrümpfe anziehen
  Socken und Hausschuhe anziehen
  Transfer Bett – Toilettenstuhl
  Fährt selbst zum Waschbecken
  Wäscht selbst ihren Oberkörper; PH-neutrale Waschlotion verwenden
  PK wäscht Rücken
  Fährt selbst mit Toilettenstuhl zum Tisch

Zieht sich Bekleidung für Oberkörper selbst an
PK hilft beim Anziehen der Unterhose und Hose
Bewohnerin stellt sich mit Unterstützung hin
PK wäscht Intimbereich
Versorgung mit Inkontinenzmaterial
PK zieht Kleidung hoch
PK unterstützt beim Transfer in den Rollstuhl
Frau B. fährt zum Waschbecken
Führt Zahn- und Mundpflege sowie Kämmen selbständig durch
Auf geputzte Brille achten
Über das Wetter reden, durch Gespräch über die Mahlzeiten eine zeitliche Tagesorientierung ermöglichen;
Zur örtlichen Orientierung nur dann beitragen, wenn psychische Verunsicherung erkennbar ist. Dann eher beiläufig im Gespräch Orientierungshilfen z.B. über die angebotenen Tagesaktivitäten geben.
BZ-Kontrolle nach Plan
Kakao anreichen
Fährt selbständig in den Tagesraum zum Frühstück

- Frühstück
  Warme Milch zum Frühstück
  Isst selbständig
  Medikamente nach Plan bereitstellen
  Nimmt Medikamente selbständig ein
  Fährt selbständig in die Toilette
  Hilfe beim Transfer Rollstuhl – Toilette
  PK hilft beim Aus- und wieder Anziehen der Hosen
  PK nimmt ggf. Einlagenwechsel vor
  Hilfe beim Transfer Rollstuhl – Toilette
  Fr. B. fährt selbständig zurück in den Tagesraum

- Gestaltung Vormittag
  Frau B bewegt sich selbständig im Haus
  Bei Ärger mit der Familie Zeit geben, sich auszusprechen oder beruhigend einwirken durch psychosoziale „10-Minuten-Aktivierung": Gespräch über positive Erlebnisse (z.B. NDR, Prominente, Musik, Tierpark Hagenbeck)
  10.15 Uhr Zwischenmahlzeit (Obst oder Süßes) nach Plan reichen
  Frau B motivieren, an den Veranstaltungen des Hauses teilzunehmen (um Dösen im Rollstuhl zu verhindern und durch Aktivitäten den Schlaf-Wach-Rhythmus zu stabilisieren), nach Aktivitätenplan
  Meldet sich selbst bei Toilettengang
  Fährt selbständig in die Toilette
  Hilfe beim Transfer Rollstuhl – Toilette
  PK unterstützt beim Aus- und wieder Anziehen der Hosen
  PK nimmt ggf. Einlagenwechsel vor

Hilfe beim Transfer Rollstuhl – Toilette
Fr. B. fährt selbständig zurück in den Tagesraum

- Mittagessen
12.45 Uhr sucht selbständig den Tagesraum auf
isst selbständig
Medikamente nach Plan bereitstellen
Nimmt Medikamente selbständig ein

Der Verlaufsplan für den Spät- und Nachtdienst veranschaulicht die entsprechenden Maßnahmen zur Pflege und sozialen Betreuung/Begleitung nach individueller zeitlicher Abfolge und Bedürfnissen.

Verhaltensbeobachtung und -analyse im Rahmen von Fallbesprechungen

Herausforderndes Verhalten demenzkranker Menschen ist ein Signal für die Begleiter zu erfahren, welches Bedürfnis oder Problem dem Verhalten zugrunde liegen mag. Unter „herausforderndes Verhalten" werden die nicht-kognitive Symptome, die mit der Demenzerkrankung verbunden sind, wie Apathie, Umherlaufen, Schlagen, Rückzug, Verweigerung usw. verstanden, wie sie in diesem Buch unter „Verhaltens- und Persönlichkeitsveränderungen" beschrieben sind. Ein „verstehender" Zugang ermöglicht, die schwierigen Verhaltensweisen als Versuch der Kommunikation im Zusammenhang mit einem Bedürfnis zu interpretieren. Diese Botschaft müssen die Begleiter verstehen lernen (vgl. Lerneinheit 4.9.2 „Eine Suchhaltung entwickeln in Fallbesprechungen"). So gesehen sind die Begleiter ein wichtiger Bestandteil des gesamten Therapiekonzeptes. Wenn sie lernen, herausfordernde Verhaltensweisen wie Depressivität, Agitiertheit, Herumwandern und Weglaufen positiv zu beeinflussen, erhöhen sie die Lebensqualität des betroffenen Menschen.

In Fallbesprechungen werden die schwierigen Verhaltensweisen analysiert und nach geeigneten Lösungen gesucht. Voraussetzung ist, dass ein Begleiter – das kann die Bezugspflegekraft sein – über die Dauer von ein bis zwei Wochen das Verhalten genau beobachtet, s. Abbildung 9 „Problemanalyse zur Verhaltensmodifikation". Der Begleiter registriert, wie oft, wann, wo und im Zusammenhang mit welchen Personen das schwierige Verhalten auftritt. Es werden mögliche Auslöser für das Verhalten gesucht. Eine Zusammenschau der Wahrnehmungen und Sichtweisen während der Fallbesprechung eröffnet weitere Sichtweisen.

Anschließend geht es darum, realistische Ziele aufzustellen. Was können die beteiligten Personen innerhalb eines bestimmten Zeitraums erreichen?

Die zu ergreifenden pflegerisch-therapeutischen Interventionen sollten kompensatorisch in Bezug auf das unbefriedigte Bedürfnis wirken. „Verständnis" beinhaltet also, Veränderungen durch ein demenzgerechtes Milieu her-

Abb. 9: Problemanalyse zur Verhaltensmodifikation bei schwierigen – herausfordernden – Verhaltensweisen

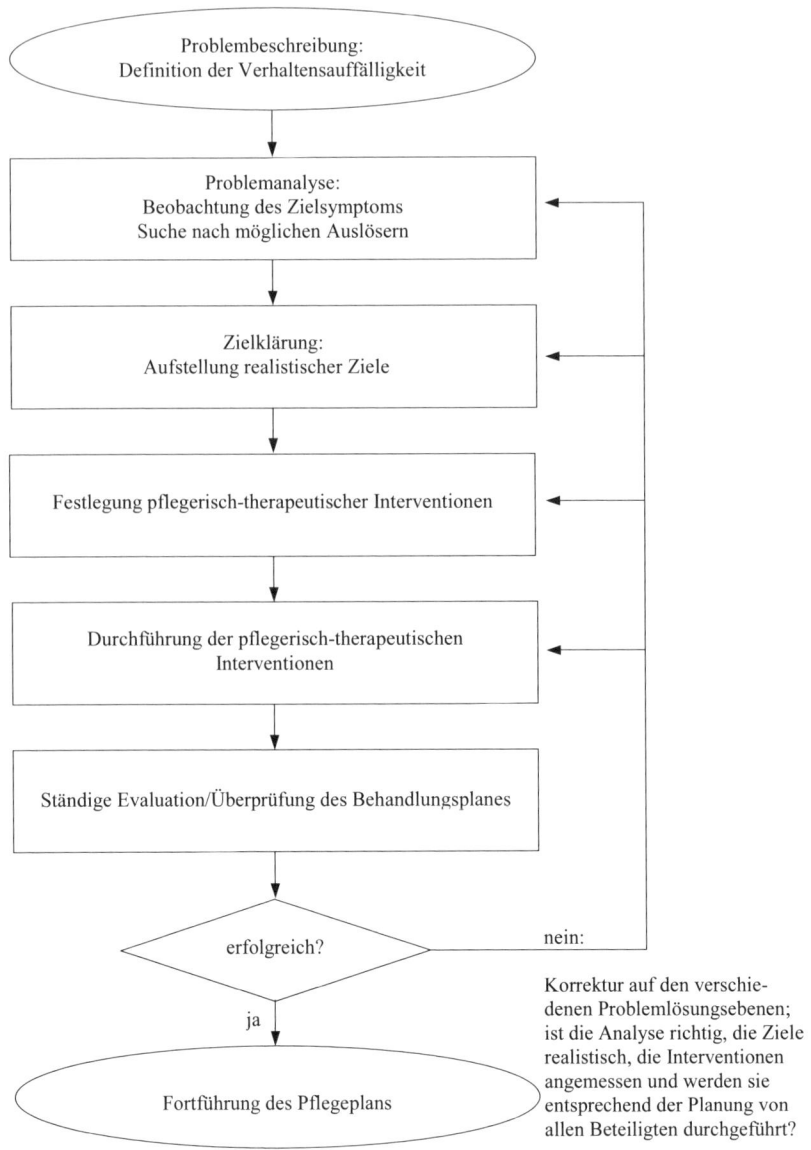

beizuführen. Insofern schließt Verhaltensformung die Veränderung der Rahmenbedingungen und Verhaltensweisen der Begleitpersonen mit ein.

Im Verlaufe der Interventionen bedarf es einer ständigen Überprüfung und gegebenenfalls Modifikation der pflegerisch-therapeutischen Interventionen (vgl. Janssen-Cilag 1999, S. 18).

1. *Problembeschreibung*
Folgende Fragen helfen, schwierige Verhaltensweisen genau zu beschreiben:
- In welchen Situationen treten sie besonders häufig auf?
- Gibt es bestimmte Auslöser für das Verhalten?
- Welche Personen sind beteiligt?
- Welche Folgen hat das Verhalten im allgemeinen?
- Welche zeitlichen Abläufe sind zu beobachten, zu welcher Tageszeit tritt das Verhalten auf?

Die Informationssammlung sollte durch andere ergänzt werden, z. B. durch Angehörige.

2. *Problemanalyse*
An die Verhaltensbeschreibung schließt sich die Analyse an. Hier geht es darum, die unverstandenen Verhaltensweisen genau herauszuarbeiten. Dazu gehört sich zu fragen, ob der Erkrankte ein erkennbares Ziel, eine Absicht verfolgt. Handelt er eher spontan oder aus Gewohnheit heraus? Nimmt er sein Handeln, z. B. bei motorischer Unruhe, selbst überhaupt wahr? Im Weiteren ist zu fragen, welche Gefühle das Verhalten bei den beteiligten Begleitpersonen auslöst und welche Ursachen dem Verhalten zugrunde liegen können. Hierzu einige Leitfragen:
- Welche Bedürfnisse können den Verhaltensweisen zugrunde liegen?
- Inwieweit sind die Begleiter durch das Verhalten selber betroffen?
- Welche Gefühle lösen sie bei den Begleitern aus?
- In wieweit haben sie selber zum Problem beigetragen?
- Welche strukturellen Rahmenbedingungen verursachen bzw. verschärfen das Problem?

3. *Zielklärung*
Daran anschließend werden Ziele gesetzt. Die Ziele geben die Richtung für die zu ergreifenden Maßnahmen an.
- Welche Ziele sind realistisch?
- In welchem Zeitrahmen wollen wir Fern- und Nahziele erreichen?
- Wann wollen wir sie überprüfen?

4. *Interventionen*
Danach werden die Interventionen und ihre Umsetzung geplant (in Form eines Handlungsplanes: wer macht was wie wann wo?).
- Welche Interventionen wollen wir ergreifen?
- Wie wollen wir vorgehen, um die Interventionen umzusetzen?
- Wer ist dafür verantwortlich?
- Wer muss angesprochen, beteiligt werden?
- Welche strukturellen und organisatorischen Veränderungen müssen bis wann vorgenommen werden?

5. *Durchführung der Interventionen*
Die beteiligten Personen setzen die Interventionen um.

6. *Evaluieren und Bewerten*
Während der Umsetzung und nach Beendigung wird überprüft, ob die Interventionen den gewünschten Erfolg gebracht haben.
- Ist das Problem für alle Beteiligten befriedigend gelöst? Wenn nicht, muss das Problem erneut beschrieben, analysiert und zur Lösung gebracht werden.

Dementia Care Mapping
Verhaltensbeobachtung ist ebenfalls die Grundlage von „Dementia Care Mapping" – DCM –, eine von Kitwood (2000) entwickelte Methode, Verhaltensweisen Demenzkranker an Hand von Kategorien zu erfassen und zu beschreiben. Auf der Basis dieses individuellen Verhaltensprofils werden die Umwelteinflüsse zum Wohlbefinden des Demenzkranken optimiert.

Dementia Care Mapping setzt bei der Voraussetzung an, dass wenn es Menschen mit Demenz relativ gut geht, dieses Wohlergehen als Zeichen von Pflegequalität gewertet und auch operationalisiert werden kann. Das Wohlbefinden wird in einer Gruppe von Menschen mit Demenz kontinuierlich über mindestens sechs Stunden bzw. einen ganzen Tag beobachtet und auf einem Sammelblatt festgehalten. Die Daten werden anschließend analysiert und zu Wohlbefindlichkeitsprofilen und Verhaltensprofilen von Einzelnen und Gruppen aufgearbeitet. Die Ergebnisse geben Auskunft über die Qualität des Pflegeprozesses. Die entsprechenden Beobachtungen des „Mappers" werden dem Team zurückgespiegelt in der Absicht, gemeinsam die Prozessqualität einer Einrichtung weiterzuentwickeln (Müller-Hergl 2000).

Bisher ist die Frage nicht geklärt, ob das Dementia Care Mapping ein geeignetes Beurteilungsverfahren für gute oder schlechte Pflegequalität ist. Das DCM beruht zwar auf der direkten Verhaltensbeobachtung demenzkranker Heimbewohner. Es gelingt jedoch nicht, die Chancen und Möglichkeiten einer Fremdbeobachtung zu nutzen, da die Beurteilung des Wohlbefindens letztlich auf der Intuition des Beobachters beruht (Re 2001). Der Beobachter schätzt ein, wann z.B. die Pflege „zärtlich" oder „liebevoll" erfolgt. Offen bleibt die Frage, ob das, was von einem Beurteiler als Wohlbefinden angesehen wird, auch tatsächlich Wohlbefinden ist. Zudem ist die Durchführung des DCM ein sehr zeitaufwändiges Instrument. Die Beobachtung der Bewohner erfolgt über mehrere Stunden. Die so gewonnenen Daten müssen ausgewertet, die Ergebnisse dem Pflegeteam zurückgemeldet werden, die dann in die Pflegeplanung einfließen sollen.

Wie mag es Pflegekräften ergehen, wenn sie die Rückmeldung erhalten, dass es an Zärtlichkeit und liebevollem Verhalten mangelt? In der oben beschriebenen Fallbesprechung werden alle Informationen aufgenommen und bewertet, gemeinsam wird die Zielsetzung und verbindliche Maßnahmeplanung einschließlich Evaluation beschlossen – ein demokratischer Prozess, der Menschen bei Fehlverhalten das Gesicht wahren lässt und ein gemeinsames Lernen und neues Verhalten anregt.

Serial Trial Intervention (STI) – Interventionsabfolgen bei herausfordernden Verhaltensweisen

Die in diesem Buch beschriebenen Verhaltens- und Persönlichkeitsveränderungen sind die Folge der kognitiven Beeinträchtigungen und Gedächtnisstörungen, hervorgerufen durch die Demenzerkrankung. Insbesondere die Verhaltens- und Persönlichkeitsveränderungen erschweren den Umgang mit den Kranken und führen die Begleiter oftmals an ihre psychischen Grenzen. Diese belastenden demenzspezifischen Verhaltensweisen werden in der Pflegewissenschaft als herausforderndes Verhalten beschrieben (Halek, Bartholomeyczik 2006, Bartholomeyczik 2008). Als Ursache für dieses herausordernde Verhalten wird ein unbefriedigtes Bedürfnis angenommen, das der Demenzkranke nicht mehr mitteilen kann. Die Aufgabe der Pflege besteht nun darin, dieses nicht befriedigte Bedürfnis zu erkennen und die Begleitung und Pflege dahingehend zu verändern, dass dieses zugrunde liegende Bedürfnis erfüllt wird. Mit der Bedürfnisbefriedigung werden auch die herausfordernden Verhaltensweisen reduziert und die Lebensqualität des Betroffenen verbessert, so die Annahme. Dabei konzentriert man sich auf die situativen Bedingungen, die physiologische Reaktionen auslösen wie Hunger, Durst, Angst bei Verlassenheit, Einsamkeit bei fehlender Zuwendung, Über- bzw. Unterforderung usw. Schmerzen als mögliche Ursache spielen bei der Ursachenermittlung eine herausragende Rolle.

Hier kommt die sog. „Serial Trial Intervention (STI) zum Einsatz, ein in den USA entwickeltes strukturiertes Verfahren zum Umgang mit herausfordernden Verhaltensweisen. „Serial" bedeutet seriell im Sinne einer Abfolge, „Trial" ist der Versuch, und unter „Intervention" versteht man eine zielgerichtete, systematische Handlung (Fischer, Spahn, Kovach 2007, S. 370). Dieser Begriff macht deutlich, dass in der Begleitung demenzkranker Menschen im Grunde eine „Suchhaltung" die motivationale und professionelle Ebene ist, aus der heraus die Lebenssituation Demenzkranker zu verbessern ist (vgl. Kap. 4). Treten demenztypische Verhaltensweisen neu auf oder verändern sie sich in ihrem Ausmaß, wird in einer Handlungsabfolge mit Hilfe der Serial Trial Intervention nach ihren Ursachen geforscht und entsprechende Maßnahmen eingeleitet.

Der STI besteht aus mehreren Bausteinen, die in einer Abfolge zum Einsatz kommen:

1. Erkennen einer Verhaltensänderung bei dem demenzkranken Menschen
2. der Einsatz unterschiedlicher Assessments
3. eine Abfolge von Interventionen.

In Anlehnung an das Ablaufschema der fünf Schritte der Serial Trial Intervention (Fischer, Spahn, Kovach 2007; Fischer, Kuhlmey. Nordheim:

Abb. 10: Interventionsabfolgen bei herausfordernden Verhaltensweisen

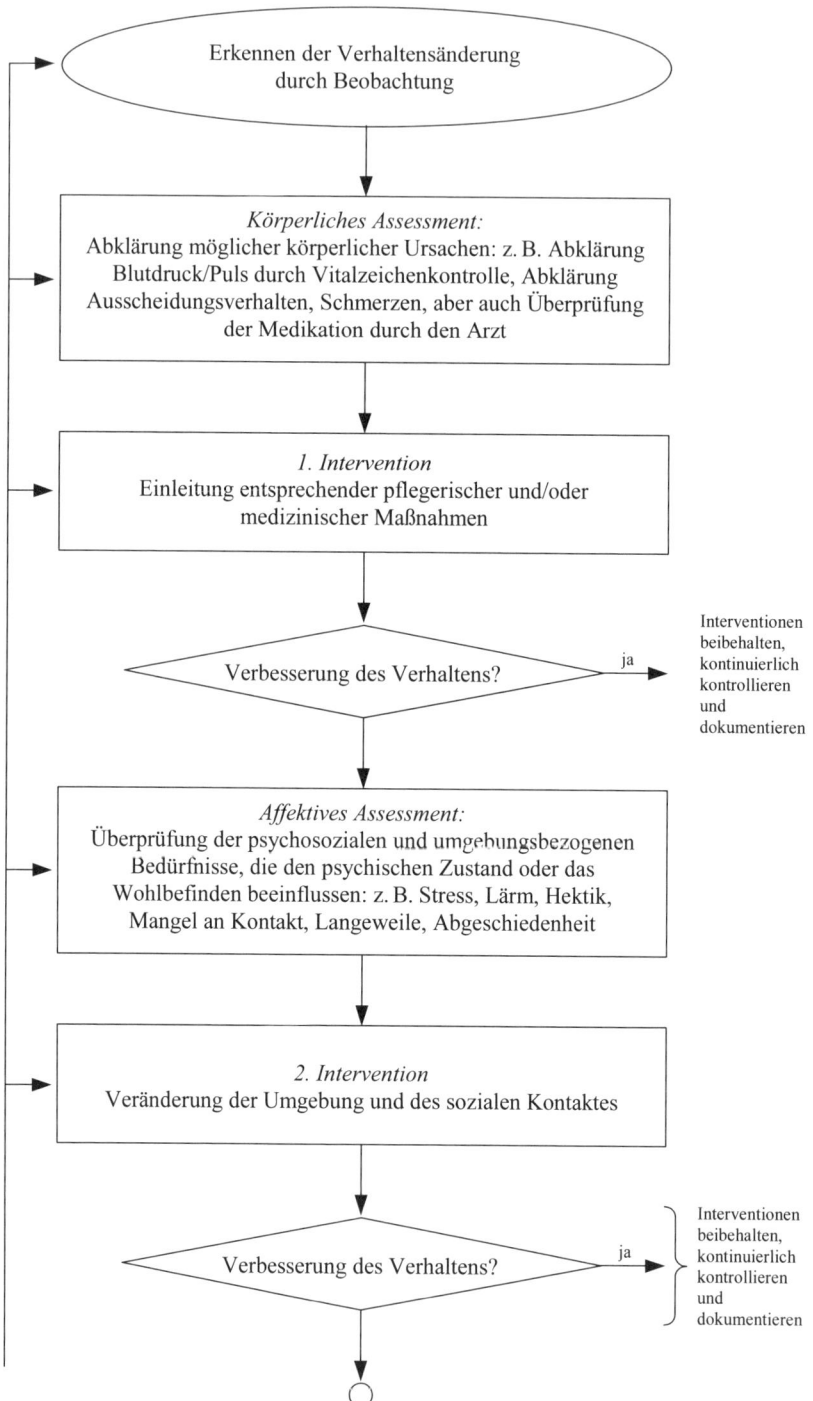

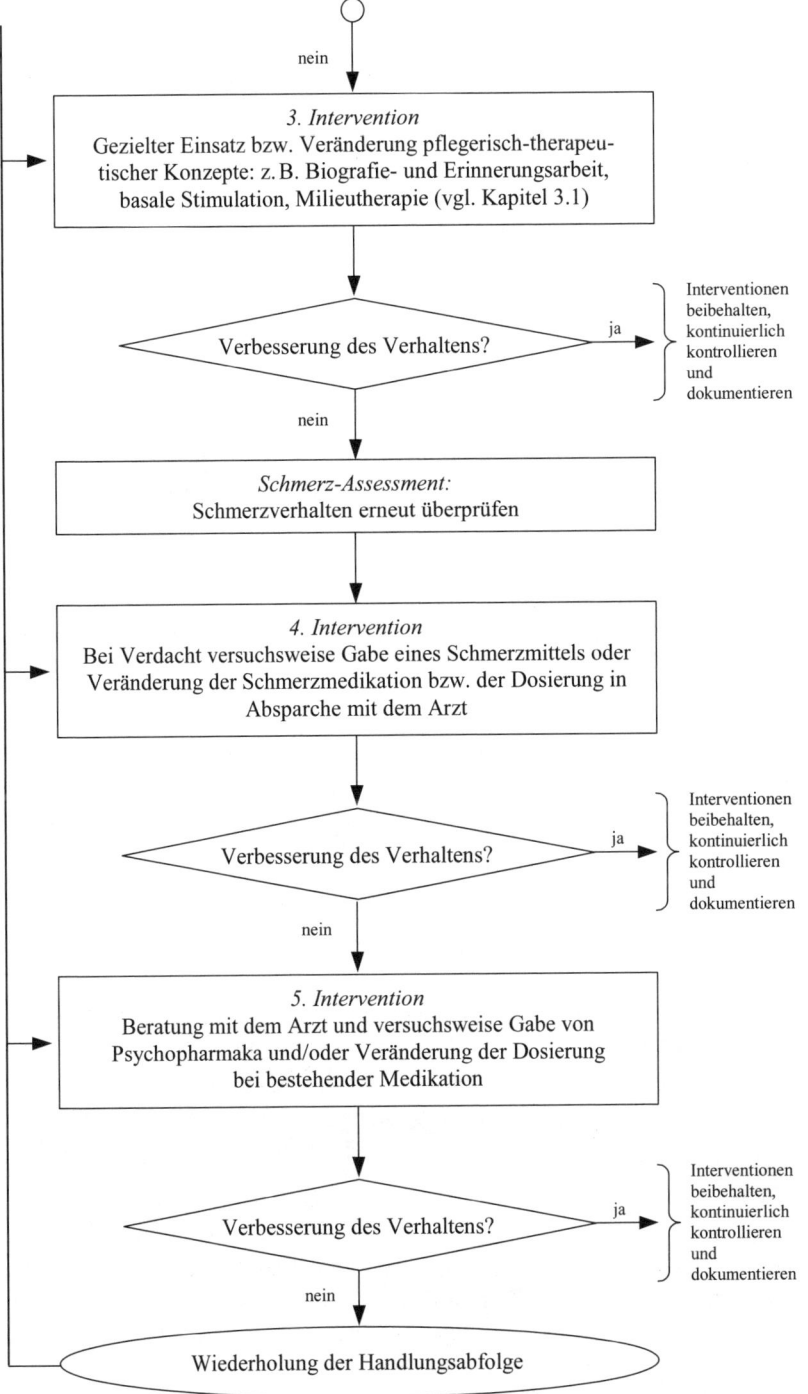

www.dlr.de/pt/Portaldata/45/Resources/dokumente/Gesundheitsforschung/ Poster_STI_D_1_2.pdf /29.5.2009) möchte ich ein (modifitiertes) Flussdiagramm vorstellen, welches den Ablauf der Assessments und Interventionen in zeitlicher Handlungsabfolge veranschaulichen soll, s. Abbildung 10.

Diese Handlungsabfolge kann in den Pflegeprozess integriert werden, insofern Erhebung/Assessment, Zielsetzung/Planung, Durchführung sowie Überprüfung/Evaluation in bestimmter zeitlicher Abfolge (z. B. ein bis zwei Wochen) Bestandteil des Verfahrens sind. Die Ausgangssituation bzw. die Handlungsabfolge beginnt, wenn herausfordernde Verhaltensweisen bei einem demenzkranken Menschen neu auftreten oder sich in ihrem Ausmaß verstärken.

Kognitive Stabilisierung durch Realitätsorientierungstraining (ROT)

Ziel des Realitätsorientierungstrainings ist es, verloren gegangene Bezüge und Informationen zur Wirklichkeit zu vermitteln. ROT beinhaltet unterschiedliche Maßnahmen, die dazu beitragen sollen, dass Demenzkranke den Alltag bewältigen und den Tagesablauf strukturieren können.

Gegen einen demenziellen Prozess „anzutrainieren" ist jedoch nicht Erfolg versprechend. Solche Trainingsversuche können beim demenzkranken Menschen in der ständigen Konfrontation mit seinen Defiziten schwerste depressive Reaktionen auslösen. In den Alltag integriert lassen sich jedoch realitätsorientierende Interventionen durchführen, die von der individuellen biografischen Orientierung bis hin zum Training sensorischer Fähigkeiten reichen.

Über ein 24 Stunden-ROT, begleitend im täglichen Kontakt oder in der Kleingruppe bis zu fünf Personen, werden demenzkranke Menschen entweder mit gezielten Übungen und Gesprächen in Kleingruppen ermuntert, sich situationsgerecht zu verhalten. Dies geschieht vor allem sprachlich argumentativ. Aspekte des Realitätsorientierungstrainings beziehen sich im Wesentlichen auf

- die eigene Person durch Ansprechen mit Namen und betrachten im Spiegel; der Demenzkranke wird z. B. an sein Alter erinnert;
- Personen im Umfeld, z. B. stellt sich das Pflegepersonal immer wieder mit Namen vor;
- die Zeit, Uhrzeit, Wochentag usw., um die Demenzkranken auf Jahreszeit oder Wochentag aufmerksam zu machen;
- den Aufenthaltsort, um an die Lebenssituation im Pflegeheim zu erinnern;
- die örtliche Umgebung, so dass die Demenzkranken daran erinnert werden, in welcher Stadt bzw. in welchem Stadtteil sie leben;
- kommende Ereignisse im Tagesablauf;
- zurückliegende Ereignisse im Tagesablauf;
- längere Zeit zurückliegende Ereignisse;
- die Beschäftigung mit dem Zeitgeschehen, z. B. mit Politik oder Sportereignissen.

Während der Pflegeverrichtungen informieren die Pflegepersonen über die pflegerische Versorgung, so dass die Erkrankten einordnen können, was mit ihnen geschieht. Entsprechen Äußerungen oder Verhaltensweisen Demenzkranker nicht der Realität, werden sie durch die Pflegenden oder in der Tagesgruppe korrigiert.

ROT ist nur in einem frühen Krankheitsstadium geeignet. Durch seine Orientierung an der äußeren Realität besteht die Gefahr, dass das ROT zu sehr starrem und wenig einfühlsamem Verhalten gegenüber dem Kranken führt. Demenzkranke werden durch diese Technik leicht in eine Schülerrolle gedrängt, wodurch sie in ihrem Selbstwert herabgesetzt und gekränkt werden (Fischer/Schwarz 1999).

Kognitive Stabilisierung durch Gedächtnistraining
Es gibt unterschiedliche Formen von Gedächtnistrainings:

a) Einsatz von Gedächtnishilfen und stützen
Im Frühstadium einer Demenzerkrankung sind die Menschen mit äußeren Gedächtnishilfen, wie Notizbüchern, Tagebüchern oder Kalendern in der Lage, ihre Merkfähigkeitsprobleme auszugleichen.

b) Abstrakte Übungen zum Trainieren von Grundfähigkeiten der Informationsverarbeitung
Diese Übungen zielen darauf ab, das Aufnahmevermögen, die Verarbeitungsgeschwindigkeit, das Konzentrations- und Erinnerungsvermögen zu stabilisieren. Meist werden Aufgaben zum Ankreuzen oder Durchstreichen von Buchstaben oder Zahlenfolgen und Begriffen verwendet.
Abstrakte Denk- und Gedächtnisübungen – das sog. „Gehirnjogging" – , betreffen vor allem die Menge der Informationen und deren Verarbeitungsgeschwindigkeit. Befürworter dieser Übungen gehen von der Annahme aus, dass diese Leistungen durch Übungen verbessert werden können.

> Hier zwei Beispiele:
> - Erkenn-Übung: Sehen Sie sich die Buchstabenreihe an. Ein Buchstabe passt jeweils nicht zu den Übrigen: ABCABCABDABCABC"
> - Gedächtnis-Übung: Decken Sie die rechte Seite ab und prägen Sie sich die Zahlenreihen links gut ein. Decken Sie dann die linke Seite ab und beantworten Sie die Frage rechts.
>
> | | | |
> |---|---|---|
> | 1. | 44444 | Welche Zahlen kamen nur dreimal vor? |
> | 2. | 666 | An welcher Stelle standen die sechs Neuner? |
> | 3. | 999999 | Mit welchen Zahlen waren die Siebener gemischt? |
> | 4. | 757575 | |
> | 5. | 333 | |
> | 6. | 222222 | |
>
> (Quelle: „Was das Gehirn zum Funktionieren braucht". Patienten Service, Hrsg. Unternehmensgruppe Dr. Willmar Schwabe Arzneimittel, Karlsruhe)

Zu bedenken gilt, dass Demenzkranke durch wenig anschauliche und abstrakte Aufgaben schon in frühen Krankheitsstadien überfordert sein können. Bei Alzheimer-Kranken sind außerdem nicht die Leistungs- und Geschwindigkeitsaspekte des Gedächtnisses betroffen, sondern die grundsätzliche Fähigkeit, Informationen sinnvoll zu speichern und zu ordnen, auf diese zuzugreifen und sie in Problemlösungen planvoll einzusetzen. Demenzkranke werden durch solche Aufgabenstellungen in einem Bereich mit den Grenzen ihrer Leistungsfähigkeit konfrontiert, die von der Krankheit am stärksten betroffen ist und die sie am wenigsten beeinflussen können (Fischer und Schwarz 1999).

c) Spielerische Wahrnehmungs-, Denk- und Gedächtnisübungen
Sie sollen Denken, Wahrnehmen, Lernen und Erinnern erleichtern, ohne dass dabei Leistungsdruck entsteht. Mit anschaulichen Inhalten nehmen sie Bezug zur jetzigen und früheren Lebenswelt des Erkrankten. Dabei wird versucht, alle Sinne, wie Sehen, Hören, Tasten, Riechen, einzubeziehen. Oft werden Kärtchen und Bilder mit teilweise lebensbiographischem Zusammenhang eingesetzt.

Transferaufgabe

1 a) Überlegen Sie, wie Sie selbst in überfordernden Situationen reagieren. Erinnern Sie sich an eine Situation, bei der Sie das Gefühl hatten, die anderen verlangen zuviel von Ihnen; Sie können den Anforderungen nicht mehr gerecht werden. Wie fühlen Sie sich dann und was tun Sie?

1 b) Welche Möglichkeiten hat der demenzkranke Mensch sich bei Überforderung zu wehren?

2. Bedeutung der Pflegeplanung
Überprüfen Sie an Hand einer Patientendokumentation folgende Fragen:
- Existiert eine Anamnese mit gesundheitlichen und biografischen Informationen?
- Lässt die Dokumentation eine Pflegeplanung erkennen? Woran erkennen Sie dies?
- Sind die Pflegehandlungen hinsichtlich ihrer Durchführung und der ausführenden Personen (auch für mögliche externe Prüfer) nachvollziehbar?
- Ist in den Maßnahmen zugleich das kleinschrittige Vorgehen der Anleitung im Sinne der verhaltenstherapeutischen Grundsätze beschrieben, z. B. über Verfahrensanweisungen oder individuell modifizierte Standards?
- Gibt die Dokumentation Aufschluss über den typischen Tagesablauf des Demenzkranken? Fassen Sie diesen schriftlich zusammen.
- Beurteilen Sie, ob der Tagesablauf eher den individuellen Wünschen des Patienten oder den Arbeitsabläufen des Pflegepersonals entspricht.

3.1.2 Interventionen zur Orientierung und Sicherheit

Frau K. war 96 Jahre alt und lebte seit nicht ganz 60 Jahren in ihrer Dreizimmer-Wohnung in Berlin. Ihr Mann war bereits vor 25 Jahren verstorben. Sie lebte bis zu ihrem Krankenhausaufenthalt allein in dieser Wohnung und konnte sich selbständig versorgen. Wegen eines leichten Schlaganfalls wurde sie in die Geriatrie eingewiesen, von der sie dann direkt in ein Pflegeheim – in ein Zweibett-Zimmer – entlassen wurde. Ihre Wohnung wurde von ihrem Neffen aufgelöst.

Wie verarbeitete Frau K. dieses einschneidende Lebensereignis? Fortan befand sich Frau K. in dem Jahr 1944. Ihre Wohnung war ausgebombt, sie war in einer Notunterkunft untergebracht und musste ihr Zimmer mit mehreren fremden Personen teilen. Ihr Mann befand sich an der Front.

In Gesprächen im Pflegeheim erzählte sie, sie hoffe inständig, dass H., ihr Mann, doch bald aus dem Krieg zurückkommen werde und sie endlich eine neue Wohnung beziehen könnten. Dann müsste sie Möbel einkaufen. – Und in plötzlicher Vergegenwärtigung an ihr Leben im Jahr 2004 beklagte sie, ihre Wohnung sei ja leider nicht mehr da. Dem Neffen, der die Wohnung aufgelöst hatte, begegnete sie fortan mit Misstrauen. „Ich werde O. einmal sagen, was mit seinem Sohn los ist!" O. war ihr Bruder, der schon Anfang der 60er Jahre verstorben war. Manchmal wusste sie auch, wo sie sich befand: „Im besten Krankenhaus, was ich je kennen gelernt habe." Aus einem Krankenhaus wird man in der Regel entlassen, aus einem Pflegeheim nicht, so meine Interpretation. Von ihrer Zimmernachbarin, einer demenzkranken alten Dame, fühlte sie sich „bestohlen", was irgendwie auch stimmte, denn die alte Dame hortete alles, was sie finden konnte. Meine Interventionen, ihr ein Einzelzimmer zu ermöglichen, scheiterten leider. Ihre Zeitreise in die Vergangenheit endete ein Jahr später mit ihrem Tod.

War diese Zeitreise ein psychischer Schutz vor der bitteren Erkenntnis der Wirklichkeit des Jahres 2004?

Ziele

Nach Durcharbeiten dieser Informationseinheiten

- wissen Sie, dass Demenzkranke ihre Orientierung zur Zeit, zum Ort, zur Situation und zur eigenen Person verlieren
- können Sie ständiges Suchen als eine Folge dieser Orientierungslosigkeit und des sich Verlorenfühlens deuten
- verstehen Sie, dass das Verhalten Demenzkranker durch situative Außenreize bestimmt wird
- wissen Sie, dass Erinnerungen an die Vergangenheit dem Kranken Sicherheit vermitteln

- wissen Sie, dass familiäre Strukturen verbunden mit dem Grundsatz „normal Leben" die beste Orientierung für Demenzkranke sind
- entwickeln Sie Tageslaufstrukturen, die den Demenzkranken aktiv in das Alltagsgeschehen einbinden
- beschreiben Sie räumliche und soziale Maßnahmen, die im Rahmen der Milieutherapie zur Anwendung kommen

Orientierungsverlust zur Zeit, zum Ort, zur Situation und zur Person

Zunächst ist die zeitliche und örtliche Orientierung beeinträchtigt, im Verlauf der Krankheit ebenfalls die Orientierung zur Situation und zur eigenen Person.

Schwierigkeiten in der örtlichen Orientierung treten zuerst in fremder, später auch in vertrauter Umgebung auf. Die Demenzkranken verlaufen sich am Wohnort oder finden ihr Zimmer auf der Pflegeetage nicht wieder.

Der Verlust der situativen Orientierung zeigt sich, wenn Demenzkranke die Situation umdeuten und sie in die Vergangenheit verlegen. Da werden Pflegende zur eigenen Mutter oder zu einer bedrohlichen Person aus der Vergangenheit. Oder die 85-Jährige empfindet sich als Kind, die täglich zur Schule geht oder die längst verstorbenen Eltern besuchen will.

Für die Kranken lassen sich in der vergangenen inneren Wirklichkeit leichter Bezüge herstellen. Die Vergangenheit verleiht ihnen Sicherheit, während die gegenwärtige Realität kaum eingeordnet und mit dem eigenen Leben in Beziehung gebracht werden kann. Werden sie auf Widersprüche aufmerksam gemacht, reagieren sie mit Unverständnis, Ablehnung oder Verleugnen.

Typisch für Demenzkranke ist das ständige Suchen und Herumkramen. Dieses Verhalten offenbart eine tiefe Verunsicherung und Orientierungslosigkeit. Gegenstände des unmittelbaren Besitzes, wie Geldbörse, Brieftasche, Brille, Fotos, gewinnen für Demenzkranke eine große Bedeutung. Um sich ihrer zu vergewissern, wird ständig in der Tasche oder im Zimmer herumgekramt oder Gegenstände werden versteckt. Wegen der ausgeprägten Gedächtnisstörungen finden sie diese nicht wieder und sind ständig auf der Suche danach. Aus Ratlosigkeit beschuldigen sie andere, die Gegenstände entwendet zu haben.

Kann der Kranke aufgrund seiner Störungen nicht mehr in der häuslichen Umgebung versorgt werden, ist der Umzug in ein Pflegeheim oft unvermeidlich. Der Umzug in ein Heim verlangt von dem Demenzkranken eine Anpassungsleistung, die er aufgrund seiner Erkrankung nicht mehr leisten kann. Seine Anpassungsfähigkeit beschränkt sich lediglich darauf, gefühlsmäßig aufgrund der momentanen Wahrnehmung und Beurteilung einer Situation und der eigenen Bedürfnislage zu reagieren und zu handeln. Diese Art Anpassungsfähigkeit reicht nicht aus, sich in einer veränderten Umgebung allein zurechtzufinden. So befindet sich der Demenzkranke in einem Pflegeheim täglich auf unbekanntem Terrain, weil er nicht weiß, wo er ist und mit wem er es zu tun hat. Was kann Sicherheit geben bei schwindendem Halt?

Sicherheit und Orientierung durch familiale Strukturen: Haus- und Wohngemeinschaften

Die Vertrautheit der eigenen Wohnung mit den Erfahrungen vieler Jahre, den alt bekannten Einrichtungsgegenständen und der gewohnten Ordnung ist die beste Orientierungshilfe für den demenzkranken Menschen. Zudem ist ihm der gewohnte Lebensrhythmus und Tagesablauf vertraut. Wird der Umzug in ein Heim notwendig, sollten die äußeren Lebensumstände den besonderen Schwierigkeiten des Erkrankten Rechnung tragen. „Ganz normal leben" ist das oberste Gebot bei der Gestaltung des Lebens- und Wohnumfeldes für Demenzkranke. Normal leben heißt, das Wohn- und Lebensumfeld familienähnlich zu gestalten. Die Familie dient daher als Leitbild. Denn in der Familie wurde „Normalität" erlebt. Für die Betreuung demenzkranker Menschen heißt dies:

- In kleinen Gruppen von ca. sechs bis acht Personen leben;
- Verzicht auf heimtypische Strukturen und Regelungen;
- Zentrierung um eine Wohnküche mit Schwerpunkt der Hauswirtschaft;
- Beteiligung der demenzkranken Menschen an Alltagsaktivitäten, wie Einkaufen, Kochen, Spülen oder Bügeln;
- Leben im Einzelzimmer; das zwangsweise Zusammenleben in Mehrbettzimmern lässt das Gefühl individueller Geborgenheit nicht aufkommen; nur in gewünschten Ausnahmen auch ein Zweibettzimmer.
- Möblierung des Zimmers mit eigenen Möbeln und vertrauten Gegenständen;
- Einbeziehung der Angehörigen.

Familienähnliche Konzepte werden in so genannten Haus- und Wohngemeinschaften realisiert. Sie grenzen sich von den Konzepten der stationären Versorgung ab. In Hausgemeinschaften können die demenzkranken Menschen eher Gemeinsamkeiten ihres früheren Lebens wieder finden als dies in traditionellen Pflegeeinrichtungen möglich ist (Klie/Schmidt 2002).

In konventionellen Altenpflegeheimen finden Schlafen und Pflege auf den Wohnetagen, Kochen und Essen sowie Gemeinschaftsaktivitäten dagegen in zentralen von den Stationen abgesonderten Bereichen statt.

In Haus- und Wohngemeinschaften steht nicht die pflegerische Versorgung, sondern das Gelingen des Alltags im Mittelpunkt. Die Küche und der Gemeinschaftsbereich bilden das Zentrum des Geschehens. Die Verrichtungen und Abläufe des täglichen Lebens bestimmen das Miteinander. Die Vielfalt der alltäglichen Aktivitäten mit ihren Gerüchen, Geräuschen und der menschlichen Nähe der Bezugspersonen stimulieren den demenzkranken Menschen. Er kann sich je nach Fähigkeit und Interesse aktiv beteiligen oder nur passiv teilhaben.

Zentrale Bezugsperson ist eine „Hausmutter", die für das Wohl der Menschen verantwortlich ist. Gemeinsam gestalten sie den Tag und organisieren den Haushalt. Eine tragende Rolle spielen darüber hinaus Angehörige und Laien, die systematisch in die Betreuung einbezogen werden. Die notwendige Pflege leisten externe Pflegedienste, die bei Bedarf hinzugezogen werden.

Milieutherapie
Eine gezielte Gestaltung der räumlichen und sozialen Umgebung wird als Milieutherapie bezeichnet. Eine überschaubare und gut verstehbare Raumgestaltung soll die Orientierung in einem Pflegeheim, ein zugewandtes, entspanntes soziales Milieu die psychosoziale Integration erleichtern.

Folgende Prinzipien zur Raumgestaltung werden derzeit diskutiert:

- Beleuchtung
  Eine sehr helle, wenn möglich schattenfreie Beleuchtung hilft dem Kranken, sich zurechtzufinden und kann Angstzustände und Fehlwahrnehmungen vermindern. Nachts sorgt ein Nachtlicht oder ein Bewegungsmelder auf dem Weg zur Toilette für Orientierung.

- Farbgestaltung
  Warme, weiche Farben dienen der Beruhigung, Kontrastfarben hingegen helfen, Dinge besser zu erkennen sowie Entfernungen und Räumlichkeiten einzuschätzen.
  Ein „reizarmes" Lebensumfeld wirkt beruhigend, stützend und sichernd. Zu viele Reize überfordern den Demenzkranken. So können z.B. realistische Tier- oder Pflanzenmuster auf Stoffen zu Verwechslungen führen, oder Muster in Teppichen werden als Hindernisse missdeutet (Lind 2001).

- Rundwanderwege
  Wandern ist eine typische Verhaltensweise von Demenzkranken. Für Demenzkranke haben sich Rundwanderwege bewährt, weil sie keine Sackgassen oder Barrieren aufweisen (Lind 2001). Rundwanderwege sollten in Gärten anlegt sein, die sich an die Wohngruppe anschließen. Ein Garten erhöht das Wohlbefinden durch das Erleben der Natur, die frische Luft und die Bewegung im Freien. Im Garten besteht die Möglichkeit zu Kontakten, zur Bewegung, zur Ruhe und Entspannung. Ebenso kreisförmig sollten die Flure in den Pflegeeinrichtungen gestaltet sein. Die Flure führen den Demenzkranken durch verschiedene Aktivitäts- und Gemeinschaftsbereiche, so dass er motiviert wird, an Gruppenaktivitäten teilzunehmen.

Folgende Grundsätze sind für die psychosoziale Begleitung von Bedeutung:

- Feste Regeln und Zeiten im Tagesablauf
  Der Verlust des Zeitgefühls und die Unfähigkeit, seinen Tagesablauf zu planen und sich in ungewohnten Situationen zurechtzufinden, sind für den Demenzkranken außerordentlich beunruhigend. Er ist darauf angewiesen, dass Angehörige und Betreuer seine gewohnten Ordnungsvorstellungen respektieren. Individuelle konstante Regeln und Zeiten für die Aktivitäten des täglichen Lebens helfen ihm, den Tag „in den Griff" zu bekommen. Die Vorhersehbarkeit und das Gleichmaß von Abläufen haben eine beruhigende Wirkung. Das „Ritualisieren" von Handlungen und der gewohnten Umgebung gibt Sicherheit.

- Lebens- und zeitgeschichtliche Erinnerungen wach halten
  Die zeitliche Orientierung wird gestärkt durch Tätigkeiten oder Symbole, die einen Bezug zur Jahreszeit oder zu bestimmten Festtagen besitzen. Angehörige wissen häufig aus ihrer Kenntnis der Lebensgeschichte des Kranken, wie bestimmte Wochentage, Tageszeiten, Festtage und Jahreszeiten mit ganz spezifischen Ereignissen und Aktivitäten verbunden waren: Der Samstag war Badetag, Gottesdienst am Sonntagmorgen – entsprechend festlich gekleidet. Freitags wurde Kuchen fürs Wochenende gebacken, Gänsebraten gab es zu Weihnachten, eingekocht wurde im Sommer (Bundesministerium für Gesundheit 1999). Wenn Begleitpersonen diese lebensgeschichtlichen Erinnerungen lebendig halten, erleichtern sie dem Kranken die zeitliche Orientierung. Sie helfen ihm zudem, die Verbindung zu seiner Lebensgeschichte und damit zu sich selbst aufrecht zu erhalten. In Gesprächen über Angehörige, frühere Arbeit und Berufstätigkeit, durch Spaziergänge im vertrauten Stadtviertel, zum Friedhof und zur Kirche stellen Begleitpersonen biografische Bezüge her. Die Erinnerungen vermitteln ein Gefühl der Kontinuität.
  Die Tageszeitung kann in der Anfangsphase der Demenzerkrankung ebenfalls das Zeitgefühl verbessern. Selbst wenn der Kranke nicht mehr in der Lage ist, die Zeitung zu lesen, so kann das gewohnte allmorgendliche Durchblättern der Zeitung ein wichtiges Ritual sein.

- Orientierungshilfen anbieten
  Demenzkranke sind auf Orientierungshilfen angewiesen, z.B. große Plakate oder Kalender mit wichtigen Angaben im Tagesverlauf.
  In Gesprächen mit dem Kranken können Orientierungshilfen beiläufig eingeflochten werden. Entscheidend für das Wohlbefinden ist nicht, dass der Demenzkranke sich richtig erinnert, sondern dass er sich sicher und geborgen fühlt.
  Bei der Verkennung von Situationen helfen diplomatisches Geschick und Verständnis, den Kranken nicht zu sehr mit Widersprüchlichkeiten in Konflikt zu bringen. Gegenwartsbezug sollte nur dort hergestellt werden, wo er wirklich von Bedeutung ist.

- Vertraute Bezugspersonen
Der Demenzkranke braucht eine einfühlsame und vertraute Bezugsperson, die ihn respekt- und taktvoll in der fremden Welt des Pflegeheimes begleitet. Sie sollte seine biografischen Gewohnheiten und Bedürfnisse kennen, so dass sie diese im Alltag des Pflegeheims und in der Unterstützung in den Lebensaktivitäten berücksichtigen kann.

Transferaufgabe

1. Wie ergeht es Ihnen, wenn Sie sich verlaufen haben und nicht mehr wissen, wo Sie sind? Welche Gefühle haben Sie dann und was tun Sie?
2. Bearbeiten Sie den Leittext:
„Symptomatik der Demenz: Gedächtnis- und Orientierungsverlust"

Ziel des Leittextes

Der Leittext möchte Sie in die Lage versetzen, Verhaltensweisen im täglichen Umgang mit demenzkranken Patienten bewusster wahrzunehmen. Er möchte Sie darin unterstützen, eine „begründete" Haltung und Kommunikationsbasis zu den erkrankten Menschen zu entwickeln. Darüber hinaus will er Ihnen die Bandbreite möglicher milieu- und sozialtherapeutischer Interventionen und Maßnahmen aufzeigen.

Diese Erkenntnisse wenden Sie an, indem Sie eine Informationsveranstaltung durchführen, in der Sie zu den Verlusten und Einschränkungen Demenzkranker informieren und entsprechende pflegerische und therapeutische Maßnahmen aufzeigen.

Vergegenwärtigen Sie sich dazu folgende Situation:
Frau Schmidt lebt in einem Altenpflegeheim. Sie ist 88 Jahre alt. Wenn eine bestimmte Schwester die Morgenpflege durchführt, spricht sie diese manchmal mit „Mama" an. Die besagte Schwester weist Frau Schmidt dann freundlich darauf hin, dass sie nur die Schwester sei, die ihr hilft. Sie erinnert Frau Schmidt daran, dass sie bereits 88 Jahre alt ist, Frau Schmidt bei der Körperpflege Hilfe braucht und die Mutter von Frau Schmidt schon seit Jahren verstorben sei.

Vorgehen

Arbeiten Sie zunächst die beiden vorausgegangenen Informationseinheiten zum „Gedächtnis- und Orientierungsverlust" unter den unten aufgeführten Leitfragen durch. Wenden Sie anschließend Ihre Erkenntnisse an, indem Sie eine Informationsveranstaltung zu den krankheitsbedingten Verlusten und Einschränkungen Demenzkranker durchführen und entsprechende pflegerische und therapeutische Maßnahmen aufzeigen.

1. *Leitfragen* zur Bearbeitung der Symptomatik „Gedächtnis- und Orientierungsverlust"

Erklären Sie die Kommunikationsstörung aus den entsprechenden Lerneinheiten und beantworten Sie folgende Fragen:
a) Wie werden die Gedächtnis- und Orientierungsstörungen beschrieben?
b) Überprüfen Sie die Reaktion der Schwester auf dem Hintergrund der Informationen – zur kognitiven Stabilisierung – zur Stärkung der Orientierungsfähigkeit
c) Begründen Sie, nach welchen Verhaltens- bzw. Behandlungsgrundsätzen die Schwester verfährt.
d) Wie würden Sie selber in dieser Situation antworten?
e) Entwickeln Sie Maßnahmen zur Unterstützung der Orientierungsfähigkeit: Welche speziellen milieutherapeutischen und kommunikativen Hilfen wären Ihrer Ansicht nach sinnvoll?
Besprechen Sie Ihre Lösung mit dem Lehrer/dem Anleiter bzw. Kollegen und Vorgesetzten – je nach Ihren Lern- und Arbeitsvoraussetzungen.

2. *Praxistransfer*
Planen Sie eine Informationsveranstaltung für Kollegen oder eine andere Zielgruppe. Sie informieren über die Problematik der Gedächtnis- und Orientierungsstörungen.
Anschließend unterbreiten Sie Vorschläge, welche Veränderungen im Hinblick auf eine Stabilisierung und Unterstützung von Demenzkranken in Ihrer Einrichtung vorzunehmen sind.
Schriftliche Planung der Informationsveranstaltung:
a) Wen wollen Sie informieren (Zielgruppe)? Welches Interesse haben die Teilnehmer am Thema?
b) An welchem Ort und zu welchem Anlass könnte die Information stattfinden?
c) Welchen Zeitrahmen sehen Sie vor?
d) Was soll das Ziel der Veranstaltung sein? Beschreiben Sie das Ziel, indem sie sich vergegenwärtigen, was die Teilnehmer Ihrer Ansicht nach am Ende der Veranstaltung wissen bzw. besser oder anders machen sollten.
e) Was wollen Sie inhaltlich ansprechen? Überlegen, Sie, in welchen Punkten Sie sich selber noch inhaltlich vorbereiten müssen.
f) Wie wollen Sie vorgehen? Wie eröffnen Sie die Veranstaltung? Wie geht es weiter: Vortrag, Demonstration, Fallbeispiel, Rollenspiel? Wie wollen Sie schließen? Welche Rolle werden die Teilnehmer übernehmen: Zuhörer, Gesprächspartner?
g) Welche Hilfsmittel brauchen Sie (Flipchart, Overheadprojektor, Moderationswände)? Wie soll der Raum gestaltet sein?
Werten Sie anschließend die Informationsveranstaltung aus. Wann, glauben Sie, ist die Veranstaltung erfolgreich verlaufen? Entwickeln Sie dafür im Vorfeld entsprechende Kriterien.

Durchführung und Auswertung
Führen Sie die Informationsveranstaltung durch und lassen Sie sich ein Feedback von den Teilnehmern geben:
- Waren die Informationen ausreichend?
- Waren es zu viel oder zu wenig?
- Was fiel den Teilnehmern schwer?
- Was war anregend usw.

Vergleichen Sie die Äußerungen und Ihre Durchführung abschließend mit Ihrem schriftlichen Konzept. Hatten Sie „richtig" geplant? Wo waren Abweichungen? Wie würden Sie das nächste Mal die Veranstaltung durchführen?

3.1.3 Grundsätze zur Verständigung und Förderung der Selbständigkeit

„Herr S. ist 79 Jahre alt, verheiratet und hat einen Sohn. Er lebt seit drei Jahren in einem Altenpflegeheim. Frau S. besucht ihren Mann regelmäßig einmal wöchentlich. Der Sohn kommt ab und zu auf einen sehr kurzen Besuch. Herr S. zeigt ein ständig wechselndes Verhalten. Mal ist er aufgebracht, schimpft laut und geht ständig umher, mal sitzt er ganz still, ohne sich zu rühren auf einem Stuhl im Speiseraum. Oftmals sitzt er dann mit Handtüchern oder Waschlappen auf dem Kopf oder in den Händen oder in den Hemdtaschen und redet vor sich hin: „Ja, ja, ja so ist das, ja, ja" usw. Wenn Pflegende ihn ansprechen, schaut er sie an und nickt zustimmend, gerade so, als ob er sie verstehen würde, aber nicht genau weiß, was er mit ihrer Ansprache machen soll. Bei der morgendlichen Pflege sind Pflegende ihm behilflich, weil er nicht mehr versteht, sich z.B. an- oder auszukleiden. Er versucht z.B. die Unterhose immer wieder über den Kopf zu ziehen. Wenn Herr S. dann angekleidet ist, zieht er sich oftmals wieder aus und legt seine Kleidung ordentlich ins Bett und macht dieses zu. Nachts wandert Herr Schmid von einem Zimmer ins andere und legt sich für einige Zeit in jedes freie Bett. Tagsüber sucht er die Zimmer der anderen Bewohner auf, um dort zur Toilette zu gehen.

Als Herr S. 80 Jahre alt wurde, freute er sich sichtlich über die Geschenke, fragte aber kurze Zeit später: Was ist das? und Wem gehört das?

Nach einem Ausflug mit einem Bus des Altenpflegeheimes will Herr S. nicht aussteigen. Mit freundlichen Worten, Appell an sein Hungergefühl usw. versucht die Pflegerin, Herrn S. zum Aussteigen zu bewegen. Aber sie hat kein Glück und so übernachtet er im Bus. Gegen 3.00 Uhr kommt Herr S. auf den Wohnbereich, zieht sich alleine aus und geht schlafen."

Frau H. zeigt folgende Verhaltensweisen: „Im Gespräch bricht sie kurze Sätze oder Worte plötzlich ab und weiß nicht weiter. Frau H. lässt sich schnell ablenken und zeigt immer nur kurz Aufmerksamkeit. Bei der Körperpflege reagiert sie auf Aufforderungen erst nach mehrmaligem Wiederholen, z.B. auf die Bitte, ihre Zahnprothese aus dem Mund zu nehmen. Frau H. weiß mit alltäglichen Gegenständen, z.B. dem Waschlappen, nichts mehr anzufangen. Auch die Nahrungsaufnahme ist beeinträchtigt. Sie behält Nahrung im Mund und spuckt sie aus, häufig in das Saftglas. Sie trinkt nicht mehr zügig, sondern nippt beim Trinken nur noch am Glas oder der Tasse. Zudem ist sie urin- und stuhlinkontinent.

Frau H. zeigt eine gleich bleibende heitere oberflächliche Stimmung. Sie singt viel, häufig Kinderlieder. Sie lacht auch sehr viel ohne offensichtlichen Grund. Sie unterhält sich auch mit unsichtbaren Personen, diskutiert mit ihnen und antwortete auf deren Fragen. Frau H. spricht den sie begleitenden jungen Pfleger mit ‚Mama' an." (Kerres/Falk 1997)

Die Fallbeschreibungen stammen von Auszubildenden, weil sie unsicher waren, wie sie sich verhalten sollten, die Pflegerin, die den alten Herren nach dem Ausflug gewähren ließ, der Schüler, der sich unbehaglich fühlte, weil er als Mann mit „Mutter" angesprochen wurde.

Ziele

Nach Durcharbeiten der Informationseinheiten

- können Sie die Symptome Aphasie, Apraxie und Agnosie beschreiben;
- können Sie das Bedürfnis Demenzkranker nach Nähe und Sicherheit verstehen;
- respektieren Sie, dass soziale Umgangsformen und „Fassade wahren" wichtig für Demenzkranke in Kontakt mit anderen sind;
- wissen Sie, dass die nonverbale Kommunikation eine herausragende Bedeutung im zwischenmenschlichen Kontakt spielt;
- reflektieren Sie Ihre Berührungsqualität und setzen Berührung bewusst ein;
- verstehen Sie, dass Demenzkranke nur kleine und konkrete Informationen aufnehmen können;
- wissen Sie, dass Sie primär auf der emotionalen statt verstandesmäßigen Ebene kommunizieren müssen;
- tragen Sie durch einzelne kleine Aufforderungen und eine leichte Unterstützung in den Bewegungsabläufen zur Selbständigkeit der Demenzkranken in den Lebensaktivitäten bei;
- wissen Sie, dass Sie bei Abwehr Ihr Vorhaben unterbrechen, den Demenzkranken ablenken und zu einem späteren Zeitpunkt erneut versuchen, ihr Vorhaben zu Ende zu bringen

Aphasie, Apraxie, Agnosie
- *Aphasie* ist eine Sprachstörung mit hirnorganischer Ursache. Die hirnorganisch bedingte Einschränkung des Sprechvermögens hat unterschiedliche Ausprägungen. Zu Beginn hat der Demenzkranke vor allem Schwierigkeiten, bestimmte Wörter zu finden. Später fällt es ihm schwer, komplizierte Sätze zu verstehen und zu formulieren. Er hat Schwierigkeiten mit abstrakten Begriffen. Er versteht nur kurze und einfache Sätze.
Mit Fortschreiten der Erkrankung nehmen die Wortfindungsschwierigkeiten zu, ebenso die Probleme, einen Satz sinnvoll aufzubauen. Es können Verwechslungen mit klangähnlichen Wörtern auftreten. Zum Teil weiß der Demenzkranke, was er sagen möchte, kann es aber nicht in Worte fassen.

- Mit *Apraxie* bezeichnet man die Unfähigkeit, motorische Handlungen auszuführen, obwohl die motorischen Funktionen unversehrt sind. Die Einbußen der Handlungsfähigkeit zeigen sich z. B. derart, dass der Kranke mehrere aufeinanderfolgende Tätigkeiten nicht mehr sinnvoll koordinieren kann. So wird es für den Demenzkranken unmöglich, elektrische Apparate zu bedienen oder im Spätstadium der Erkrankung zu gehen, zu stehen und sich hinzusetzen.

- *Agnosie* ist das Unvermögen, Gegenstände zu erkennen trotz unversehrter sensorischer Funktionen. Der Demenzkranke kann sich z. B. nicht mehr an- bzw. auskleiden, weil er die Kleidungsstücke nicht mehr zuordnen kann oder einen Waschlappen in seiner Funktion nicht erkennt.

Grundsätze zur Verständigung und Kommunikation
Nähe geben
Wenn sprachliche Verständigungsprobleme auftreten, die Orientierung auch in bekannter Umgebung schwieriger wird und das Kurzzeitgedächtnis stärker nachlässt, suchen die Kranken oft Sicherheit und Schutz bei anderen Menschen. Meist sind es Nahestehende, oft aber auch unbekannte Personen, die vertrauensvoll auf sie wirken. Ohne die Gewissheit der Sicherheit und Unterstützung durch diese Menschen fühlt sich der Demenzkranke hilflos und verloren. Er versucht deshalb, in ihrer Nähe zu bleiben und vergewissert sich immer wieder ihrer Hilfe und Anwesenheit. Er weiß nicht, wenn er allein im Zimmer sitzt, wie lange er schon da sitzt oder wann die Person, die für ihn wichtig ist, wiederkommt, weil das Zeitgefühl verloren gegangen ist. Ebenso wenig kann sich der Demenzkranke selbst innere Sicherheit verschaffen, indem er sich erinnert, dass die Person vertrauenswürdig ist und ihn nicht längere Zeit im Stich lassen würde.
Eine „Rund-um-die-Uhr-Betreuung" zu gewährleisten ist als Einzelperson nahezu unmöglich. Dazu gesellen müssen sich vertrauensvolle professionelle Begleiter und Laienhelfer. Ein gesamtes soziales Netz muss hier Unterstützung bieten.

Soziale Umgangsformen wahren
Soziale Umgangsformen haben für Alzheimer-Kranke eine wichtige Bedeutung im Umgang mit anderen Menschen. Sie stellen eine einfache Möglichkeit dar, mit anderen in Kontakt zu treten und zu kommunizieren, ohne geistig stark gefordert zu sein. Oft wird dieses Verhalten als „fassadenhaft" abgewertet. Dabei wird übersehen, dass eine „Fassade" Schutz bietet. Die meisten Menschen wahren in Kontakt mit anderen Menschen „Fassade", indem sie Höflichkeitsrituale und Konventionen einhalten. Fassaden bestehen aus Sitten, stillschweigend getroffenen gesellschaftlichen Übereinkünften über Alltagsverhalten, Begrüßungsformeln, Gesten usw. (Fischer/ Schwarz 1999).
Fassadenhaftes Verhalten ist als eine Bewältigungsstrategie des Alzheimer-Kranken zu interpretieren. Der Erkrankte versucht, Defizite zu bagatellisieren. Er vermeidet Situationen, die sich für ihn als schwierig oder unangenehm erwiesen haben – auch wenn sie lebensnotwendig sind wie z. B. der Gang zur Toilette.
Fassadenhaftem Verhalten ist es unter Umständen geschuldet, wenn demenzkranke Menschen nicht in die richtige Pflegestufe eingestuft werden. Werden Demenzkranke im Rahmen der Pflegeeinstufung „begutachtet", zeigen sie plötzlich Verhaltensweisen und Kompetenzen, die die Pflegenden schon längst verloren gegangen glaubten. Die fremde (Amts-)Person und die nicht alltägliche Situation der Begutachtung aktualisieren ein verschüttetes Wissen darüber, „wie man sich zu benehmen hat" – und selbstverständlich zeigt man vor fremden Personen „keine Schwächen".

Emotionalen Zugang eröffnen – Verhalten von demenzkranken Menschen verstehen
Forschungen zeigen, dass demenzkranke Menschen auch in fortgeschrittenen Stadien differenziert auf soziale Situationen reagieren können (Forschungsprojekt HILDE „Heidelberger Instrument zur Lebensqualität Demenzkranker"). In dem Maß, wie die Fähigkeit abnimmt, sprachlich zu kommunizieren, gewinnen emotionale Äußerungen wie Angst, Aggressivität und Unruhe, aber auch Freude und Zuneigung an Bedeutung. Sie stellen gleichsam den einzigen Mitteilungskanal dar, der dem Erkrankten geblieben ist. Für die Begleiter bedeutet dies, stärker auf die nonverbale Kommunikation zu achten, Mimik, Gestik und Köperhaltung zu analysieren, um einen Eindruck zu erhalten, wie ein Mensch in verschiedenen Situationen affektiv reagiert (vgl. „Lerneinheit zur Verhaltensmodifikation").

Sinnlich kommunizieren
Mimik, Gestik, Berührung und Bewegung gewinnen in der Kommunikation mit demenzkranken Menschen eine immer größere Bedeutung für die Wahrnehmung und Einschätzung der Situation. Insbesondere diese nonverbalen Kommunikationsformen haben eine beruhigende und Sicherheit vermittelnde Wirkung. In der Verständigung mit Demenzkranken kommt daher der Berührung – und damit der Berührungsqualität der Begleiter – eine

besondere Bedeutung zu. Berühren und berührt werden sind die elementarsten menschlichen Erfahrungen. Handauflegen bietet die Möglichkeit zu Kontakt, streichelnde Bewegungen vermitteln Trost und Wohlbefinden, schaukelnde Bewegungen Sicherheit und Geborgenheit.

Auch wenn der Kranke sich nicht mehr selber artikulieren kann, ist es wichtig, mit ihm zu sprechen, weil er den Tonfall wahr nimmt. Gespräche, die auf ein intellektuelles Verständnis abzielen, sind jedoch zum Scheitern verurteilt. Die Gesprächssituation muss die Sinne und das Gefühl des Demenzkranken stimulieren. In der Anleitungssituation sollten Anforderungen auf die konkrete Situation bezogen werden, so dass der Demenzkranke sinnlich wahrnehmen kann, was gemeint ist. Er kann hören, fühlen, riechen, sehen und schmecken, was zu tun ist. Das heißt z. B. für die Aufforderung zu Baden eine gut riechende Badelotion oder Seife mit ins Zimmer zu nehmen und zu sagen: „Wir gehen jetzt ins Bad."

Die Entscheidungsfrage: „Wollen Sie jetzt baden?", würde den Demenzkranken vermutlich überfordern. Denn diese Frage appelliert an den Verstand. Demenzkranke können sich nicht mehr entscheiden und werden durch diese Frage überfordert. Häufig reagieren demenzkranke Menschen auf sie überfordernde Anforderungen panisch oder aggressiv, auch deshalb weil sie ein Gefühl dafür haben, dass sie die Anforderung eigentlich verstehen müssten.

Eine Gesprächssituation soll die Kommunikation auf der sinnlich-konkreten, gefühlsmäßigen Ebene verdeutlichen. Dieses Beispiel wurde von Cora van der Kooij auf einer Fachtagung des Kuratoriums Deutsche Altershilfe, Köln, im Mai 2000 vorgetragen. „Eine demenzkranke Frau liegt verschlafen im Bett. Die Schwester kommt in ihr Zimmer und begrüßt sie liebevoll mit den Worten: ‚Guten Morgen, Frau Müller, wollen Sie jetzt aufstehen?' Die alte Frau reagiert verwirrt und weiß gar nicht, was man von ihr will. Sie macht sich ganz steif und zeigt einen Anflug von Panik. Die gleiche Situation", so Cora van der Kooij, „könnte auch anders aussehen: Die Schwester begrüßt die alte Frau mit den Worten: ‚Guten Morgen, Frau Müller, es ist schon hell draußen.' Dann setzt sie sich auf den Bettrand, streicht ihr sanft über den Kopf und sagt: ‚Sie können sich jetzt noch mal so richtig gemütlich ins Bett kuscheln. Nachher komme ich wieder und helfe Ihnen beim Anziehen. Danach gibt es Frühstück.' Die alte Frau macht nicht den Eindruck, dass sie etwas verstanden hat, lächelt aber wie ein Kind und lässt sich genüsslich in die Decke wickeln."

Förderung der Selbständigkeit

In der Anleitung zur Körperpflege kann man beobachten, dass der Demenzkranke mitten in der Handlung innehält und vergisst weiter zu machen oder er haftet an dergleichen Tätigkeit, ohne sich zu lösen. Möglicherweise hat die Begleiterin in dieser Anleitungssituation verschiedene Anweisungen auf einmal gegeben: „Waschen Sie sich Ihre Hände und das Gesicht!" Demenzkranke können auf verschiedene Anweisungen nicht reagieren. Sie müssen einzeln und der Reihe nach gegeben werden. Die Anleitung zum Zähneputzen – in einzelne Schritte gegliedert -, könnte so erfolgen: „Herr Schmid, nehmen Sie bitte Ihre Zahnbürste!", dann „Halten Sie sie unter den Wasserhahn" usw. (s. Informationseinheit 3.1).

Das Berühren des Armes kann die Ausführung von Handlungen erleichtern. In diesem Zusammenhang übernehmen Pflegende sog. „Hilfs-Ich-Funktionen". Die Pflegende versucht den Kranken entsprechend seiner Handlungsabsichten unbemerkt zu unterstützen, so dass er das Gefühl behält, selbständig und selbst bestimmt zu handeln. Auch eher beiläufig wirkende kleine Hilfestellungen mit der Hand beim Essen unterstützen den Kranken, wenn er mit Messer und Gabel nicht gleich zurecht kommt. Wichtig ist die Handlungsabsichten des Kranken zu erspüren und selbst in der Rolle des Helfers eher im Hintergrund zu bleiben.

Zuviel bewusste Aufmerksamkeit oder Stress können den Ablauf gewohnter Handlungen beeinträchtigen. Gelingt eine Handlung nicht oder bricht der Demenzkranke sie im Bewegungsablauf ab, sollte man ihn ablenken und das Vorhaben zu einem späteren Zeitpunkt aufgreifen.

Transferaufgaben

1. Waren Sie schon einmal in einer Situation, in der Sie auf Hilfe bei der Ausscheidung angewiesen waren? Wenn nicht, stellen Sie sich diese Situation vor. Wie würde es Ihnen ergehen und wie müsste die helfende Person mit Ihnen umgehen, so dass Sie nicht „vor Scham in den Boden versinken würden"? Entwickeln Sie Leitlinien.

2. Kommunikation zielt auf Verständigung. Kommunikation ist erst abgeschlossen, wenn auf bestimmte Aufforderungen bzw. Anregungen der Kommunikationspartner mit einer anschlussfähigen Reaktion antwortet. Auf anschlussfähige (sinnvolle) Reaktionen zu warten, erfordert bei Demenzkranken zugegebenermaßen viel Geduld und Zeit. Entwickeln Sie dazu auf der Basis verhaltenstherapeutischer Grundsätze für einen zu pflegenden Demenzkranken Grundsätze zur Anleitung. Wie wollen Sie die Anleitung durchführen, so dass Sie den Patienten in bestimmten Lebensaktivitäten (Körperpflege, Essen reichen) fördern und zur Selbständigkeit anregen? In welcher Weise können Sie dabei sein „Körpergedächtnis" aktivieren? Beachten Sie bei Ihren Anleitungsgrundsätzen, dass der Demenzkranke das Gefühl der Kompetenz bewahrt. Besprechen Sie das Anleitungskonzept mit Ihren Kollegen/ Vorgesetzten bzw. Ihrer Lehrerin/Praxisanleiterin. Versuchen Sie bei Zustimmung das Konzept in die Pflegeplanung zu integrieren.

3. „Während ich berühre, werde ich zugleich berührt." In dieser Aussage wird die Beziehungsdimension von Berührung deutlich. Berührende Kontakte können sowohl bei den Pflegenden als auch bei den demenzkranken Menschen Krisen oder Konflikte auslösen.

In der Pflege erfolgt die häufigste Berührung mit den Händen. Sie sind die „Beziehungsvermittler" der Pflegenden. Durch ihre Berührung können Pflegende Verwirrung, Angst und Schmerzen auslösen, aber auch das Gefühl von Sicherheit, Vertrauen und Wohlbefinden. Berührungsqualität zeichnet sich durch folgende Leitlinien aus:
- Zentrierung: Für die gezielte, professionelle Berührung muss ich wissen, wozu ich berühren will (jemanden aufsetzen, waschen, ankleiden, unterstützen, trösten). Das erfordert eine gewisse Konzentration auf mich selbst und die andere Person;
- punktuelle Berührungen mit den Fingerspitzen vermeiden, sondern mit der ganzen Handfläche berühren;
- keine hastigen, oberflächlichen Berührungen, sondern ruhige Bewegungen mit gleich bleibendem Druck in den Händen;
- sich sprachlich mitteilen, z. B. ich möchte Sie jetzt kämmen;
- der Demenzkranke sollte nicht von mehreren Menschen gleichzeitig angefasst werden. Viele Hände auf einmal erhöhen die Irritation.

Übung
a) Massieren Sie sich mit einem Partner gegenseitig den Rücken. Welche Berührung ist angenehm, welche nicht?
b) Entwickeln Sie einen Leitfaden für Praktikanten, um deren Berührungsqualität zu schulen.

3.1.4 Unterstützung in den Lebensaktivitäten

Demenzkranke leben in vergangenen Lebensabschnitten, in denen sie leistungsfähig und kompetent waren. Auf diesem Hintergrund wird verständlich, dass sie pflegerische Angebote als überflüssig empfinden und ablehnen. Insbesondere die Körperpflege und die Toilettengänge werden als Aufdringlichkeiten empfunden, die darüber hinaus mit einer Verletzung des Schamgefühls verbunden sind. Eine stressfreie Pflege wird daher nur dann möglich sein, wenn solche Einstellungen berücksichtigt werden und die pflegerischen Angebote quasi als eine „Ergänzung" zu dem angeboten werden, was der Kranke schon selbst geleistet hat.

Die Unterstützung in den Lebensaktivitäten, wie Waschen, Anziehen, Essen, Trinken, zur Toilette gehen usw., sollte nach verhaltenstherapeutischen Grundsätzen erfolgen (vgl. dazu den Abschnitt „Lern- und verhaltenstherapeutische Grundsätze zur Pflegeplanung"). Ziel ist, die Selbständigkeit so lange wie möglich zu erhalten. Wird dem Demenzkranken aus falsch verstandener Fürsorge alles abgenommen, verlernt er noch vorhandene Fertigkeiten, was sein Selbstwertgefühl schwächt.

Im Folgenden werden exemplarisch am Beispiel einzelner Lebensaktivitäten mögliche Pflegeprobleme aufgelistet und die entsprechende Unterstützung und Pflege aufgezeigt.

Ziele

Sie kennen Probleme

- im Zusammenhang mit der Wahrnehmungsfähigkeit Demenzkranker und sorgen für regelmäßige Kontrollen des Seh- und Hörvermögens
- im Zusammenhang mit dem Essen und Trinken und fördern Appetit und Esskultur durch eine ausgewogene Ernährung
- im Zusammenhang mit der Inkontinenz und sind in der Lage, den Kranken individuell in seiner Kontinenz zu unterstützen
- beim An- und Auskleiden und unterstützen den Demenzkranken, indem Sie seine Selbständigkeit fördern und seine Kleidungswünsche beachten
- im Zusammenhang mit Ruhen und Schlafen und unterstützen den Demenzkranken darin, ausreichend Schlaf zu bekommen
- die die Geschlechtsidentität betreffen, wissen diese zu wahren und die Intimität Demenzkranker zu schützen.

Probleme mit der Alltagskompetenz und der selbständigen Versorgung

Beeinträchtigung in der Wahrnehmungsfähigkeit

Altersbedingte Verschlechterungen der optischen und akustischen Wahrnehmung treffen Demenzkranke besonders hart, weil sie vorhandene Orientierungsprobleme noch verschärfen. Einbußen der Sehkraft etwa durch Glaukom oder Katarakt (grauer Star), aber auch Hörschwächen können ängstliches, und ruheloses Verhalten verstärken oder sogar provozieren (Jansen-Cilag 1999). Zudem können Beeinträchtigungen in der Wahrnehmung Halluzinationen begünstigen.

Das Ziel besteht darin, eine regelmäßige Kontrollen des Sehvermögens und des Gehörs vorzunehmen sowie eine den Beeinträchtigungen angepasste Kommunikation zu praktizieren.

Erforderliche Maßnahmen:
- regelmäßige Untersuchung der visuellen und akustischen Wahrnehmung
- optimale Ausleuchtung des Wohnbereichs zur Erhöhung der optischen Kontraste.
- Beachtung folgender Kommunikationsregeln im Umgang mit hör- und sehgeschädigten Demenzkranken:
  - Demenzkranke nicht laut, aber langsam und gut akzentuiert ansprechen. Zu lautes Sprechen kann die Schmerzgrenze überschreiten;
  - Hörgeschädigte immer so ansprechen, dass sie das Gesicht sehen können;

- das Gesicht sollte beleuchtet sein, so dass dem Hörgeschädigten das Ablesen vom Mund erleichtert wird;
- einfache Sätze bilden. Lange und gegliederte Sätze können nicht voll erfasst werden;
- in der Sprache des Demenzkranken sprechen – entweder Hochdeutsch oder Dialekt –, so wie er es gewohnt ist;
- Mitteilungen mehrmals wiederholen, bis sie verstanden wurden;
- bei Altersweitsichtigkeit regelmäßig die Brille überprüfen;
- Brille täglich reinigen;
- sehbehinderte Menschen führen, indem Begleiter ihren Unterarm anfassen, nicht ziehen oder schieben;
- Gegenstände und Kleidung immer an dieselbe Stelle legen;
- Dämmerleuchten für nachts, um Unfälle zu verhindern;
- falls der Demenzkranke noch lesen und Bücher oder Zeitschriften durchblättern kann, helfen Großdruckbücher und Lupen;
- Sprechen kommt vor dem Tun: alle Handlungen ankündigen, die an dem sehbehinderten Demenzkranken oder in seiner Umgebung ausgeführt werden.

Essen und Trinken

Einseitige Ernährung gefährdet den Demenzkranken. Ein Mangel an Eiweiß führt z. B. zu Ödemen, Infektionsanfälligkeit, Anämie und Osteoporose. Ein Mangel an Vitaminen bewirkt Widerstandslosigkeit, falsche Ernährung führt ggf. zur Obstipation.

Flüssigkeitsmangel und fehlendes Durstgefühl gefährden den Demenzkranken durch Austrocknung und akute Verwirrtheit.

Folgende Probleme können bei der Selbstversorgung Demenzkranker auftreten:
- Er kann mit Verschlechterung der Krankheit nicht mehr einkaufen gehen oder die Speisen zubereiten.
- Er geht unachtsam mit Hitze um und verbrüht sich beim Kochen oder löst einen Brand aus.
- Er verbrennt sich den Mund, weil er heiß und kalt nicht unterscheiden kann.
- Er hortet oder versteckt Speisen, die dann verderben.
- Er vergisst im Endstadium der Krankheit überhaupt zu essen und zu trinken.

Ziel der Pflege und Unterstützung besteht darin, die Freude am Essen und die Selbständigkeit zu erhalten sowie die Esskultur zu fördern.

Erforderliche Maßnahmen:
Begleitpersonen
- sorgen für ausreichende Getränke von etwa zwei Litern täglich
- reichen vornehmlich Vollwertkost

- bereiten mit dem Demenzkranken zusammen die Speisen zu
- beachten Sicherheitsvorkehrungen, entfernen z. B. spitze, scharfe Messer
- bedienen Handmixer und Brotschneidemaschinen selbst
- stellen Salz nicht auf den Tisch, weil der Demenzkranke u. U. das Essen versalzt
- ermöglichen im Vorfeld eine reichhaltige Auswahl, schränken aber auf dem Tisch die Wahlmöglichkeiten ein
- achten auf die Temperatur der Speisen
- servieren einzelne Speisen übersichtlich und einladend, denn „das Auge isst mit"
- setzen sich ihm gegenüber, damit er Essensregeln nachahmen kann
- bieten „Fingerfood" an, wenn der Kranke mit Besteck nicht mehr umgehen kann (Lucic, Schibli 2001)
- beachten Rituale, Gewohnheiten, Vorlieben, Esskultur in Gemeinschaft
- halten feste Zeiten bei den Mahlzeiten ein
- essen in entspannter Umgebung
- lassen zum Essen Zeit
- bieten sechs kleine Mahlzeiten und vor allem einen Spätimbiss an, um Unterzuckerung nachts und morgens zu vermeiden
- sorgen für passendes Geschirr oder bestimmte Hilfsmittel, wie rutschfeste Untersetzer und abwaschbare Tischtücher, einen Umhang (kein Lätzchen), schweres Besteck mit großen Handgriffen und unzerbrechliches Geschirr mit hohem Rand.

Im Folgenden werden spezielle Ernährungsprobleme im Zusammenhang mit der Demenz herausgegriffen. Dazu gehört z. B. das enthemmte, unkontrollierte Essen. Der Demenzkranke kann im Endstadium der Erkrankung alles in den Mund stecken, was er findet. Er isst z. B. Blumenerde, weil er gerade Hunger hat oder sein Sättigungsgefühl nicht mehr wahrnimmt. Bei Tisch bedient er sich möglicherweise vom Teller des Nachbarn. Er fordert rücksichtslos, sofort zu essen, weil er nicht warten kann oder Angst hat, vergessen zu werden.

Erforderliche Maßnahmen:
- Erklärungen, dass der Demenzkranke genug zu Essen bekommt, versteht er nicht;
- als Ersatz einen halben Apfel oder ein Lieblingsgetränk reichen;
- kurzfristig mit etwas ablenken, was sonst Freude bereitet.

Liegen Appetitstörungen vor, können die Ursachen vielfältiger Natur sein. Sie können durch nachlassenden Geruchs- und Geschmackssinn verursacht sein, aber auch durch Erkrankungen wie Depressionen, chronische Infekte usw. Medikamente, wie Abführ- und Schmerzmittel oder Antibiotika, können Appetitlosigkeit bewirken. Übelkeit und Erbrechen können z. B. durch Digitalis bedingt sein.

Eine Essbehinderung kann durch Agnosie und Apraxie verursacht sein. Darüber hinaus besteht im Endstadium der Demenz möglicherweise eine Schluckstörung mit Aspirationsgefahr beim Trinken. Auch Medikamente, z. B. Neuroleptika und Anticholinergika, können für die Essbehinderung verantwortlich sein, ebenso Kaustörungen durch eine falsche Prothese oder eine Pilzerkrankung im Mundbereich (Soor). Im Endstadium kann ein starker Saugreflex ausgelöst werden, sobald die Nahrung die Lippen berührt, so dass der Demenzkranke nicht mehr essen kann.

Erforderliche Maßnahmen:
- Bei Apraxie und Agnosie die Nahrung anreichen bzw. durch eine kleine behutsame Unstützung das „Körpergedächtnis" anregen, damit der Demenzkranke selbständig isst;
- bei Kaustörungen Prothese überprüfen und vorübergehend passierte Kost reichen:
- bei Schluckstörung den Demenzkranken aufrecht auf den Stuhl setzen – nicht im Bett aufsetzen;
- Getränke mit Joghurt, Pudding, Brei eindicken;
- bei Saugreflex halbflüssige Speisen in einer Schnabeltasse oder mit Hilfe eines Saugrohrs anreichen;
- bei Soorrisiko die Abwehr stärken durch regelmäßige Mundhygiene, viel trinken, gründliches Kauen, Anfeuchten der Mundhöhle/Mundspülung und Lippen eincremen.

Bei Nahrungsverweigerung müssen die Ursachen abgeklärt und behandelt werden. Ess- und Trinkverweigerung ist eine verbindliche Willensäußerung auch von dementen Menschen, die sterben wollen. Zwangsernährung ist ethisch nicht begründet. Sie stellt eine Form von Körperverletzung dar. Notwendig sind dagegen Zuwendung, Berührung und eine sorgfältige Mundpflege. Wenn ein Demenzkranker dabei am Waschlappen saugt, äußert er ein Trinkbedürfnis und damit Lebenswillen. Dann braucht er sein Lieblingsgetränk, das möglicherweise mit Zucker, einem Ei oder Astronautenkost angereichert ist. Bei erkenntlichem Lebenswillen ist die Nahrungsaufnahme über PEG zu ermöglichen.

Treten Probleme beim Trinken auf, kann die Ursache darin liegen, dass das Durstgefühl abnimmt oder dass der Kranke vergisst zu trinken. Bei zu wenig Flüssigkeit besteht die Gefahr der akuten Verwirrtheit/Delir. Der Kranke muss täglich zwei Liter (sechs bis acht Tassen Tee/Mineralwasser) zwischen den Mahlzeiten trinken. Falls erforderlich, ist ein Trinkplan zu erstellen (Grond 1998).

Ausscheiden
Die häufigste Form bei Demenzkranken ist die Drang-Inkontinenz. Der Kranke spürt den Harn- und Stuhl-Drang nicht. Bei Verletzung der Intimsphäre kann der Kranke aggressiv reagieren. Ebenso bei Verwendung von

Inkontinenzmaterial, weil er sich wie ein Kind gewickelt fühlt. Bei Obstipation oder ungenügender Reinigung kann er anfangen, mit Kot zu schmieren. Demenzkranke können vergessen, wo das WC ist und was man dort tut.

Das Ziel der Pflege besteht darin, den Demenzkranken individuell in seiner Kontinenz zu unterstützen sowie für körperliches Wohlbefinden zu sorgen. In der Kontinenzversorgung ist die Intimität zu wahren und für Hygiene und Schutz zu sorgen. Im Weiteren muss die Orientierung Demenzkranker erleichtert werden.

Erforderliche Maßnahmen:
- Auf nonverbale Signale des Demenzkranken achten, ob er z. B. hin- und her rutscht oder sich zwischen die Beine greift, unruhig hin- und herläuft;
- regelmäßig nach Zeitplan, besser individualisiert nach dem Miktionsschema, den Kranken zum WC führen;
- auf leicht zu öffnende Kleidung achten, z. B. Wickelkleid oder Klettverschluss für Hosen;
- mit dem Kranken das Ausziehen und zur Toilette gehen üben;
- den Kranken unterstützen, indem der Weg zum WC markiert wird;
- einen Nachtstuhl ans Bett stellen, wenn ein WC direkt am Zimmer fehlt;
- die Kontinenz fördern, indem der Weg zum WC nachts gut ausleuchtet ist;
- darauf achten, dass der Demenzkranke abends keinen Kaffee, Schwarzen Tee oder Alkohol trinkt;
- den Stuhlgang fördern durch Bewegung;
- den Demenzkranken nach dem Frühstück auf den Toilettenstuhl setzen (Abführmittel vermeiden, weil sie die Darmträgheit verstärken können);
- Dauerkatheter sind wegen der hohen Infektionsgefahr kontraindiziert.

Sich kleiden

Demenzkranke haben Probleme beim An- und Auskleiden. Sie verwechseln die Kleidung oder ziehen sie falsch oder jeden Tag dasselbe an. Manchmal empört es sie, an- und ausgezogen zu werden.

Das Ziel der Unterstützung besteht darin, die Selbständigkeit des Demenzkranken zu fördern, seine Kleidungswünsche zu beachten, ihn die Wäsche selbst wechseln zu lassen und bei Bedarf Anziehhilfen zu besorgen.

Erforderliche Maßnahmen:
- Den Demenzkranken ermutigen, sich solange wie möglich allein an- und auszuziehen;
- für pflegeleichte, einfach zu handhabende (ohne Gürtel) und leicht, z. B. mit Klettverschluss, zu verschließende Kleidung sorgen, die bequem und locker sitzt (keine Strumpfhosen);
- abends mit dem Kranken die Kleidung vorsortieren und in der richtigen Reihenfolge auf einem Stuhl zurechtlegen;

- die Auswahl der Kleidungsstücke begrenzen;
- wenn der Demenzkranke immer dasselbe anziehen will, zwei gleichartige Kleidungsstücke besorgen, um die verschmutzte Kleidung unauffällig reinigen zu können;
- für rutschfeste Pantoffeln sorgen;
- für einfach anzuziehende Schuhe mit Klettverschluss und Gummisohlen, keine Schnürschuhe mit Ledersohlen, sorgen.

Ruhen und Schlafen

Siebzig Prozent der Demenzkranken leiden unter Schlafstörungen. Das Schlafbedürfnis ist auf fünf bis sechs Stunden verkürzt, dazu kommt oft Schlafumkehr mit Kurzschlafperioden tagsüber. Nachts liegt er oft hellwach, verwirrt mit dem Drang zu wandern.

Die pflegenden Begleitpersonen müssen die möglichen Ursachen der Schlafstörungen abklären. Einschlafstörungen sind im Anfangsstadium häufig nach Einzug in ein Pflegeheim, wenn Lärm, grelles Licht, das fremde Bett, das fehlende Einschlafritual oder die fremde Person im Zweibett- (oder Mehrbett-?)Zimmer das Einschlafen stört. Einschlafstörungen können organisch bedingt sein durch Hirndurchblutungsstörungen, Herzschwäche, Asthma, Schilddrüsenüberfunktion, Parkinson, unruhige Beine, brennende Füße, Schmerzen, Juckreiz, Frieren, Schwitzen, Völlegefühl, Blähungen, Entzug von Arzneimitteln oder Alkohol.

Psychische Probleme erschweren den Schlaf wie Ärger, aufgestaute Konflikte, Wut, Angst über die ungewisse Zukunft oder nicht aufzuwachen, die Erwartung, wieder nicht zu schlafen, mangelnde Ermüdung bei Langeweile, wenn Bewegung, Beschäftigung und Kontakte fehlen.

Gründe für Durchschlafstörungen im fortgeschrittenen Stadium können u. a. Herzschwäche mit Atemnot, Husten, Durchfall, Schmerzen, Schwitzen, Alp- oder Angstträume sein.

Halluzinationen führen nachts bei fehlender Dämmerleuchte zu wahnhaften Ängsten, da der Demenzkranke unfähig ist, Traum und Realität zu unterscheiden.

Das Ziel der Pflege und Unterstützung besteht darin, dafür zu sorgen, dass der Demenzkranke entsprechend seiner Bedürfnisse ausreichend Schlaf bekommt.

Erforderliche Maßnahmen:
a) den Tag strukturieren, und zwar
- den Kranken mit Bewegung, Beschäftigung und Kontakten zu ermüden, abends spazieren gehen oder spielen;
- mittags nur eine halbe Stunde ruhen zu lassen, aber nicht im Bett;
- spät ins Bett begleiten. Wer um 19 Uhr ins Bett geht, ist um ein oder zwei Uhr wieder wach;

- abends mit Autogenem Training entspannen, mit einem warmen Fußbad, einem Wickel oder leiser Musik.
b) dem Demenzkranken das Gefühl geben, dass er „angenommen" ist, und zwar indem
- er über Sorgen sprechen kann;
- ihm Atem stimulierende Einreibungen oder Massagen angeboten werden;
- die Zimmertemperatur kühl gehalten und er vor Lärm abgeschirmt wird;
- Dämmerleuchten installiert werden;
- Einschlafrituale eingehalten werden, z. B. Radiohören;
- ein Spätimbiss gereicht wird, z. B. ein Glas warme Milch, Melissentee mit Honig oder ein Likör;
- auf Wunsch Einzelzimmer in Pflegeeinrichtungen garantiert werden;
- der Toilettenstuhl neben das Bett gestellt wird;
- in der häuslichen Lebenssituation für den pflegenden Angehörigen ein getrenntes Schlafzimmer eingerichtet wird, damit er nicht zu häufig gestört wird.

Sich als Frau oder Mann fühlen

Wenn Menschen schon immer sehr viel Wert auf ihr Äußeres gelegt haben, dann ist das auch im Alter noch wichtig. Manchmal vernachlässigen ältere Menschen jedoch ihre äußere Erscheinung, weil sie glauben, nicht mehr attraktiv genug zu sein. Sie „lassen sich hängen", weil es an Bestätigung mangelt.

Der Mangel an Bestätigung ist in der Altenpflege ein Problem, und es gilt, diesem Mangel im Alter zu begegnen. Auch alte, kranke Menschen sind auf ihre Weise attraktiv.

Das Ziel der Pflege und Unterstützung besteht darin, die Geschlechtsidentität zu erhalten und dafür zu sorgen, dass der Patient gepflegt und ansehnlich wirkt (Falk 2001).

Erforderlichen Maßnahmen:
- Pflegende erhalten die Rollenidentität mit Frisur, Schmuck, Kleidung;
- Demenzkranke erhalten die Möglichkeit, sich im Spiegel zu betrachten;
- das Schamgefühl beim Waschen und Baden wird beachtet;
- Intimpflege wird nur nach Einwilligung des Patienten von der gegengeschlechtlichen Pflegekraft durchgeführt;
- über Bedürfnisse nach Zärtlichkeit und Sexualität sprechen;
- die Intimsphäre von pflegebedürftigen Menschen wahren;
- Sexualität als altersunabhängige Kraft akzeptieren;
- Demenzkranke, die sich öffentlich selbst befriedigen, in ihr Zimmer führen, ohne dass sie beschimpft oder lächerlich gemacht werden.

Reflexions- und Transferaufgaben

1. Ich habe erlebt, dass in der Karnevalszeit einige demenzkranke Menschen in einem Pflegeheim von ihren Begleitpersonen geschminkt und verkleidet wurden – allerdings nicht zum Wohlgefallen der Bewohner, sondern zum Vergnügen des Personals. So schminkte man die so titulierte „alte Hexe" als „alte Hexe"! Bevor die Empörung in Ihnen hochsteigt, überlegen Sie einmal genau, wie es Ihnen selbst in so einer Situation – dargestellt „als alte Hexe" – ergehen würde. Welche Gefühle hätten Sie dann?
2. Eine typische Äußerung von einer alten Dame, die in einem Pflegeheim von einer jungen Pflegerin versorgt wird: „Ach, wer sieht mich alten Menschen schon noch an?"

Eine solche Aussage hat zwei Seiten: Da ist zum einen die resignative: Ich halte mich selbst nicht mehr für attraktiv, niemand achtet mehr auf mich! Zum anderen hat sie einen appellativen Charakter: „Wenn mich trotz meines hohen Alters noch jemand ansähe, dann würde ich vielleicht auch noch mehr auf mein Äußeres achten!"

Geschlechtsidentität hat mit der eigenen bewussten Wahrnehmung als Mann oder Frau zu tun. An die Geschlechtsidentität gekoppelt ist der Umgang mit Sexualität. In Pflegeeinrichtungen wird sie leider häufig verpönt oder belächelt. Daher passen sich alte Menschen dem Stereotyp vom „ungeschlechtlichen Alter" an. Irgendwann hört sexuelles Verlangen auf. Dabei wird übersehen, dass gerade die Sexualität eine Quelle von Kraft und Lebensfreude ist.

Die Ignorierung der Geschlechtlichkeit hat Auswirkungen. „Sie brauchen die Tür nicht zuzumachen, wir sind hier doch alle gleich!" Ist diese Äußerung einer Bewohnerin gegenüber einer Schülerin bei der Morgentoilette ernst gemeint oder nur das Ergebnis eines langen Anpassungsprozesses?

1. Listen Sie eine Reihe von positiven Aussagen zur Geschlechtsidentität auf. Nehmen Sie sich vor, mindestens einmal am Tag dem zu begleitenden Menschen etwas Bestärkendes über sein Aussehen und seine Kompetenzen zu sagen.
2. Einzelzimmer sind wünschenswert, aber nicht überall vorhanden. Überlegen Sie, wie Sie die Intimsphäre in einem 2- oder 3-Bett-Zimmer schützen können. Schreiben Sie diese Maßnahmen auf und besprechen Sie diese mit Ihren Kollegen bzw. Ihrer Anleiterin oder Lehrerin. Wenn möglich, setzen Sie diese Maßnahmen um.
3. In der Pflege gibt es immer wieder Situationen besonderer Intimität. Gedankenloses Anwesendsein und neugierige Blicke sind eine extreme Belastung für Menschen, die an ihre Schamgrenze gehen müssen. Überprüfen Sie, ob es notwendig ist, intime Vorgänge zu beobachten. Kontrollieren Sie den „unbewussten Voyeur" in sich selber und vermeiden Sie Situationen von unbegründeter Anwesenheit.

3.1.5 Grundsätze zur Motivierung und sozialen Einbindung

Ich möchte Ihnen eingangs eine Situation aus einem Hamburger Krankenhaus schildern: Eine alte, an Demenz erkrankte Dame liegt in einem Zweibettzimmer. Drei Dinge sind ihr wichtig, ihr großer Teddy, der neben ihr im Bett liegt, eine kleines Plüschtier und das Mensch-ärgere-dich-nicht-Spiel. Damit beschäftigt sie sich die meiste Zeit des Tages. Sie spielt gleichzeitig mit allen Farben offensichtlich gegen sich selbst; ihr Spiel wird begleitet durch ihre Kommentare, die ich aber nicht verstehe, bei mir wie ein „Brabbeln" ankommen. Sie begrüßt in das Zimmer hereinkommende Personen, ist aber ansonsten nicht mehr in der Lage, verbal zu kommunizieren.

Eines Tages besucht eine Pastorin die Zimmernachbarin. Sie will mit ihr das „Abendmahl" feiern. Ein Andachtsraum steht in dem Krankenhaus nicht zur Verfügung. So findet das Ritual im Krankenzimmer statt – Andacht, das Abendmahl, Gebet und Gesang.

Die alte demenzkranke Dame ist wie verwandelt. Sie singt aus vollem Herzen alle Strophen der vorgeschlagenen Lieder, betet ohne ins Stocken zu geraten und zeigt eine bewundernswerte Gefasstheit und Ruhe. Danach fragt die alte Dame die Pastorin das eine und andere. Ein kurzes Gespräch entwickelt sich, von dem ein Außenstehender niemals angenommen hätte, dass es sich bei der einen Gesprächspartnerin um eine an Demenz erkrankte Person handelt.

Zurück zu Herrn S., der in einem Pflegeheim lebt, vorgestellt in dem Abschnitt Grundsätze zur Verständigung und Förderung der Selbständigkeit. Er zeigt ein anderes Verhalten. Er läuft im Pflegeheim unermüdlich den Flur auf und ab und öffnet jede Tür zu den anderen Zimmern, womit er sich viel Ärger mit den Bewohnern einhandelt. Typisch für die Alzheimer-Krankheit im fortgeschrittenen Stadium ist diese Ruhelosigkeit, der Drang zu Laufen. Die Patienten gehen auf und ab, rütteln an den Türklinken und versuchen die Wohnung bzw. den Wohnbereich zu verlassen.

Ziele

Nach Durcharbeiten der Informationseinheiten

- wissen Sie, dass Antriebsstörungen wie motorische Unruhe, aber auch Antriebsverminderung häufig zu beobachtende Verhaltensveränderungen bei Demenzkranken sind
- unterstützen Sie Demenzkranke, so dass Unruhezustände und Initiativlosigkeit kompensiert werden
- beachten Sie die Grundsätze der Milieutherapie zur Motivierung und sozialen Einbindung
- unterbreiten Sie Beschäftigungsangebote, die einfach und vertraut sind sowie in der Lebensgeschichte der zu begleitenden Menschen verankert sind

Störung von Antrieb und Motivation
Der Antrieb ist eine jedem Verhalten zugrunde liegende ungerichtete Kraft. Sie bildet die allgemeine Voraussetzung für Denken, Fühlen und Handeln. Der Antrieb ist das „dynamische Moment", das in allen motorischen, sensorischen und assoziativen Leistungen einfließt. Er ist als solcher nicht fassbar, sondern nur in seiner Wirkung abzulesen.

Antriebsstörungen sind ein sehr häufiges Phänomen bei Demenzkranken. Zu ihnen zählen motorische Unruhezustände, z.B. zielloses Wandern, aber auch eine Antriebsverminderung, die sich in Apathie, Initiativlosigkeit und vorzeitiger Erschöpfung zeigt. Die Patienten interessieren sich nicht mehr für die Aktivitäten des täglichen Lebens und zeigen kein Interesse an sozialen Kontakten.

Demenzkranken Menschen fällt es schwer, Anregungen oder Beschäftigungen aus eigener Initiative zu suchen. Sie sind daher auf die Aufmerksamkeit und Sensibilität Anderer angewiesen.

Langeweile und mangelnde Beschäftigung verstärken ziellose Unruhe und Umherwandern. Auch Apathie, Unzufriedenheit oder Reizbarkeit lassen auf Langeweile und eine Unterforderung schließen.

Dagegen sind Panik, Aggression, Erregung oder depressive Verstimmung und Rückzug eher als Zeichen einer Überforderung zu interpretieren.

Beschäftigungsangebote
Bei der Frage nach einer sinnvollen Aktivierung bzw. Beschäftigung müssen die vorhandenen Kompetenzen und Belastungsgrenzen beachtet werden, um zu verhindern, dass der Demenzkranke Über- oder Unterforderungssituationen ausgesetzt ist. Dazu ist es notwendig, die Reaktionen auf spezielle Anforderungen genau zu beobachten. Erst dann lässt sich seine Belastungsfähigkeit genauer bestimmen.

Wenn der Demenzkranke den Antrieb und die Kraft verloren hat, soziale Kontakte zu pflegen bzw. neu zu knüpfen, müssen die Begleiter für die Aufrechterhaltung der Außenbeziehungen sorgen und auch neue Begegnungsmöglichkeiten schaffen.

Die beste Anregung ist der Kontakt zu Menschen aller Altersstufen. Auch Haustiere können beliebte Begleiter sein. Haustiere vermitteln Freude und Lebendigkeit, und sie üben einen positiven Einfluss auf die Lebensqualität von Menschen aus (Münster 2001).

Demenzkranke Menschen sollten in den Tagesablauf eingebunden sein, indem sie bestimmte Tätigkeiten und Aufgaben übernehmen. Durch die Beschäftigung und aktive Teilnahme am Alltag stellt sich dann ein Gefühl von Nützlichsein und Gebrauchtwerden ein. Einer demenzkranken Frau können z.B. Aufgaben im Haushalt, wie Wäsche falten oder abtrocknen übertragen werden. Leichte handwerkliche Verrichtungen und Gartenarbeit sprechen möglicherweise eher den demenzkranken Mann an.

Es sollten einfache Tätigkeiten übertragen werden, die möglicherweise an den Beruf anknüpfen. So verteilt ein demenzkranker Herr in einem Pflegeheim vormittags Zeitungen auf den Etagen oder eine ehemalige Sekretärin hilft beim Sortieren der Briefe.

Die direkte Umgebung sollte zur Anregung und Beschäftigung einladen: der Garten zum Spazieren gehen oder zu einfachen Gartenarbeiten, der Handwerksraum zum Basteln, die Küche zum Kochen oder zu Hausarbeiten, der Bücherschrank mit Bildbänden oder Zeitungen zum Verweilen und darin blättern (vgl. Kapitel Haus- und Wohngemeinschaften sowie Milieutherapie).

Beschäftigungsangebote fördern die Geselligkeit. Sie dienen der Entspannung, aber auch der Anregung und Kreativität. Welche Angebote unterbreitet werden, hängt von den Wünschen und Gewohnheiten der beteiligten Personen ab. Die Beschäftigung sollte die Sinne und Gefühle ansprechen und die Kommunikation anregen. Kaffeeklatsch und jahreszeitliche Feste vermitteln dem Demenzkranken ein Gefühl von Zugehörigkeit und wecken alte Erinnerungen.

Für diejenigen, die gläubig sind, haben religiöse Bräuche eine elementare Bedeutung. Demenzkranke Menschen, von denen man annahm, dass sie nicht mehr sprechen können, erinnern sich an vertraute Gebete, Psalmen und Lieder und sind in Gottesdiensten und Andachten wieder in der Lage, diese zu rezitieren.

Musik als sprachunabhängige Kommunikationsebene bleibt allen Menschen zugänglich. Demenzkranke sprechen außergewöhnlich gut auf Musik an. Musik regt Gefühle an, löst Erinnerungen aus und fördert Gemeinschaft. Zusätzlich zu ihrer beruhigenden Wirkung kann sie Erinnerungen beleben und die Gedanken harmonisieren, gerade wenn man ängstlich ist. Manche Demenzkranke können noch problemlos Lieder aus der Kinder- und Jugendzeit singen, obwohl sie sonst beim Sprechen Schwierigkeiten haben, oder tanzen, obwohl ihnen normales Gehen schwer fällt. Der Tanztee ist auch für demente Menschen eine Quelle der Freude (Timmig 2001).

Auch gymnastische Übungen können Vergnügen bereiten. Bewegung und Gymnastik entspannen, reduzieren Stress und ermüden den Kranken, so dass er nachts besser schlafen kann.

Transferaufgabe

Leittext zur Planung eines Beschäftigungsangebotes

„Was das Leben schön macht ..."
Was lässt uns das Leben als „schön", als „lebenswert" erscheinen? – Konfrontiert mit der Demenzerkrankung vergessen wir zu schnell, dass „Ver-

gnügungen" für Kranke ebenso von Bedeutung sind wie für gesunde Menschen. Unsere Vorstellungskraft versagt, weil die Demenz Ängste und Abwehr mobilisiert. Lebensqualität und Lebensfreude angesichts des unaufhaltsamen Verfalls und Endes erscheint für viele undenkbar. Doch „Leben mit Demenz ist Leben", wie Thomas Klie (2001) es formuliert. Es bedarf vielleicht nur ein wenig mehr der Phantasie, erfreuliche Lebensquellen zu erschließen. Dabei liegen auch diese meist ganz nahe: gutes Essen und Trinken, Berührung und Tanzen, sich in der Natur aufhalten, Kontakt mit und zu Tieren usw.

Planen Sie mit Hilfe des Leittextes eine Beschäftigungsangebot zu einem Bereich, „der das Leben schön macht". Der Leittext gibt Ihnen keine spezielle Aufgabenstellung vor, sondern zeigt lediglich auf, wie Sie methodisch vorgehen sollten.

Thema: ....

Ziel der Veranstaltung
Wozu führe ich das Beschäftigungsangebot durch? Ich beschreibe das Ziel der geplanten Beschäftigung als einen Endzustand, den ich nach Durchführung der Maßnahme überprüfen kann. (Woran werde ich nach Abschluss erkennen, dass die Veranstaltung gut verlaufen ist?)

Informationsaneignung
- Welches Wissen muss ich mir zuvor aneignen, um die Veranstaltung professionell durchzuführen?
- Woher beschaffe ich mir die entsprechenden Bücher, Texte, Standards, Anregungen usw.?
- Wann nehme ich mir die Zeit, mir das erforderliche Wissen anzueignen?

Vorbereitung des Beschäftigungsangebotes
- Wen will ich einladen?
- Welche Erwartungen, Anregungen, Wünsche kann ich von den Teilnehmern bzw. deren Angehörigen erhalten?
- Wen muss ich vorher informieren (Kollegen, Angehörige)?
- Wann will ich die Veranstaltung durchführen?
- Wo will ich die Veranstaltung durchführen?
- Welche Arbeiten sind vorher zu erledigen?

Ablauf der Veranstaltung/Einsatz von Hilfsmitteln und Materialien
- An welche Anregungen und Interessen knüpfe ich an?
- In welchen Schritten führe ich die Veranstaltung durch (Einstieg/Verlauf/Abschluss)?
- Wodurch kann ich die Teilnehmer am besten einbeziehen/aktivieren?
- Wie fördere ich die Kommunikation untereinander?

- Welche Zeit muss ich für die Veranstaltung einplanen?
- Wer assistiert bzw. hospitiert?
- Welche Hilfsmittel brauche ich zur Durchführung?

Durchführung
Entsprechend der schriftlichen Planung führe ich das Beschäftigungsangebot durch.

Nachbereitung
Welche Tätigkeiten muss ich nach der Veranstaltung erledigen?
- Aufräumen
- Dokumentieren
- Informieren

Auswertung der Veranstaltung durch Soll (Ziele)-Ist-Vergleich
- Ist mir die Durchführung des Beschäftigungsangebotes gelungen?
- Welches Feedback (verbal und nonverbal) habe ich von dem bzw. den Teilnehmer(n) der Veranstaltung erhalten?
- An welcher Stelle war ich unsicher?
- Was ist mir gut gelungen?
- Welche Abweichungen von meiner Planung waren festzustellen? Wie erkläre ich diese?
- War ich entsprechend gut vorbereitet?
- Welche Konsequenzen ziehe ich daraus für die nächste geplante Veranstaltung?

3.1.6 Stärkung der Ich-Identität

Eine demenzkranke Frau soll nach der Morgentoilette, die im Bad des oberen Stockwerks durchgeführt wurde, zum Frühstück die Treppe hinunter in die Küche geführt werden. Mitten auf der Treppe hält die alte Dame inne, bleibt stehen und ist durch nichts zu bewegen weiterzugehen. Eher durch Zufall erfährt die Pflegerin, dass die alte Dame früher gern getanzt hat. Also versucht sie mit „tanzähnlichen Schritten" die alte Dame zum Hinuntersteigen der Treppen zu bewegen. Es klappte.

Eine andere Pflegerin erzählte, dass sie mit einer alten Dame, die sich bei anderen Pflegekräften vehement mit Aufbieten aller körperlichen Kräfte gegen das Baden und Duschen wehrte, gemeinsam unter die Dusche geht – und zwar singend. Die Lieder beruhigen die alte Dame, und sie verhält sich äußerst kooperativ.

In der Versorgung Demenzkranker auch das Unkonventionelle und Verrückte wagen, das macht die Kompetenz dieser beiden Pflegerinnen aus – eine Ressource, die ein Geschenk, aber auch Ergebnis der Auseinandersetzung mit dem Krankheitsbild Demenz und starker Empathiefähigkeit ist.

Ziele

Nachdem Sie diese Informationseinheiten durchgearbeitet haben,

- wissen Sie, dass Demenzkranke infolge der Denkstörungen Gefühle nicht mehr verbalisieren, kontrollieren und bewusst steuern können;
- wissen Sie, dass Demenzkranke sich leicht von den Stimmungen, Gefühlen und der Atmosphäre der Umgebung anstecken lassen;
- wissen Sie, dass mit der Demenz auch Wahnstörungen, Halluzinationen und Aggressionen verbunden sein können;
- können Sie die subjektive Bedrohung nachvollziehen, die Demenzkranke durch den Verlust ihrer Ich-Identität erleben.
- wissen Sie, dass Biografiearbeit im Sinne der Stärkung der Ich-Identität zwei Ansatzpunkte hat: die persönliche Dimension und die sozialhistorische Dimension;
- verstehen Sie, dass die Integrität eines Menschen durch seelsorgerlichen Beistand und validierenden Umgang gestärkt wird;
- wissen Sie, dass körperbezogene Pflegekonzepte, wie Basale Stimulation und Kinästhetik die Beziehung zwischen Körper, Seele und Umwelt harmonisieren;
- wissen Sie, dass „Snoezelen" den Anspruch erhebt, die Sinne des Menschen anzuregen und zu stimulieren, um so einer Depravation vorzubeugen.

Psychische Störungen und Änderung des (Sozial-)Verhaltens

Psychische Störungen und Verhaltensauffälligkeiten sind nicht kognitive Störungen, die bei allen Formen der Demenz auftreten. Bereits im frühen Stadium der Erkrankung zeigen sich Angst, Panik, emotionale Labilität, depressive Symptome, Aggressivität, Selbstunsicherheit und Hilflosigkeit (Hirsch 2001).

Die psychischen Störungen sind Folge der Beeinträchtigungen im Denken, so dass sich die bewusste Wahrnehmung, der gedankliche Umgang mit Gefühlen, aber auch die Kontrolle sowie das Ausdrücken von Gefühlen verändern. Ein Demenzkranker kann die Hilfe eines anderen Menschen, z.B. beim Waschen oder Ankleiden, als persönlichen Angriff und Eingriff in seine Privatsphäre erleben und schlägt daraufhin nach dem Helfer oder versucht davonzulaufen. Dieses Verhalten wird vielfach als Aggression gedeutet, was jedoch eine Fehlinterpretation ist, insofern der Kranke einfach nur seinen Ärger ausdrücken will.

Die Störungen im Gedächtnis und Denken hindern einen Demenzkranken, mit anderen in eine „normale" Beziehung zu treten. Die Verbindung zu anderen Menschen und zu sich selbst zu verlieren, stellt eine vitale Bedrohung dar. Demenzkranke, die keine vertrauten Personen und Räume mehr erkennen und die Sprache nicht mehr verstehen können, reagieren mit Angst. Sie fühlen sich verloren und suchen verzweifelt nach etwas Vertrautem.

Demenzkranke Menschen, die ihren inneren Halt verloren haben, reagieren äußerst empfindsam auf äußere Einflüsse. Sie lassen sich leicht von Gefühlen und Stimmungen ihrer Umgebung anstecken. Sie reagieren z.B. auf Stress, Lärm, Temperatur, unfreundliche Stimmen entsprechend aufgeregt. Oder sie reagieren auf zufällige, der augenblicklichen Situation oder augenblicklichen Emotionen entsprechende Erinnerungsspuren.

Panikreaktionen treten vornehmlich bei Überforderung auf und zeigen sich durch unvermittelte Stimmungsschwankungen, aber auch durch Wutausbrüche mit verbal oder physisch aggressiven Verhaltensweisen. Zum Teil gehen die Panikreaktionen mit Halluzinationen oder Wahnvorstellungen einher.

Wahnvorstellungen treten bei bis zu 70 Prozent aller Demenzpatienten auf (Janssen-Cilag 1999). Die Wahnphänomene richten sich vor allem auf Bestehlungs- und Beeinträchtigungsthemen. In wahnhaftem Erleben und paranoiden Vorstellungen kommen existentielle Ängste des Erkrankten zum Ausdruck, wie Minderwertigkeit, Unzulänglichkeit, Verarmung.

Halluzinationen äußern sich am häufigsten in Form von akustischen und optischen Trugwahrnehmungen. Die Sinnestäuschungen erschweren den Bezug Demenzkranker zu ihrer Umwelt erheblich.

Stärkung der Ich-Identität durch Biografiearbeit

Die Demenz nimmt den Betroffenen ihr Gedächtnis und damit ihre eigene Vergangenheit und Gegenwart. Mit dem Verlust von Vergangenheit und Gegenwart geht der Verlust der biographischen Identität einher: Das Ich geht verloren.

In der Psychologie wird Identität als die als „Selbst" erlebte innere Einheit der Person bezeichnet. Mit „Identität" wird all das bezeichnet, was einem Menschen das Gefühl gibt, „er selbst" zu sein. Zu diesem Gefühl, „man selbst zu sein", gehört unter anderem das Wissen über die eigene Vergangenheit sowie das Bewusstsein über sich selbst in der Gegenwart mit den Fähigkeiten, die wir uns im Lauf des Lebens angeeignet haben. Ich erkenne mich als jemanden, der ich war, bin und sein werde.

Unser „Selbst" entwickelt sich in Kontakt mit unserer Umwelt. Die Gesamtheit der Erfahrungen und das Wissen über uns geben uns das Gefühl, „ich bin ich selbst". Das „Selbst" eines Menschen ist grundlegend, um Erfahrungen einordnen zu können, sich zu entwickeln, sich anzupassen, Entscheidungen zu treffen, sich zu orientieren (Schachinger 2002).

Geht dieses Bewusstsein über die eigene Identität verloren, verliert der Mensch quasi die Basis seines Lebens, seines Selbstwertgefühls. Er fühlt sich bedroht, wird ängstlich und verworren. Demenzkranke geraten immer wieder in Situationen, in denen sie nicht mehr recht wissen, wer sie sind. Sie sind sich ihrer Identität oder ihres „Selbstseins als Person nicht mehr sicher" (Romero 2001, Fischer Schwarz 1999).

Der Begriff „Identität" stammt ursprünglich aus der Soziologie. Identität bezeichnet im zeitlichen Verlauf zwei Dimensionen: eine persönliche und eine sozial-historische Dimension.

Die persönliche Dimension beschreibt die Entwicklung der Persönlichkeit als einzigartiges, unverwechselbares Individuum. Das individuelle Erleben und Verhalten drückt sich in spezifischen Einstellungen, in einem bestimmten Lebensstil usw. aus.

Die sozial-historische Dimension beschreibt, wie der einzelne durch zeittypische Ereignisse geprägt wird. Diese historischen, kulturellen, sozialen, ökonomischen Bedingungen wirken auf die Entwicklung eines Menschen ein, auf die er umgekehrt aber auch zurückwirkt.

Dem Psychoanalytiker Erik H. Erikson (1973, 1992) kommt der Verdienst zu, die Lebensgeschichte eines Menschen mit dem Begriff der „Identität" um diese psychosoziale und historische Dimension erweitert zu haben. Erikson beschreibt die Entwicklung eines Menschen in dieser doppelten Dimension von seinen frühkindlichen Verhaltensweisen bis hin zu den Phasen des Erwachsenseins und späten Alterns (vgl. Tab. 23). Dabei bringt jede Entwicklungsphase ein Krise mit sich, die die Chance zu einer positiven oder negativen Weiterentwicklung bietet (vgl. Erkson 1973, S. 214 f.).

Altern ist angesiedelt im Spannungsfeld zwischen „Verzweiflung" und „Integrität", je nachdem, in welcher Weise der Einzelne in der Lage ist, sein Leben mit den individuellen und sozialgeschichtlichen Erfahrungen zu verarbeiten und anzunehmen.

Verschiedene pflegerisch-therapeutische Konzepte setzten hier an und wollen durch „Erinnern" und „Versöhnen" die Identität des Demenzkranken stützen und damit die psychisch bedrohlichen Auswirkungen der Erkrankung mildern. Ausgangspunkt ist die Annahme, dass unverarbeitete (Lebens-)Konflikte die Symptome der Demenz zusätzlich verstärken, wenn nicht gar verursachen.

Biografiearbeit hat entsprechend dieser theoretischen Grundlegung zwei Ansatzpunkte: die individuelle, subjektive Dimension und die Dimension der äußeren Lebensumstände und Ereignisse, die verflochten sind mit den historischen, sozialen und kulturellen Verhältnissen der Zeit.

Die Annäherung an fremde Biografien setzt eine emphatische Aufmerksamkeit und ein Interesse an den Wünschen, Erwartungen und Lebensweisen voraus. Aus dieser Haltung heraus geht ein Sammeln zusammenhangloser sozialhistorischer Daten, die ein Mensch zwar objektiv erlebt haben mag, oder auch ein Psychologisieren am Kernpunkt biografischen Arbeitens vor-

Tab. 23: Identität und Lebenszyklus

Altersstufen	Psychosoziale Krisen (Entwicklungskrisen in der Spannung von Individuum und Gesellschaft)	Umkreis der Beziehungspersonen	Ordnungsgesichtspunkte (wichtig für die „Weltsicht")	Empfinden und Handeln
Säuglingsalter (1. Lebensjahr)	Vertrauen gegen Urmisstrauen	Pflegeperson, in der Regel die Mutter	„Weltordnung": der Säugling empfindet sich als Mittelpunkt der Welt	gegeben bekommen und geben
Kleinkindalter (2. Lebensjahr)	Autonomie ((Selbständigkeit) gegen Scham und (Selbst-)Zweifel	Eltern	„Gesetz und Ordnung"	Festhalten und Loslassen
Spielalter (3.-5. Lebensjahr)	Aktivität /Initiative gegen Schuldgefühl	Familie	Ideale Vorbilder/Leitbilder	Tun (Drauflosgehen oder Tun als ob (Spielen)
Schulalter (6.- ca. 12. Lebensjahr)	Leistung gegen Minderwertigkeitsgefühl	Wohngegend und Schule	Technisches, Handwerkliches, „Machbares"	etwas „Richtiges" machen; etwas mit anderen zusammen machen
Jugendalter (Pubertät)	Identität („Selbst-Bewusstsein") gegen Rollenkonfusion	eigene Gruppen, die anderen, Vorbilder	Ideen und Ideologien als Perspektiven	Wer bin ich; wer bin ich nicht? Ich in der Gruppe ...
Frühes Erwachsenenalter	Intimität gegen Isolierung	Freunde, sexuelle Partner, Rivalen, Mitarbeiter	Arbeitsordnung, Rivalität (Konkurrenz)	sich im anderen verlieren; sich im anderen finden
Reifes Erwachsenenalter	„Zeugende" und schaffende Fähigkeit gegen Stagnation	Arbeit, Zusammenleben in der Familie	Zeitströmungen in Erziehung und Überlieferung	Schaffen, Versorgen Vorsorgen
Spätes Erwachsenenalter	Ich-Integrität gegen Verzweiflung	„die Menschheit", „Menschen meiner Art"	Annahme des eigenen Lebens, „Weisheit"	Sein, was man geworden ist; wissen, dass man sterben wird.

Professionelle Helfer verständigen sich mit dem Kranken bzw. den Angehörigen darüber, wie dieser selbst seine eigene Lage interpretiert. Ist dieser rationale Austausch nicht mehr möglich, wie dies bei Demenzkranken der Fall ist, versuchen sie die gefühlsmäßigen Anforderungen an die Situation zu deuten.

Hier setzen neuere Forschungsprojekte an, z.B. das Projekt DEMIAN (2004–2010) des Instituts für Gerontologie in Heidelberg. Das Projekt verfolgt das Ziel, positive Erlebnisräume von Menschen mit Demenz bewusst in die Pflege einzubeziehen (Böggemann, Kaspar, Bär, Berendonk, Kruse, Re 2008).

Die Erfassung individuell positiver Alltagssituationen geschieht in drei Schritten:

1. Erhebung durch Befragung:
Angehöriger: *„Bitte erinnern Sie sich an Situationen, in denen ihr Angehöriger Freude gezeigt, sich wohl gefühlt hat ..."*
MitarbeiterInnen: *„Bitte beschreiben Sie Situationen, in denen der Bewohner Freude zeigt, sich wohl fühlt, entspannt ist ..."*
Mensch mit Demenz: *„Was ist Ihnen wichtig?", „Womit könnte Ihnen jemand eine Freude machen?"*
2. Erfassung/Beschreibung Individuell positiv bedeutsamer Alltagssituationen
3. Gestaltung positiver Erlebnisräume im Pflegealltag durch die Pflegenden

Das Ergebnis könnte folgendermaßen aussehen, s. Tabelle 24.

Tab. 24: Positive Erlebnisräume in die Pflege integrieren

Gespräch mit ihr, zuhören	Sie erzählt gerne.
Gespräch über Themen aus ihrer Vergangenheit	z.B. *München*: dort hat sie früher gewohnt (es ist auch ein Buch vorhanden, das kann man mit ihr zusammen anschauen) *Sport*: Sie war eine begeisterte Sportlerin
Mit ihr spazieren gehen	Sie genießt die frische Luft und ist im Sommer gern draußen
Thema Kleidermode aufgreifen	z.B. – mit ihr eine Modezeitschrift anschauen – über Mode oder ihre Garderobe sprechen
Ihr ein Kompliment machen	z.B. – zu ihrer Frisur, wenn sie vom Friseur kommt oder zu ihrer Garderobe
Über ihre Zimmereinrichtung sprechen	Sie hat viele persönliche Dinge im Zimmer und liebt geschmackvolle Einrichtung
Gemeinsam mit ihr Bilder anschauen	Sie hat sich besonders über folgende Bilder gefreut, z.B. *Hundebilder* (sagte, sie hätte früher auch Hunde gehabt) oder *Bilder von Autos* (sie ist selbst gern Auto gefahren)
Ihr etwas Süßes anbieten	Schokolade

Quelle: www.pflege-forschung.de/demian_berendonk.pdf

Ein älterer Ansatz, der primär die individuelle Dimension von Biographiearbeit betont, ist die Life-review-Technik (Butler 1974, Baltes/Gutzmann 1990), ein in der gerontologischen Arbeit seit den 1970er Jahren bekanntes Verfahren, in dem es um angeleitete Lebenserinnerungen geht. Untersuchungen zu Folge trägt diese Methode dazu bei, dass Ich-Integrität im Sinne Eriksons gestärkt wird.

Ein weiteres gerontologisches Konzept versucht unter dem interventionsgerontologischen Stichwort „Identitätsarbeit durch biografische Narrationen", so etwas wie eine Erzählkultur in der Altenarbeit zu etablieren. Hier steht die sozialhistorische, kulturelle Dimension von Biografiearbeit im Vordergrund. Vornehmlich in Beschäftigungsgruppen praktiziert, gewinnt die Erinnerungspflege über Themen aus der Kindheit bis in das Erwachsenenalter zentrale Bedeutung. Welche sozialkulturellen Erfahrungen haben die Menschen dieser Zeit geprägt, z.B. in der Schule, in der Berufsausbildung, im Freizeitverhalten? Man tauscht Erinnerungen aus über die Schulzeit, Streiche und Erlebnisse aus der Kinderzeit, die erste große Liebe, Beginn der Berufstätigkeit, Familiengründung usw. Zur Unterstützung der Erinnerungen werden Gegenstände eingesetzt, wie z.B. ein alter Schulranzen, ein Brautschleier, alte Küchenutensilien, Bilder, Photos.

Für die Demenzkranken kann das bewusste Aufgreifen, Auffrischen und die Beschäftigung mit Erinnerungen positive Auswirkungen auf ihr Selbstwert- und Identitätsgefühl haben.

Im biografischen Arbeiten wird die sinnhafte Struktur eines individuellen Lebens deutlich. In Biografien entfaltet sich ein individueller Grundplan, wobei vergangene Erfahrungen in der Begegnung mit anderen Menschen neu strukturiert werden können. An diesem Aspekt setzen validierendes Arbeiten an, und – in einem umfassenderen Verständnis – auch die religiöse Begleitung. Akzeptierender und wertschätzender Umgang sowie seelsorgerlicher Beistand vermittelt Vertrauen, Zuversicht und Sicherheit und ermöglichen – im Sinne Eriksons – Aussöhnung mit unerledigten Lebensereignissen und Annahme des eigenen Lebens.

Stärkung der Integrität durch seelsorgerlichen Beistand

„Spräche ich: Finsternis möge mich decken und Nacht statt Licht um mich sein –, so wäre auch Finsternis nicht finster bei Dir, und die Nacht leuchtete wie der Tag", dieser Ausspruch Davids (Psalm 139) belegt die Kraft des Glaubens und die Gewissheit eines gottesfürchtigen Menschen, auch im „Dunkeln" bewahrt zu sein. Das Bedürfnis nach Transzendenz und die Verbundenheit mit Gott ermöglicht dem Menschen, Hoffnung, Aufgehoben sein und Vergebung zu erfahren. Im seelsorgerlichen Gespräch finden Verzweiflung und „Anklagen", die Frage nach dem Sinn von Krankheit und Pflegebedürftigkeit Gehör – auch dann, wenn kein Sinn mehr zu erkennen ist. So schreibt die Süddeutsche Zeitung zu Walter Jens und seiner fortschreitenden

Demenz: „Der Schrecken des Alters muss hier nicht mehr beschworen werden, er ist so sinnlos gegenwärtig wie das Verhängnis in der antiken Tragödie. Dem Übersetzer des Johannes-Evangeliums hilft am Ende nicht einmal der christliche Glaube, und auch der Tod ist keine Lösung mehr: ‚Den Zeitpunkt, seinem Leben ein Ende machen zu können, den hat er im wahrsten Sinne des Wortes verpasst'." (http://www.sueddeutsche.de/kultur/122/437866/ text/)

Letzteres ist eine Aussage von Inge Jens, der Ehefrau des Erkrankten. Ob Walter Jens wohl selbst – wenn er berichten könnte – die beschriebene Resignation und Hoffnungslosigkeit teilen würde?

In der seelsorgerlichen Begleitung kann der Menschen auf sein Leben zurückblicken mit seinen gelungenen, aber auch unerledigten Seiten und seinem Versagen. Diese Rückschau mit „Beistand" trägt dazu bei, dass Menschen ihr Leben annehmen und Frieden finden können (Radebold 1994).

Demenzkranke verhalten sich außergewöhnlich gesammelt und friedvoll, wenn sie die Atmosphäre eines Gottesdienstes sinnlich erfahren. Der vertraute Ablauf des Gottesdienstes, Kirchenlieder singen, beten, Kerzen und Weihrauchduft harmonisieren die Gedanken und wirken beruhigend. In Gebeten und Sakramenten wird Sinn und Aufgehobensein in Gott erfahren.

Professionelle Begleiter respektieren die Einstellungen und Vorschriften der verschiedenen Religionen und unterstützen die Menschen in ihren Bräuchen und Ritualen.

Stärkung der Integrität durch validierenden Umgang

Validation (Feil 1992) bedeutet so viel wie wertschätzen, für gültig erklären. Feil geht von der Annahme aus, dass durch Validation in der Lebensgeschichte belastende Erlebnisse und Traumata und die damit verbundenen verborgenen Gefühle wie Scham, Wut Trauer verarbeitet werden können. Ob Validation dem Anspruch gerecht wird, bleibt einmal dahingestellt, empirisch belegt ist das Verfahren jedoch nicht. Zudem handelt es sich bei der meist in Pflegeheimen eingesetzten Validation eher um Umgangsprinzipien als um ein Therapieverfahren.

Validation hat ihre Wurzeln in der Humanistischen Psychologie Carl Rogers (1979). Diese theoretische Basis soll im Folgenden erläutert werden. Die Grundpfeiler eines helfenden Gesprächs – „Empathie, Echtheit und Akzeptanz" – stellen Gesprächsvariable dar, die auch in der Begleitung demenzkranker Menschen Anwendung finden.

Empathie ist die Fähigkeit, sich auf Gefühle, Gedanken und Wertvorstellungen Anderer einzulassen.

Echtheit meint, im Kontakt mit anderen Menschen sich nicht zu verstellen, sondern wahrhaftig zu sein. Dazu bedarf es einer „inneren Wachheit", die eigenen Gefühle und Ansichten wahrzunehmen und diese zu vertreten. Echtheit meint nicht radikale, verletzende Offenheit, sondern Kongruenz in

Sinne einer Stimmigkeit zwischen dem, was ich denke und sage, und dem, was ich sage und tue.

Akzeptanz ist eine Haltung, die den anderen Menschen nicht verändern will, sondern ihn in seiner Persönlichkeit annimmt. Ich bringe dem anderen Menschen, so wie er ist, Wertschätzung entgegen.

Übertragen auf die Begleitung demenziell erkrankter Menschen heißt dies, den Menschen so zu akzeptieren, wie er ist, ihn nicht aus seiner eigenen Realität herauszureißen, sondern ihn dort zu begleiten, wo er mit seinen Empfindungen, Wahrnehmungen, Vorstellungen steht. Validierender Umgang akzeptiert die innere Welt des Demenzkranken, respektiert seine Wahrnehmung und seine Deutung von Situationen und vermeidet, ihn zu verändern und an die eigene „Realität" anzupassen. Über diese wertschätzende, zugewandte Haltung können Pflegende zu einer Verbesserung der emotionalen Situation Demenzkranker beitragen.

Körperbezogene Pflegekonzepte

Körperbezogene Pflegekonzepte sollen die Beziehung zwischen Körper, Seele und Umwelt verbessern. Sie fördern das Körpererleben, den Bezug zur eigenen Leiblichkeit, die Empfindungsfähigkeit, die Fähigkeit zur Mitteilung und das Entspannungsvermögen. Der Behandlungsansatz über den Körper wirkt nicht nur mobilisierend und allgemein aktivierend, er verbessert auch den Zugang zu den Demenzkranken, die sich sprachlich nicht mehr vermitteln können. Es geht primär nicht um eine Verbesserung der allgemeinen Beweglichkeit und der körperlichen Belastbarkeit. Die Berührungssprache ist die verbleibende Sprache, in der er weiterhin Botschaften empfangen kann. Durch Berührung bleibt der Demenzkranke in Kontakt mit anderen Menschen.

Basale Stimulation

Die basale Stimulation wurde ursprünglich zur Förderung geistig schwer behinderter, wahrnehmungsbeeinträchtigter Menschen entwickelt. Ziel ist es, die Eigenwahrnehmung des Patienten zu fördern, bereits Erlebtes wieder bewusst zu machen und den Kontakt zur Umwelt zu ermöglichen.

Betrachtet man das Körper-Ich als Fundament des menschlichen Lebens, wird verständlich, dass krankhafte physische und psychische Veränderungen des Körpers als existenzielle Bedrohung der Identität empfunden werden.

Basale Stimulation will den Mangel an Eigenerfahrung, Eigenbewegung und Auseinandersetzung mit der Umwelt ausgleichen. Sie bietet die Möglichkeit, auch Menschen mit extremen Einschränkungen eine neue Erfahrungswelt zu eröffnen. Im Zentrum dieser Erfahrungswelt steht der eigene Körper, das Ich. Der behinderte und wahrnehmungsbeeinträchtigte Mensch erlebt durch die körperliche Nähe die direkte Erfahrung mit der Umwelt.

Die basale Stimulation orientiert sich an den physiologischen Entwicklungsstufen des Menschen. Die Grundlage sind das Vibrationsempfinden, der Gleichgewichtssinn und die Berührungssinne. Sie wirkt durch gezielte Reize auf verschiedenen Ebenen einer Depravation entgegen, z. B. durch:

- Somatische Stimulation (körperliche Anregungen)
- Vestibuläre Stimulation (Anregung mit Hilfe von Schwingungen)
- Orale Stimulation (Anregung des Geruchs- und Geschmackssinnes)
- Auditive Stimulation (Anregung des Hörsinnes)
- Taktil-haptische Stimulation (Anregung des Tast- und Berührungssinnes)
- Visuelle Stimulation (Anregung der optischen Wahrnehmung).

Basale Stimulation kommt z. B. bei einer beruhigenden Ganzkörperpflege zur Anwendung. Sie wird bei Pflegebedürftigen durchgeführt, die sich „verloren" haben, die nicht mehr wissen, wo sich ihr Körper und ihre Körperteile befinden. Durch die Körperpflege soll die Unruhe und das Gefühl der Uneinheitlichkeit des Körpers vermindert werden, sie soll entspannen und das Gefühl der Einheitlichkeit und Körperintegration verbessern.

Kinästhetik

Kinästhetik befasst sich mit unterstützenden Bewegungsabläufen zwischen Pflegenden und pflegebedürftigen Menschen. Auf der Grundlage allgemeiner Gesetzmäßigkeiten von Bewegungsabläufen und der Wirkung der Schwerkraft werden wirksame Unterstützungsmöglichkeiten abgeleitet.

Die Kinästhetik geht davon aus, dass jeder Mensch individuelle Bewegungsmuster besitzt, die fest in ihm verankert sind („Bewegungsgedächtnis"). Wird z. B. versucht, einem Demenzkranken einen Pullover in einer für ihn ungewohnten Weise anzuziehen, wird er damit große Schwierigkeiten haben. Fügt man sich jedoch bei der Unterstützung behutsam in sein individuelles Bewegungsmuster ein, kann es sein, dass der Kranke den Bewegungsablauf selbständig fortsetzt. Das individuell gespeicherte Bewegungs-Programm „Pullover-Anziehen" wurde sozusagen durch diese Unterstützung aktiviert (vgl. Abschnitt „Förderung der Selbständigkeit).

Weiterhin befasst sich die Kinästhetik mit der emotionalen Wirkung von unterstützenden Handlungen: Welche Hebe-, Greif-, Bewegungs- oder Haltetechniken lösen beim Kranken ein Gefühl der Sicherheit und des Vertrauens aus? Wodurch werden bei ihm Eigenaktivitäten angeregt? Durch welche Haltetechniken fühlt er sich partnerschaftlich unterstützt und nicht fremdbestimmt?

Schließlich wurden in der Kinästhetik bestimmte Übungen entwickelt, z. B. durch Entlangstreichen an Körperteilen, die die Körperwahrnehmung und Orientierung verbessern sollen. Demenzkranke können dadurch, etwa vor dem Aufstehen, ein besseres Gefühl für ihre Bewegungsfähigkeit und Körperkoordination erhalten (Fischer, Schwarz 1999).

Snoezelen

Das Wort Snoezelen (deutsche Aussprache: „snuselen") ist eine Verbindung der niederländischen Wörter „sniffelen" riechen und schnüffeln und „doezelen" ruhen und dösen. Beim Snoezelen-Konzept geht es darum, Menschen mit Hilfe von Licht, Geräuschen, Gefühlen, Gerüchen und durch den Geschmackssinn zu aktivieren. Solche Anregungen – so der Anspruch – sollen eine lustvolle Sinneswahrnehmung und besondere Erfahrungen ermöglichen, die im normalen Alltag verschlossen sind. Ursprünglich wurde dieses Konzept für Menschen mit schwerer geistiger Behinderung entwickelt. Heute findet es darüber hinaus in der Begleitung demenzkranker Menschen viele Anhänger.

In der Arbeit mit geistig behinderten Menschen mag dieses Konzept vielversprechend sein. Ich beurteile den Einsatz von Snoezelen in der Arbeit mit Demenzkranken eher kritisch. Häufig handelt es sich um eine Reizüberflutung, die zur Überforderung führt. Demenzkranke können die vielfältigen Reize, z.B. sprudelnde Röhren, flutende Lichtreize wie in Diskotheken oder Musikspendende Kissen nicht einordnen (Falk 2003). Das Vertraute, biografisch Verankerte bietet Sicherheit und Anregung.

3.1.7 Transferaufgaben

1. *„Zeitreise"*

Nicht immer wissen Pflegende etwas aus der Lebensgeschichte des Demenzkranken, woran sie bei der Unterstützung in der Lebensgestaltung anknüpfen können. Dann helfen allgemeine historische und sozialkulturelle Kenntnisse aus der Zeit, in denen die zu begleitenden Menschen jung waren (Falk 1992).

Beschäftigen Sie sich mit dieser Zeit im Rahmen eines kleinen Forschungsprojektes.

Vorgehen:

Zu zweit oder zu dritt einigen Sie sich auf ein bestimmtes Fallbeispiel, also eine ältere Dame oder einen Herren, die/den Sie beruflich oder privat sehr gut kennen. Ordnen Sie für diesen Menschen charakteristische Lebensabschnitte auf einer horizontalen Achse an (vgl. dazu Tab. 23, Lebenszyklus und Identität). Schreiben Sie die Namen der Phasen unter die Linie. Notieren Sie über den Lebenszeiten, die diese Phasen markieren, die dazugehörigen Jahreszahlen. Schreiben Sie über die Linie, was in dieser Zeit gesellschaftlich relevant war. Notieren Sie zunächst nur das, was Ihnen selber dazu einfällt.

Erweitern Sie die Übung anschließend zu einer kleinen „Forschungsreise". Was waren damals die bewegenden Zeitthemen, was war im öffentlichen Leben los? Suchen Sie dazu die Quellen, z.B. Filme, Zeitungsartikel oder Fotobücher. Notieren Sie sich, was Ihnen auffällt, welche Filme etwa in den aufeinander folgenden Phasen Mode waren; blättern Sie in Büchern, Zeitungen oder Bildbänden. Welche Musik, welche Lieder,

Gedichte, Geschichten waren bestimmend in dieser Zeit? Interviewen Sie „Zeitgenossen" über Mode, Musik und Freizeitverhalten.

Auswertung:
Stellen Sie Ihren Kollegen bzw. Mitschülern, Lehrern oder Anleitern das Ergebnis Ihrer Forschungsarbeit vor. Wählen Sie dazu z.B. die Form einer Ausstellung, eines Rollenspiels oder erzählen Sie eine Geschichte. Ihrer Phantasie sind keine Grenzen gesetzt.

2. Lebens- und Sterbebegleitung

Viele Menschen haben ihre religiösen Bindungen verloren, für viele sind sie gegenwärtig und lebendig. Wenn Menschen krank werden, sich nicht mehr selbst äußern oder entscheiden können, ist es wichtig, dass andere in ihrem Sinne handeln. Sind Angehörige da, dann können sie für religiösen und seelsorgerlichen Beistand sorgen. Gibt es keine Angehörigen, müssen Pflegende diese Aufgabe übernehmen. Dabei sind aber nicht nur die religiösen Bedürfnisse zu beachten und eventuell seelsorgerlichen Beistand zu organisieren, sondern auch kulturelle Gewohnheiten und Riten zu respektieren. In unserer Gesellschaft leben Menschen unterschiedlichster Nationalitäten und Konfessionen. Sie unterscheiden sich durch ihre Essensvorschriften oder Schamgrenzen. Sterbende werden nach für sie typischen Vorschriften begleitet, Verstorbene nach unterschiedlichen Ritualen versorgt und beerdigt. Die kulturellen und ethischen Unterschiede sind vielfältig und bedürfen genauer Information.

a) Bringen Sie in Erfahrung, welcher Nationalität die meisten der ausländischen Mitbürger in Ihrer Region angehören. Schreiben Sie die wichtigsten Merkpunkte auf, die Sie beachten müssen, wenn ein Patient der entsprechenden Nationalität und religiösen Bindung von Ihnen gepflegt wird. Welche Rituale, Gewohnheiten müssen Sie bei der Sterbebegleitung beachten?

b) Erstellen Sie einen Standard für die Versorgung eines Patienten, der einen anderen Glauben hat entsprechend der unten aufgeführten Stichpunkte:

Leitlinien	Vorschriften, Gebräuche
Wichtige religiöse Schriften:	
Wichtige Festtage:	
Tägliche Vorschriften:	
Wichtige Bräuche und Gesetze:	
Pflegeverständnis der ethnischen Gruppe:	
Religiöse Vorschriften und Bräuche im Zusammenhang mit der Pflege:	
Beistand im Leiden und im Sterben:	
Rolle der Angehörigen:	
Versorgung des Verstorbenen:	
Kontaktadresse zur nächsten Gemeinde:	

3. Erziehung im Altenheim?
Integrative Konzepte in der stationären Altenpflege befürworten ein Zusammenleben zwischen dementen und orientierten Menschen. Das geht häufig nicht ohne Konflikte mit den Mitbewohnern ab. Manchmal greifen Pflegekräfte ein und wollen den Streit zwischen den alten Menschen schlichten – ganz so wie Mutter früher bei den zankenden Kindern eingriff. Es stellt sich die Frage, ob dieses „erziehende" Verhalten auch bei erwachsenen, alt gewordenen Menschen angebracht ist, selbst wenn sie dement sind.
Im Pflegeheim finden wir häufig „asymmetrische Beziehungen". Das bedeutet, dass die Mitarbeiter ihre Wert- und Moralvorstellungen nachhaltiger durchsetzen können als die Bewohner dies tun können. Sie begründen dies u. U. mit ihrer „Aufsichtspflicht". Wenn es kalt draußen ist, muss ein Bewohner warm angezogen sein. Aber muss eine alte Dame, die täglich einen Haushaltskittel trägt, diesen ausziehen, weil die zuständige Pflegerin ein Kleid viel passender findet? Falsch verstandene Fürsorge kann zur Überbehütung und Zwang führen.
Wo liegt die Grenze zwischen Erziehung im Pflegeheim und Notsituation, in der die Gefahr der Selbstgefährdung besteht und ein Intervenieren notwendig erscheint? Die Grenze zwischen Fürsorge und Reglementierung ist fließend.
a) Erkunden Sie Ihre eigenen Verhaltensweisen und Einstellungen. Dazu vergegenwärtigen Sie sich eigene Wertvorstellungen und Alltagstheorien im Umgang mit alten Menschen. Listen Sie dazu für sich selber plakativ auf, welche Verhaltensweisen sie störend und „unmöglich" bei alten Menschen finden. Listen Sie auf, welche Verhaltensweisen Sie bei den alten Menschen erfreulich und schön finden:

„Abstoßend finde ich, wenn alte Menschen ..."	„Schön finde ich, wenn alte Menschen ..."

Bei welchen Verhaltensweisen würden Sie intervenieren und wie sähe Ihre Intervention aus?
b) Versuchen Sie herauszufinden, aufgrund welcher eigenen Erfahrungen und prägender Personen (auch aus Kindheit und Jugend) Sie zu dieser Wertigkeit kommen.

4. Patientenrechte
Patienten, speziell Demenzkranke, sind gesetzlich geschützt. Sie sind weder der Willkür von Menschen noch irgendwelchen Zwangsmaßnahmen ausgeliefert. Selbst wenn Demenzkranke unsinnige Sachen tun. Herr Schmid beispielsweise zupft jede Blume, die sich ihm in den Weg stellt, aus dem Topf. Das verärgert das Pflegepersonal. Herrn Schmid

kann dieses Verhalten nicht zum Vorwurf gemacht werden, indem man ihn z. B. „einsperrt".

Erst dann, wenn sich ein Kranker selbst oder andere gefährden würde, dürften u. U. freiheitseinschränkende Maßnahmen zur Anwendung kommen. Fixierung ist z. B. eine solche freiheitseinschränkende Maßnahme. Von Freiheitsentziehung wird gesprochen, wenn etwa Heimbewohnerinnen dauernd oder regelmäßig auf einem bestimmten beschränkten Raum festgehalten werden, ihr Aufenthalt ständig überwacht und die Aufnahme von Kontakten mit Personen außerhalb des Raumes durch Sicherheitsmaßnahmen verhindert wird (Klie 1991).

Freiheitseinschränkende Maßnahmen sind immer ein schwerwiegender Eingriff in die Grundrechte eines Patienten. Die Legitimation dafür kann daher nur aufgrund eines Gesetzes erfolgen. Dieses legt dann genau fest, wer befugt ist, welche Maßnahmen für welchen Zeitraum anzuordnen.

Gibt es Personen,
- die in Ihrer Einrichtung fixiert werden?
- bei denen regelmäßig Bettgitter aufgestellt werden?
- die in ihrem Zimmer eingesperrt werden?
- die sich z.B. nur auf ihrem Stockwerk oder nur im Gebäude und ggf. im Garten frei bewegen können?
- die am Verlassen des Hauses gehindert werden?
- die durch ein Patientensicherungssystem ständig überwacht werden?

Prüfen Sie die Rechtslage. Wer hat über die freiheitseinschränkenden Maßnahmen entschieden und aus welchem Grund wurden sie angeordnet?

3.2 Medikamentöse Behandlung

Die medikamentöse Behandlung ist ein wesentlicher Baustein im Gesamtkonzept zur Therapie von Demenz-Erkrankungen. Medikamente können die Lebensqualität demenzkranker Patienten verbessern, indem sie die psychischen Leistungen wie Gedächtnis, Aufmerksamkeit und Konzentrationsvermögen vorübergehend steigern oder stabilisieren. Damit können die Folgen der Hirnschädigung zumindest für einen gewissen Zeitraum ausgeglichen und Reserven mobilisiert werden. Das Eintreten der Pflegebedürftigkeit wird hinausgezögert und die Begleitsymptome wie niedergedrückte Stimmung, Apathie, Aggressivität oder Unruhe werden u. U. positiv beeinflusst.

Für Demenzkranke können zwei Medikamentengruppen unterschieden werden, die bei der Therapie zur Anwendung gelangen: Medikamente zur Beeinflussung der Hirnleistungsstörungen und Medikamente zur Beeinflussung von Verhaltensstörungen.

Ziele

Die Informationseinheiten befähigen Sie,

- auf die Besonderheiten der medikamentösen Behandlung alter, häufig mehrfach erkrankter Menschen zu achten
- die Hauptgruppen von Medikamenten zu unterscheiden, die bei demenzkranken Patienten zur Anwendung kommen
  - diejenigen, die die kognitiven Leistungen vorübergehend steigern oder stabilisieren
  - diejenigen, die die psychischen Begleitsymptome positiv beeinflussen
- die Wirkung und mögliche Nebenwirkungen der Medikamente zu beschreiben

3.2.1 Grundsätze in der medikamentösen Behandlung älterer Menschen

Im Zusammenhang mit der medikamentösen Behandlung älterer, häufig multimorbid erkrankter Menschen gilt es Besonderheiten zu beachten. Je älter Menschen werden, desto wahrscheinlicher treten mehrere Erkrankungen gleichzeitig auf. Dabei sind vor allem die Sinne (u. a. Hören und Sehen), der Bewegungsapparat (u. a. Gelenke), das Herz-Kreislauf-System (Blutdruck, Herzleistung, Durchblutung), der Stoffwechsel (u. a. Zuckerstoffwechsel, Schilddrüsenfunktion), der Salz- und Wasserhaushalt (Nierenfunktion) sowie die Aufnahme und Ausscheidung verschiedener Stoffe (Entgiftung) betroffen. Viele dieser Einschränkungen beeinträchtigen auch die Hirnleistung (Fischer, Schwarz 1999).

Die Behandlung erfolgt in der Regel durch verschiedene Fachärzte, z.B. durch den Internisten, den Augen- und Ohrenarzt, den Orthopäden usw. Deshalb sollten möglichst alle Informationen bei einem Arzt zusammenlaufen, um den Behandlungsplan zu koordinieren. Häufig ergeben sich Wechselwirkungen zwischen den von verschiedenen Ärzten verordneten Medikamenten. Dies kann einmal zu einem beschleunigten Abbau der Medikamente und damit zu einer verminderten Wirksamkeit führen. Zum andern können sich verschiedene Medikamente gegenseitig in ihrer Wirksamkeit verstärken. Sie können zu einer Potenzierung nicht erwünschter Begleitwirkungen oder sogar zu Vergiftungen führen.

Weitere Besonderheiten in Bezug auf die Medikamenteneinnahme älterer Patienten bestehen darin,

- dass die Aufnahme von Medikamenten im Darm verzögert oder gestört ist,
- die Verarbeitung (Entgiftung) in der Leber verlangsamt oder erschwert ist,
- die Niere die Schadstoffe schlechter ausscheidet.

Diese Schwierigkeiten können Medikamente wirkungslos machen oder zu Vergiftungen führen. Bestimmte Medikamentengruppen bewirken möglicherweise kognitive und andere psychische Störungen, z.B. Mittel zur Behandlung von Herzerkrankungen, Antibiotika, Antiepileptika, Psychopharmaka usw.

Mit der medikamentösen Behandlung Demenzkranker verspricht man sich folgende Verbesserungen:

- Die kognitiven Leistungen wie Gedächtnis, Aufmerksamkeit und Konzentrationsvermögen werden vorübergehend gesteigert oder stabilisiert;
- das Eintreten einer Pflegebedürftigkeit wird hinausgezögert;
- psychische Begleitsymptome wie niedergedrückte Stimmung, Apathie, Aggressivität oder Unruhe werden positiv beeinflusst;
- letztlich soll die Lebensqualität von Patienten und Begleitpersonen verbessert werden.

3.2.2 Medikamente zur Behandlung der Hirnleistungsstörungen

Diese Medikamente setzen bei den Hirnleistungsstörungen an, wie Abnahme des Gedächtnisses und des Denkvermögens, Orientierungsstörungen und Sprachstörungen. Mit ihrer Hilfe soll die eingeschränkten Leistungen des Gehirns verbessern werden, wie Gedächtnis, Lernen, Auffassungs-, Denk- und Konzentrationsfähigkeit, Problemlöse- und Urteilsfähigkeit sowie Alltagskompetenz.

Die Ansatzpunkte sind sehr unterschiedlich, die Wirkung der meisten Stoffe bisher umstritten. Grundsätzlich umfasst diese Arzneimittelklasse Stoffe, die für sich in Anspruch nehmen,

- die Fließeigenschaften des Blutes und damit das Sauerstoff- und Energieangebot im Gehirn zu verbessern (z.B. Acetylsalicylsäure),
- die Nutzung von Sauerstoff und/oder Zucker (Glucoseutilisation) im Gehirn zu verbessern (z.B. Piracetam),
- den Acetylcholinmangel (Neurotransmitter) im Gehirn zu vermindern (Cholinesterase-Hemmer),
- die Membran (Haut) der Gehirnzelle schützen, indem sie das Calciumgleichgewicht in der Zelle stabilisieren (z.B. Nimodipin),
- die Aminosäure Glutamat zu hemmen, die den Zelluntergang beschleunigen kann (Glutamatantagonisten, z.B. Memantin),
- die entzündlichen Prozesse zu hemmen, die möglicherweise von bestimmten Eiweißstoffen (Spaltprodukten) wie ßA4 ausgehen (Neuroprotektiva, Antioxidantien, Radikalfänger, z.B. Vitamin E, Acetylsalicylsäure, möglicherweise Östrogene bzw. Östrogenagonisten),
- eine Vermehrung der Kontaktflächen von synaptischen Verbindungen (synaptische Plastizität) zu bewirken (z.B. Codergocrin) (vgl. Fischer, Schwarz1999, S. 113).

Die Behandlungsdauer hängt von der therapeutischen Wirksamkeit ab. Um die Wirksamkeit von Medikamenten beurteilen zu können, sollte sich die Behandlung auf einen Zeitraum von mindestens drei bis sechs Monate erstrecken. Die Beurteilung stützt sich auf die Beobachtung des Patienten in der Untersuchungssituation selber, die persönlichen Angaben des Patienten und die Informationen der Angehörigen und anderen Betreuenden.

Testpsychologische Untersuchung nach jeweils zwei bis drei Monaten, zum Beispiel mit dem Mini-Mental-Status-Test, belegen den Nachweis der Wirksamkeit auch gegenüber den Kostenträgern, z. B. der Krankenkasse.

Wiese (vgl. 2000, S. 41 ff.) listet folgende Medikamentengruppen auf, die bei Alzheimer Kranken zur kognitiven Stabilisierung in Anwendung kommen:

Acetylcholinesterase-Hemmer

Eine der Ursachen für Alzheimer ist die Schädigung bzw. der Untergang von Gehirnzellen, die mit Acetylcholin als Überträgerstoff arbeiten. Acetylcholin ist ein „Botenstoff", der für die Kommunikation zwischen den Gehirnzellen notwendig ist. Durch die Alzheimer-Krankheit entsteht ein Mangel an Acetylcholin. Unter normalen Umständen wird das Acetylcholin, wenn es seine Boten-Funktion erfüllt hat, von dem Enzym Acetylcholinesterase (AchE) abgebaut. Weil das von Alzheimer betroffene Gehirn weniger Botenstoff produziert als das gesunde, zielt die Behandlung darauf ab, das wenige Acetylcholin, das bei der Reizweiterleitung ausgeschüttet wird, länger verfügbar zu machen. An diesem Punkt setzen die Cholinesterase-Hemmstoffe (z.B. mit dem Wirkstoff Donepezil oder Rivastigmin) an. Die Medikamente hemmen die Abbauaktivitäten des Enzyms und helfen damit dem Gehirn das verfügbare Acetylcholin länger zu nutzen; dadurch verbessert sich die Kommunikation zwischen den Nervenzellen und damit die Hirnleistung.

Der Wirkung der Medikamente sind jedoch Grenzen gesetzt. Zwar können sie den Ausbruch der Symptome eine Zeit lang hinauszögern, aber das Absterben der Gehirnzellen und damit die Krankheit selbst vermutlich nicht stoppen.

Die Acetylcholinesterase-Hemmer haben einige unerwünschte Nebenwirkungen; gelegentlich treten Übelkeit, Erbrechen oder Durchfall auf.

Antidementiva/Nootropika

Die Begriffe Antidementiva und Nootropika werden synonym gebraucht. Es handelt sich dabei um eine nicht eindeutig definierte Stoffgruppe, die den Gehirnstoffwechsel positiv beeinflussen soll. Der Wirkmechanismus ist unterschiedlich, soll aber im wesentlichen auf einer Anregung des Hirnstoffwechsels beruhen, z. B. durch bessere Glucoseverwertung oder Durchblutungsförderung. Nootrop bedeutet „den Sinn und den Verstand beeinflussend". Dabei handelt es sich um chemisch sehr unterschiedliche Substanzen wie Piracetam, Nicergolin, Vincamin und Pentoxifyllin. Die erwähnten Präparate sind verschreibungspflichtig. Ihre Wirksamkeit ist umstritten; Studien nach modernen Standards liegen nicht vor.

Acetylsalicylsäure/Entzündungshemmer
Es gibt Hinweise, die darauf schließen lassen, dass die folgenden Substanzen eine Rolle bei der Prävention, Verzögerung oder Linderung der Symptome der Alzheimer Krankheit spielen können: Entzündungshemmer wie Acetylsalicylsäure und Ibuprofen scheinen die Krankheit zu verzögern, in dem sie die Wirkungen der toxischen Beta-Amyloid-Proteine im Gehirn verringern. Das toxische Protein löst eine Immunreaktion aus, die zur Entzündung des Gehirns führt. Es gibt Anhaltspunkte dafür, dass die tägliche Einnahme entzündungshemmender Medikamente positiv auf das geschädigte Gehirn einwirkt und den Fortschritt der Krankheit verlangsamen kann.

Einige Entzündungshemmer greifen in ihrer Nebenwirkung den Magen, die Leber und die Nieren an.

Östrogen
Studien haben gezeigt, dass Östrogen eine wichtige Rolle bei der Gedächtnisleistung spielt und dass Frauen, die in den Wechseljahren eine Hormonersatz-Therapie machen, ein geringeres Risiko haben, an Alzheimer zu erkranken. Es stellte sich auch heraus, dass die kognitive Leistungsfähigkeit von Frauen, die Östrogene einnehmen, im allgemeinen besser sind. Es werden jedoch Risiken bei der Einnahme von Östrogenen diskutiert, nämlich ein höheres Risiko an Brust- und Gebärmutterkrebs zu erkranken und ein möglicherweise erhöhtes Herzinfarkt-Risiko im ersten Jahr der Einnahme.

Vitamin E
Die tägliche Einnahme von Vitamin E könnte wegen seines antioxidativen Effekts unterstützend dabei wirken, die Symptome von Alzheimer zu verzögern. Vitamin E ist ein Radikalfänger, der die freien Radikale abfängt, die durch Oxidation unsere Körperzellen einschließlich unserer Gehirnzellen, zerstören. Freie Radikale entstehen bei zahlreichen Stoffwechselvorgängen. Es handelt sich um Moleküle, die aufgrund ihrer Reaktionsfähigkeit zu Zell- und Gewebeschädigungen führen können. Der Bildung freier Radikale steht deren Abbau durch menschliche Zellschutzsysteme entgegen, die von mit der Nahrung aufgenommenen Antioxidantien unterstützt werden.

Es gibt Anhaltspunkte, die vermuten lassen, dass diese Vitamine den Alterungsprozess und damit die Ursache für den Ausbruch von Alzheimer hinauszögern. Auch von den Radikalfängern Vitamin C und Carotinoide (Vitamin A) wurde eine Verzögerung der Alzheimer-Krankheit berichtet.

Vitamin E kommt in seiner natürlichen Form in allen gängigen Lebensmitteln vor. Bei den Fleisch- und Wurstwaren und bei den Milchprodukten liegt der Wert bei 100 g verzehrbarer Ware durchschnittlich zwischen 0,1 und 1,0 mg. Bei den Fischprodukten fällt als einziger der Aal mit 5,6 mg aus der Reihe. Bei den Gemüseprodukten bewegen sich die Werte zwischen 0,1 mg und 2,4 mg (Paprikaschoten). Ebenso beim Obst, mit Ausnahme der Brombeeren 2,7 mg liegen die Werte zwischen 0,1 mg und 1,0 mg. Bei den Getreidesorten variieren die Werte stärker, extrem reichhaltig sind Weizenkeime mit 27,6 mg je 100 g Ware. Auf diesem Wertniveau bewegen sich auch einige Sorten aus dem Bereich der Nüsse und Samen. Haselnüsse 26,2 mg, Mandeln 26,1 mg, Sonnenblumenkerne 21,8 mg und geröstete Erdnüsse mit 16,0 mg je 100 g Ware. Die aus diesen Lebensmitteln raffinierten Folgeprodukte wie Öle und Fette enthalten entsprechend noch konzentriertere Mengen an Vitamin E.

Das Vitamin E gibt es in hochwirksamer Form als Monopräparat rezeptfrei in Apotheken.

Vitamin C kommt im Gemüse vor, insbesondere in Kartoffeln und Paprika, weiter in Hagebutten, Beerenobst, Südfrüchten und Leber.

Vitamin A kommt in Butter, Leber und als Provitamin Carotin in Möhren, grünem Gemüse und Eigelb vor.

3.2.3 Medikamente zur Behandlung der Verhaltensstörungen und Persönlichkeitsveränderungen

Diese Medikamente setzen bei den Verhaltensstörungen und Persönlichkeitsveränderungen an und wollen die Symptome wie Niedergeschlagenheit, Angstzustände, Aggressivität, Unruhe, Sinnestäuschungen usw. beeinflussen. Sie behandeln die eigentliche Krankheit nicht.

Antidepressiva

Häufige Symptome bei Alzheimer-Patienten sind depressive Verstimmungen und Depressionen. Neben stützenden, klärenden Gesprächen, auch Verhaltenstherapie insbesondere zu Beginn der Erkrankung, sind zur Behandlung der Depression oft Medikamente (Antidepressiva) unerlässlich.

Antidepressiva dienen zur Stimmungsaufhellung, Antriebsnormalisierung, Verbesserung von Schlaf und Appetit, Entwicklung bzw. wieder gewinnen von Interessen und Freude, zur Angstlinderung.

Die Auswahl des Antidepressivums wird vom Arzt in Absprache mit dem Patienten und Angehörigen und anfangs wöchentlicher Kontrolle vorgenommen.

Schlafmittel (Hypnotika) und Beruhigungsmittel (Tranquillizer)

Die Medikamente gehören meist zur Gruppe der Benzodiazepine. Der Einsatz dieser Medikamente muss klar begründet, wirklich notwendig und im Regelfall befristet sein.

Den Mitteln ist eine abhängigkeitserzeugende Wirkung eigen. Sie führen zur Toleranzsteigerung. Um dauerhaft die gleiche Wirkung zu erreichen, wird eine immer höhere Dosis nach längerer Einnahme notwendig. Das Absetzen der Medikamente kann schon nach dreiwöchigem Gebrauch zu Entzugserscheinungen wie z.B. Herzjagen, Angst, Schweißausbrüchen und psychotischen Symptomen, u.a. zu Situationsverkennung und Halluzinationen, führen.

Bevor zu Schlaf- oder Beruhigungsmitteln gegriffen wird, sollte untersucht werden, warum Schlafstörungen oder Unruhezustände bestehen und wie mögliche Ursachen beseitigt werden können.

Die Ursachen von Schlafstörungen oder Unruhe können sehr vielfältig sein z.B. durch Ortswechsel, Veränderung in der Umgebung, Blutdruckschwankungen, körperliche Erkrankungen oder Nebenwirkungen von anderen Medikamenten.

Beruhigungsmittel aus der Gruppe der Benzodiazepine werden zur Behandlung von Angstzuständen eingesetzt. Benzodiazepine besitzen grundsätzlich eine gute Verträglichkeit und eine große therapeutische Breite. Dennoch können sie nicht bedenkenlos verordnet werden.

Müdigkeit, Schläfrigkeit, Konzentrationsstörungen, verminderte Aufmerksamkeit, Ataxie und Muskelschwäche sind meist direkt dosisabhängig und erhöhen die Sturz- und Verletzungsgefahr des Demenzkranken.

Bei Demenzkranken kann es ebenso zu paradoxen Reaktionen mit Schlafstörungen, Unruhe, Erregungszuständen und Angst, Halluzinationen oder Alpträumen kommen.

Bei intravenöser Gabe oder bei zu hoher Dosierung dieser Mittel sind Blutdruckabfall und Verschlechterung der Atmung und daraus folgend eine akute Minderdurchblutung des Gehirns und somit Schlaganfälle möglich.

Bei einer chronischen Einnahme höherer Benzodiazepindosen können neben muskulärer Schwäche und Appetitlosigkeit reizbare Verstimmungszustände und eine weitere Einschränkung der geistigen Leistungsfähigkeit auftreten (Fischer/Schwarz 1999, S. 125).

Antiepileptika

Zur Affektstabilisierung und zur Minderung anders nicht zu beeinflussender Unruhe werden bei Demenzkranken auch das Antiepileptikum Carbamazepin sowie andere Antiepileptika eingesetzt. Unter Carbamazepin können, vor allem bei Therapiebeginn, Müdigkeit, Benommenheit, Schwindel und

Gang- und Koordinationsstörungen auftreten. Auch Sehstörungen, Doppelbilder, Übelkeit, Erbrechen und Herzrhythmusstörungen sind beschrieben. Diese Störungen bzw. Nebenwirkungen können gewöhnlich dadurch verhindert werden, das mit kleinsten Mengen langsam dosiert wird. Weitere mögliche Nebenwirkungen sind Blutbildveränderungen und allergische Hautreaktionen (Fischer/Schwarz 1999, S. 126).

Neuroleptika

Neuroleptika werden bei psychotischen Symptomen eingesetzt, d. h. bei wahnhaften, aber auch halluzinatorischen Symptomen, welche im Verlauf einer demenziellen Erkrankung auch bei der Alzheimer-Krankheit auftreten können. Bei fortschreitender Erkrankung entwickeln sich anhaltende Verhaltensstörungen mit Unruhe, Erregung und Erregbarkeit sowie Anspannung. Eine Behandlung mit Neuroleptika kann sinnvoll sein, muss aber auch wegen der Nebenwirkungen immer wieder kritisch abgewogen und überprüft werden. Auch bei Schlafstörungen werden – so genannte niederpotente – Neuroleptika eingesetzt.

Die Auswahl eines hilfreichen Neuroleptikums ist oft schwierig und sollte in der Hand eines Gerontopsychiaters liegen.

Die besonders häufig bei klassischen Neuroleptika (z. B. Haloperidol) auftretenden Störungen des extrapyramidalmotorischen Systems können durch den Einsatz sogenannter atypischer Neuroleptika reduziert oder vermieden werden. Einige atypische Neuroleptika können jedoch zu unerwünschter Schläfrigkeit, Herz-Kreislauf-Kollaps, Blutbildstörungen u. a. führen.

Niederpotente Neuroleptika können zu einer Sedierung führen, die bei akuten Erregungszuständen durchaus erwünscht sein kann. Längerfristig sollte eine stärkere Sedierung vermieden werden, da neben dem Wohlbefinden des Patienten auch die Gang- und Standsicherheit sowie die geistige Leistungsfähigkeit leiden.

Grundsätzlich muss daran gedacht werden, dass Neuroleptika die allgemeine geistige Leistungsfähigkeit verschlechtern können. Vorsicht ist geboten, wenn neben einem Neuroleptikum internistische Medikation verordnet ist. So können Magenschutzmittel (z. B. gegen zu hohe Magensäure) die Aufnahme von Neuroleptika behindern. Wird später das Magenschutzmittel abgesetzt, kann dies eine Überdosierung der Neuroleptika bewirken. Neuroleptika können ihrerseits die blutzuckersenkende Wirkung von Mitteln gegen Zuckerkrankheit abschwächen. Neuroleptika können außerdem die Wirkung anderer Psychopharmaka verstärken sowie die Wirkung von Alkohol.

Zur Verordnung von Psychopharmaka – insbesondere Neuroleptika und Hypnotika – ist festzustellen, dass in zahlreichen Studien belegt worden ist, dass ein demenzgerechtes Milieu mit entsprechender psychosozialer Zuwendung die Einnahme von Psychopharmaka weit gehend entbehrlich macht.

3.2.4 Transferaufgabe

- Verfolgen Sie an Hand der Pflege-Dokumentation, welche Wirkung und Nebenwirkung Sie bei der Einnahme von Medikamenten bei einer Patientin/einem Patienten feststellen konnten.
- Gab es eine Veränderung in der Medikation? Welche Gründe führten zu einer Veränderung bzw. zu einer niedrigeren bzw. höheren Dosierung eines bestimmten Medikamentes?
- Wenn Sie mit der Medikamentenverordnung eines Arztes nicht einverstanden sind, belegen Sie schriftlich in der Dokumentation ihre Verhaltensbeobachtungen in Bezug auf die Wirkung und informieren Sie den behandelnden Arzt, die Angehörigen oder den zuständigen Betreuer.

4. Grundpfeiler in der Begleitung Angehöriger: Informieren – Beraten – Reflektieren

Die Demenzkrankheit eines Familienmitglieds hat in der Regel gravierende Auswirkungen auf die Angehörigen. Für sie bedeutet das Leben mit Demenzkranken mit einschneidenden Veränderungen zu leben. Sie müssen ihre bisherigen Rollen zum Teil aufgeben und in andere hineinwachsen. Diese neuen Rollen sind die der Unterstützenden, Betreuenden und Pflegenden. Professionelle Beratung hilft den Angehörigen, mit dem Krankheitsbild und den damit einhergehenden Veränderungen und ungewohnten Verhaltensweisen des Demenzkranken zurechtzukommen.

Zukunftssorgen in Bezug auf finanzielle Einbußen und die Überlegung, was bei Pflegebedürftigkeit des demenzkranken Familienmitglieds passiert, können professionelle Helfer begegnen, wenn sie unterschiedliche Dienste und Einrichtungen empfehlen und die Möglichkeit der Kontaktaufnahme erleichtern. Informationen über gesetzliche Leistungen, über Kosten und finanzielle Unterstützungsmöglichkeiten verschaffen Angehörigen zudem Sicherheit in Bezug auf die materiellen Belastungen, die auf sie zukommen.

Die Unterstützung von demenzkranken Familienangehörigen birgt für pflegende Angehörige die Gefahr der seelischen und körperlichen Überforderung. Der intensive Zeit- und Kraftaufwand kann dazu führen, dass sie ihre eigenen Interessen vernachlässigen und sich von ihrem sozialen Umfeld isolieren. Um der Gefahr des Burnout zu begegnen, brauchen sie neben professioneller Beratung Unterstützung durch Betroffene in Selbsthilfegruppen. Zu diesen Angeboten muss ermutigt und vermittelt werden.

Die Beratung sollte aus einer multiprofessionellen und institutionsübergreifenden Sichtweise erfolgen. Denn bei der Behandlung wirken unterschiedliche Berufsgruppen zusammen, deren einzelne Maßnahmen und Interventionen sich gegenseitig in ihren Auswirkungen beeinflussen. Das der multiprofessionellen, institutionsübergreifenden Sichtweise zugrunde liegende Konzept ist das Care- und Case-Management. Care-Management ist Versorgungsmanagement wie es zukünftig von Pflegestützpunkten wahrgenommen wird. Case-Management ist ein individuelles Fallmanagement. Pflegeberater nehmen diese Aufgabe wahr. Sie koordinieren die medizinische, pflegerische und soziale Versorgung. Dabei steht der einzelne Mensch und seine individuelle Problemlage im Mittelpunkt. Entsprechend seiner individuellen Anforderungen wird das Leistungsangebot zusammengestellt.

Die multiprofessionelle Sichtweise entlastet Beratende von der Vorstellung, alleiniger Ansprechpartner und Verantwortlicher für die Klienten zu sein.

Mit demenziell erkrankten Menschen und Angehörigen zu arbeiten, stellt eine besondere Herausforderung für professionelle Helfer dar, eine Herausforderung, die positiv erlebt wird, wenn in einer kollegialen Beratung das Beziehungsgefüge reflektiert und sich des eigenen professionellen Standorts vergewissert wird.

4.1 Pflegende Angehörige beraten

Demenzkranke und ihre Angehörigen können sich trotz der Erkrankung lange Zeit ihre Lebensqualität erhalten, wenn sie über die zukünftigen Veränderungen und Belastungssituationen informiert sind. Mit dem entsprechenden Wissen über die notwendigen Hilfsangebote können sie gemeinsam ihr Leben planen und auf Veränderungen reagieren.

Ziele

Nachdem Sie sich über diese Lerneinheit informiert haben, können Sie

- die vielfältigen Probleme einschätzen, mit denen pflegende Angehörige konfrontiert sind
- Informationen zu möglichen Verhaltensveränderungen des Demenzkranken bereitstellen, so dass Angehörigen der Umgang mit dem Erkrankten leichter fällt
- die Merkmale einer „einfühlenden Gesprächsführung" sowie die Kriterien für ein „Informationsgespräch" nennen
- die Gesprächsführungskriterien anwenden

4.1.1 Situation pflegender Angehöriger

Die Pflegefachkraft erhält durch die regelmäßigen Pflegeeinsätze einen Eindruck von der Lebenssituation und den Belastungen der Angehörigen und des Demenzkranken. Sie wird mit den täglichen Problemen konfrontiert und erfährt, ob sich Angehörige überfordert fühlen. Sie muss als Beraterin und Koordinatorin fungieren und auf entsprechende Hilfs- und Beratungsangebote hinweisen. Bei Bedarf wird sie die notwendigen Kontakte herstellen. Das Gespräch mit den Angehörigen und dem Demenzkranken steht im Zentrum aller Bemühungen.

Pflegende Angehörige werden je nach Lebenssituation mit unterschiedlichen Problemen konfrontiert:

- Berufstätige Frauen stehen vor der Frage, ob sie ihre Berufstätigkeit einschränken oder aufgeben sollen, um mehr Zeit für die Betreuung zu ha-

ben. Dabei ist zu bedenken, dass die Aufgabe der Berufstätigkeit andere Probleme mit sich bringen kann, wie die Verringerung des Einkommens und der künftigen Altersrente. Die Aufgabe einer interessanten Tätigkeit führt zum Verlust sozialer Kontakte und zur Isolierung.
- Vielfach haben Angehörige Angst davor, selbst zu erkranken oder den Ansprüchen nicht mehr gewachsen zu sein. Es kann zu Konflikten mit der eigenen Familie kommen, die sich vernachlässigt fühlt, oder es gibt innerhalb der Verwandtschaft Streit darüber, wer für die Betreuung des Kranken zuständig ist.
- Familienmitglieder, die den Krankheitsprozess nur von fern erleben, formulieren mitunter unrealistisch hohe Erwartungen an die Pflege, verhalten sich bei den seltenen Besuchen besserwisserisch, scheuen sich aber davor, selbst mehr Verantwortung zu übernehmen.
- Wenn der Demenzkranke allein in seiner Wohnung lebt, bedeutet dies für Angehörige ständige Angst und Unruhe: Kommt der Kranke z.B. mit Herd und Zigaretten klar? Verlässt er die Wohnung und verläuft sich oder stellt er irgend etwas „Verrücktes" an? Von dieser ständigen Sorge kommen Angehörige selbst im Urlaub nicht los.
- Angehörige verhalten sich resignativ, weil keine Hoffnung auf Verbesserung des Zustandes der Kranken besteht, vielmehr mit einer langsam fortschreitenden Verschlechterung zu rechnen ist.
- Bei aggressivem oder unkontrolliertem Verhalten der Demenzkranken ist die Kommunikation sehr schwierig; der pflegende Angehörige fühlt sich unverstanden, einsam und isoliert.
- Pflegende Angehörige bekommen häufig keinerlei Dank oder Anerkennung für ihre Bemühungen; im Gegenteil, die Kranken verhalten sich anklagend, fordernd oder aggressiv.
- Konflikte können auftreten, wenn sich die gewohnten Rollen umkehren: Die kranke Mutter oder der Vater bzw. der Ehepartner werden zu Kindern, die pflegende Tochter oder der Ehepartner übernimmt die elterliche Autorität. Wenn das persönliche Verhältnis schon vor der Erkrankung belastet war, kann dieser Rollenwechsel in einer Gewaltspirale zwischen Kranken und Pflegenden eskalieren. Der Grad der Belastung hängt von verschiedenen Faktoren ab:
  - Emotionales Verhältnis zwischen Demenzkranken und pflegendem Angehörigen: Eine intakte Beziehung vor Krankheitsbeginn fördert die erfolgreiche Betreuung.
  - Verwandtschaftsgrad: Je näher die Verwandtschaft, desto schwieriger ist die Betreuung.
  - Persönlichkeitsstruktur des pflegenden Angehörigen: Ein geringer Informationsstand über die Krankheit, allgemein mangelnde Fähigkeiten, Probleme zu lösen und ein hoher Anteil negativ gefärbter Gefühle erhöhen die Belastung (Brodaty 1996; Janssen-Cilag 1999).

Pflegende Angehörigen erfahren insbesondere durch Beratung sowie Erfahrungsaustausch Entlastung.

Sie können ihre Situation besser meistern, wenn sie
- Informationen über die Krankheit und den Verlauf haben
- die krankheitsbedingten Verhaltensweisen als Symptome der Krankheit einordnen können
- wissen, wie sie sich in bestimmten Situationen verhalten können
- wissen, in welcher Weise sie die räumlichen Lebensbedingungen verändern müssen, z.B. durch Wohnungsanpassungsmaßnahmen oder durch Sicherheitsmaßnahmen, um den Demenzkranken vor Unfällen zu schützen
- professionelle Hilfsangebote kennen
- sich verstanden fühlen und sich ggf. mit Menschen in gleichen Problemlagen austauschen können.

Die Demenzkranken und pflegenden Angehörigen sollten dahingehend beraten werden, dass sie

- in einer Betreuungsverfügung bestimmen, wer die Angelegenheiten des Demenzkranken regelt und Entscheidungen trifft, wenn er dazu nicht mehr in der Lage ist. Das Schriftstück sollte gemeinsam mit den Angehörigen aufgesetzt und beim Notar hinterlegt werden;
- in Bezug auf finanzielle und rechtliche Fragen den Rat eines Anwalts einholen;
- ein Testament aufsetzen;
- sich über Hilfs- und Pflegemöglichkeiten informieren;
- sich frühzeitig mit Fragen beschäftigen, die die Pflege im fortgeschrittenen Stadium betreffen. Wo und mit wem wird der Demenzkranke später wohnen? Eine möglichst frühe Klärung bringt Sicherheit für alle Beteiligten;
- in einer Patientenverfügung die Wünsche über medizinische Behandlung und lebensverlängernde Maßnahmen festlegen.

Pflegende Angehörige brauchen darüber hinaus Informationen über den Umgang mit dem Demenzkranken und darüber, wie sie den Krankheitsverlauf durch förderliche und hinderliche Verhaltensweisen beeinflussen können. Eine Verstärkung der Symptome tritt ein bei

- plötzlichen unerwarteten Veränderungen in der täglichen Routine oder häuslichen Umgebung
- unnötigen Machtkämpfen
- Überforderung des Demenzkranken
- Missachtung der Bedürfnisse des Demenzkranken
- Kritik und gereiztem Verhalten durch den pflegenden Angehörigen.

Positiv beeinflusst die pflegende Angehörige die psychischen Störungen und Verhaltensauffälligkeiten, wenn es ihr gelingt, ruhig, geduldig und freundlich zu bleiben und dem Demenzkranken mit Toleranz, Respekt und Humor zu begegnen.

Pflegende Angehörige brauchen psychische Unterstützung. Die psychologische Beratung kann darin bestehen, zu ermutigen

- in einen Gedankenaustausch mit Leidensgenossen zu treten, z.B. in Selbsthilfegruppen;
- Schuldgefühle auszusprechen; negativ gefärbte Gefühle sind eine „normale" Reaktion auf bestimmte Verhaltensweisen des Demenzkranken;
- Methoden der Stressbewältigung anzuwenden;
- Hilfe anzunehmen;
- das eigene Wohl im Auge zu behalten (Janssen-Cilag 1999, S. 9).

4.1.2 Beratungsgespräche führen

Eine wesentliche Aufgabe in der Begleitung Demenzkranker und ihrer pflegenden Angehörigen liegt in der Beratung. Beratung beinhaltet zum einen, notwendige Informationen bereitzustellen, und beinhaltet zum anderen ein aufmerksamer einfühlender Gesprächspartner zu sein. Die folgenden Gesprächsführungshinweise können Pflegefachkräfte in dieser Aufgabe unterstützen:

1. Informationsgespräche führen
Bei dem Informationsgespräch kommt es im Wesentlichen auf die Vorbereitung an. Folgende Fragen helfen, die Planung gezielt anzugehen, s. Tabelle 25.

Tab. 25: Vorbereitung Informationsgespräch

Wann: Zeitpunkt festlegen	Ist der Zeitpunkt gut gewählt (Vormittag/ Nachmittag, Wochentag)?
Wo: Ort und Raum	Ist der Ort/Raum günstig (Raumgröße, Bestuhlung, Tische, Kaffee/Tee usw.)?
Wozu: Zielsetzung	Welche Zielsetzung verfolgen Sie mit der Information (Aufklärung, Handlungsalternativen, Verhaltensänderungen)?
Wer: Gesprächspartner	Wer sind Ihre Gesprächspartner? Motive der Gesprächspartner, Lebenssituation
Was: Inhalt	Was ist das Thema? (Didaktik der Informationsvermittlung) Welche Informationen wollen Sie für den Gesprächspartner auswählen? Wie grob oder detailliert informieren Sie?
Wie: Vorgehen (Phasenverlauf)	Wie können Sie es erreichen, dass die Informationen verstanden und umgesetzt werden? Wie gehen Sie vor? (Methodik der Informationsvermittlung) (Die vier Verständlichmacher beachten)

Bei der Durchführung von Informationsgesprächen achten die Berater im Wesentlichen auf die vier „Verständlichmacher" (Schulz von Thun 1981, Saul 1993):

1. „Einfachheit":
    - Verwenden Sie Tätigkeitswörter.
    - Sprechen Sie in der Gegenwartsform.
    - Vermeiden Sie möglichst ungewohnte Fremdwörter.
    - Bilden Sie kurze Sätze mit geläufigen Wörtern.
2. „Gliederung/Ordnung":
    - Gliedern Sie Ihre Informationen in übersichtliche Blöcke
    - Fassen Sie zusammen.
    - Betonen Sie Wesentliches.
    - Leiten Sie wesentliche Aussagen z. B. so ein: „Denken Sie vor allem an …"; „Das entscheidende Problem, nämlich …"; „Am wichtigsten ist hierbei …"; „Hierauf lege ich besonderen Wert …"
    - Trennen Sie Fakten von Meinungen
3. „Kürze/Prägnanz":
    - Konzentrieren Sie sich auf das Wesentliche.
    - Formulieren Sie klar und knapp.
    - Beginnen Sie mit Redundantem, d.h. Bekanntem, denn die Aufnahmefähigkeit in einem Gespräch ist begrenzt. Steigern Sie nach und nach die Informationsdichte.
    - Vermeiden Sie überflüssige Informationen.
4. „Stimulanz/Anregung":
    - Sprechen Sie Ihren Gesprächspartner so an, dass er/sie sich als Individuum mit Gefühlen, Wünschen und Interessen wahrgenommen fühlt.
    - Formulieren Sie konkret und anschaulich.
    - Verwenden Sie das persönliche „Sie" anstelle des unpersönlichen „man".
    - Sprechen Sie die Gefühle des Gesprächspartners an.
    - Sprechen Sie eigene Gefühle aus.
    - Vermeiden Sie Monologe.
    - Knüpfen Sie an die Erfahrungen Ihres Gesprächspartners an.
    - Wählen Sie die Sprachebene Ihres Gegenübers.

Vorgehen:
- Einstiegsphase: Ankommen, „warm werden", Kaffee/Tee usw. anbieten
- Motivationsphase: Gesprächspartner erläutert Anliegen, Gefühlen Raum geben
- Informationsphase: Kurze und knappe Information über den Sachverhalt, klar und verständlich gegliedert
- Veranschaulichungsphase: positive, praxisnahe Beispiele zur Veranschaulichung des Sachverhalts unterstützt durch Informationsmaterial

- Feedbackphase: Offene Fragen beantworten, Klärung möglicher Missverständnisse
- Abschlussphase: Ausblick geben, neues Zusammentreffen vereinbaren, um offene Fragen zu beantworten, Zuversicht vermitteln

Es reicht nicht aus, dass der Berater die Informationen verständlich formuliert hat. Erst, wenn er sich vergewissert hat, dass sein Gesprächspartner alles verstanden hat, ist die Information angekommen. Anschlussfähig – d. h. verstanden – ist die Information durch die verbale und nonverbale Antwort des Gesprächspartners. Sie gibt das entscheidende Feedback.

2. Partnerzentrierte Gesprächsführung

Ziel des partnerzentrierten Gesprächs ist es, dem Gesprächspartner zu ermöglichen, sich auszusprechen, und indem er seine Gefühle und Probleme formuliert darauf setzen, dass er eigene Lösungen für sich entwickelt.

Dabei helfen folgende Gesprächsführungsregeln, die den Gesprächspartner darin unterstützen, „sich das Leid von der Seele zu reden":

Hinweise für ein „einfühlendes Gespräch":
Die Beratende versucht, sich in die psychosoziale Situation der Angehörigen hineinzuversetzen. Sie lässt sich von der Person führen und hört im Wesentlichen zu. Sie vertraut darauf, dass der Gesprächspartner seine negativen Gefühle (Angst, Wut, Trauer) eher überwinden kann, wenn sie ausgesprochen werden können.

Wichtige Grundbedingungen ist eine Haltung, die auf Akzeptanz, Echtheit der Beziehung und Einfühlung/Empathie beruht. Als einfühlende Gesprächspartnerin/Beraterin gibt sie der Person zu erkennen,
- dass ihre Gefühle und Gedanken verstanden, akzeptiert und nicht wertend gehört werden,
- dass sie aufrichtig an ihren Gefühlen und Gedanken interessiert ist,
- dass sie selbst den Verlauf des Gespräches bestimmen kann und nicht gegängelt wird,
- dass sie ihr die Lösung ihrer Probleme zutraut und sie nicht durch eigene Ratschläge abhängig macht.

Fördernde Reaktionsweisen sind z. B.:
- Aktives und aufmerksames und akzeptierendes Zuhören: z. B. Blickkontakt
- Paraphrasieren: Der Inhalt der Mitteilung des Gesprächspartners wird noch einmal mit eigenen Worten wiederholt, um sicher zu gehen, dass man ihn auch richtig verstanden hat.
- Zurückspiegeln der gefühlsmäßigen Erlebnisinhalte einer Äußerung: Verbalisierung des Gefühls, das der Partner in einer Äußerung ausdrückt.

- Wahrnehmungsüberprüfung: Der Partner wird gefragt, ob der Eindruck richtig ist.
- Informationssuche: Gemeint sind hier Fragen, die sich genau drauf beziehen, was der Partner sagte, und nicht solche Fragen, die neue Themen anschneiden.

Hinderlich ist eine Gesprächsführung, die
- der anderen Person ihre Gefühle „nimmt", ihr vermittelt, dass sie diese Gefühle gar nicht haben und äußern darf,
- der anderen Person Gefühle der Unterlegenheit und Bedeutungslosigkeit und den Eindruck vermitteln, eher beschwichtigt als ernst genommen zu werden.

Hemmende Reaktionsweisen sind z. B.:
- Wechsel des Themas ohne Erklärung
- Vermeidung des Blickkontaktes
- Interpretation des Verhaltens und Belehrung über Zusammenhänge: z. B. Das tut man gewöhnlich, wenn man ...
- Ratschläge geben, überreden, Befehle oder Rezepte geben: Sei doch mal ..., Tu doch mal ...

Vorgehen:
Zuhören
- dem Gesprächspartner ungeteilte Aufmerksamkeit schenken
- ihm aktiv zuhören, keine Unterbrechung
- Verständnis zeigen, aber keine Bewertung des Gesagten oder Ratschläge geben
- auch Pausen/Stille aushalten

Klären
- durch Fragen zur Problemerkenntnis führen
- das Problem ruhig betrachten lassen

Lösungen entwickeln
- die möglichen Wege und ihre Konsequenzen zur Problemlösung aufzeigen
- den Gesprächspartner selbst entscheiden lassen, welche Lösung er will
- der Problemlösungsprozess geschieht in der Regel in vielen kleinen Schritten

Beistehen
- das Anliegen des Gesprächspartners mit Diskretion und Takt behandeln
- weiteren Rat und evtl. Vermittlung anbieten

4.1.3 Transferaufgaben

1. Ein Informationsgespräch durchführen
Führen Sie in einem Rollenspiel ein Informationsgespräch mit einer Angehörigen/einem Angehörigen über die krankheitsbedingten Verhaltensveränderungen bei Demenzkranken durch und unterbreiten Sie Vorschläge, wie der Umgang mit ihm leichter werden kann. Formulieren Sie verständlich, so dass die Angehörige/der Angehörige die Informationen aufnehmen und verarbeiten kann. Wie erreichen Sie dies? Indem Sie auf die vier „Verständlichmacher" achten. Vergewissern Sie sich, dass Ihr Gesprächspartner alles verstanden hat und fragen Sie ihn, ob er mit dem Gesprächsverlauf zufrieden war.
Nach Durchführung des Rollenspiels bitten Sie die anwesenden Teilnehmer um ein Feedback in Bezug auf die Einhaltung der oben angeführten „Verständlichmacher".

2. Stellen Sie sich vor, Sie haben ein Problem, das Sie psychisch belastet. Sie wollen sich bei einer guten Freundin/einem guten Freund aussprechen. Wie muss sie/er sich verhalten, so dass Sie sagen, das Gespräch hat mir gut getan. Wie sollte sie/er sich auf keinen Fall verhalten?

3. Ein „einfühlendes" Gespräch führen
Vergegenwärtigen Sie sich die Hinweise für ein „einfühlendes Gespräch". Führen Sie mit einer Kollegin/einem Kollegen ein Rollenspiel durch. Der Gesprächspartner schlüpf in die Rolle eines Angehörigen und wendet sich mit einem Problem an Sie.
Bitten Sie anwesende Teilnehmer, Ihre einfühlende Gesprächsführung aufmerksam zu verfolgen. Bitten Sie anschließend Ihren Gesprächspartner und die Beobachtenden um ein Feedback. Falls Sie Ihr Rollenspiel auf Video aufnehmen können, ist die anschließende Auswertung besser nachzuvollziehen.

4.2 Gesetzliche Leistungen

Was ist zu tun, wenn Pflegebedürftigkeit eintritt? Wie kann die Versorgung zu Hause gewährleistet werden? Und wenn weder Angehörige noch Freunde den Patienten zu Hause versorgen können, welche Versorgungsleistungen sind dann möglich? Wer ist dafür zuständig? Häufig kreisen die Sorgen um die Finanzierung. Wie lässt sich zum Beispiel ein Platz in einem Pflegeheim bezahlen?

Das Pflegeversicherungsgesetz berücksichtigte bisher keinen spezifischen Hilfebedarf für die Begleitung demenziell erkrankter Menschen. Zur Pflegeeinstufung herangezogen wurden lediglich die „somatischen" Bereiche Körperpflege, Ernährung und Mobilität sowie die hauswirtschaftliche Versorgung. Diskutiert wird derzeit der Entwurf des neuen Pflegebedürftigkeitsbegriffs und damit verbunden eines neuen Begutachtungsinstruments.

Der Entwurf wird im Folgenden skizziert. Durch die Pflegereform von 2008 – dem Gesetz zur strukturellen Weiterentwicklung der Pflegeversicherung – sind Verbesserungen auch für demenziell erkrankte Menschen eingeleitet worden. Diese werden dargestellt.

Ziele

Die Informationseinheiten befähigen Sie,

- die Leistungen aus dem Pflegeversicherungsgesetz zu beschreiben
- das Antrags- und Begutachtungsverfahren zu erläutern
- die Zeitkorridore bei den Verrichtungen, die dem MDK bei der Begutachtung Orientierungswerte liefern, anzuwenden
- Begutachtungsverfahren nach dem derzeitigen Stand[13] vorzubereiten und zu begleiten, indem Sie die MDK-Richtlinien bei der Pflege und Dokumentation berücksichtigen
- den neuen Pflegebedürftigkeitsbegriff und das Begutachtungsverfahren einzuschätzen
- die Leistungen der häuslichen Krankenpflege (SGB V) und nach dem Bundessozialhilfegesetz zu beschreiben

4.2.1 Leistungen nach dem Pflegeversicherungsgesetz

Wer pflegebedürftig ist, hat einen Rechtsanspruch auf Leistungen aus dem Pflegeversicherungsgesetz. Der Medizinische Dienst der Krankenkassen (MDK) hat die Aufgabe zu prüfen, ob die Voraussetzungen für eine Pflegebedürftigkeit vorliegen. Im Auftrag der Pflegekassen nimmt er die Begutachtung vor. Sie bildet die Grundlage für die Einstufung in einer der drei Pflegestufen. Auf der Basis dieser Begutachtung entscheidet die Pflegekasse über Art und Höhe der Leistungen.

Antrags- und Begutachtungsverfahren

Der Antrag ist bei der Pflegekasse (unter dem Dach der Krankenkasse) des Pflegebedürftigen zu stellen. Der MDK schlägt einen Termin für einen Besuch im Haushalt des Pflegebedürftigen vor. Dieser Hausbesuch wird durch einen vom MDK beauftragten Arzt oder von einer Pflegefachkraft durchgeführt. Dabei geht es darum, anhand vorgegebener Begutachtungsrichtlinien festzustellen, in welchem Umfang der Erkrankte pflegebedürftig ist und welche Pflegestufe vorliegt.

---

13 Stand der gesetzlichen Regelungen und Leistungen ist Februar 2009.

Ferner soll ein individueller Pflege- und Rehabilitationsplan aufgestellt werden. Der behandelnde Arzt, Angehörige und sonstige Pflegepersonen sollen einbezogen und in dem vorliegenden Gutachten berücksichtigt werden, damit das Ausmaß der Pflegebedürftigkeit sachgerecht beurteilt werden kann. Angehörigen ist zu empfehlen, dass sie sich Notizen über Art und Dauer der Hilfestellung für den Kranken machen, um ihren Pflegeaufwand genau dokumentieren zu können. Daher empfiehlt es sich, ein Pflegetagebuch zu führen.

Die Bearbeitungsfrist für Anträge auf Pflegeleistungen beträgt fünf Wochen. Dieser Zeitraum wurde mit der Pflegereform 2008 im Gesetz festgeschrieben, weil die Betroffenen vorher oft zu lange warten mussten. Bei einem Krankenhausaufenthalt, in einem Hospiz oder während einer ambulant-palliativen Versorgung muss die Begutachtung durch den MDK innerhalb einer Woche erfolgen, wenn dies zur Sicherstellung der weiteren Versorgung erforderlich ist.

Auf der Grundlage des Gutachtens erteilt die Pflegekasse einen schriftlichen Bescheid, in dem der Antrag abgelehnt oder anerkannt und eine Pflegestufe zuerkannt wird. Wenn die Betroffenen mit dieser Entscheidung nicht einverstanden sind, können sie innerhalb eines Monats schriftlich Widerspruch einlegen. Eine Begründung ist nicht erforderlich, jedoch ist es vorteilhaft, ein ärztliches Fachgutachten beizufügen. Wenn darauf die Erstgutachter ihre Entscheidung nicht ändern, findet eine zweite Begutachtung durch einen anderen Gutachter statt. Das Ergebnis wird wiederum schriftlich mitgeteilt; gegen diesen Bescheid ist Klage zulässig. Ein Neuantrag kann jederzeit gestellt werden, ferner kann eine höhere Einstufung beantragt werden, wenn die Pflegebedürftigkeit zugenommen hat.

Derzeitiger Pflegebedürftigkeitsbegriff

Wer erhält Pflegeleistungen? Pflegebedürftig im Sinne des Gesetzes sind „Personen, die wegen einer körperlichen, geistigen oder seelischen Krankheit oder Behinderung für die gewöhnlichen und regelmäßig wiederkehrenden Verrichtungen im Ablauf des täglichen Lebens auf Dauer, voraussichtlich für mindestens sechs Monate" erheblicher Hilfe bedürfen.

Neben körperlichen Erkrankungen werden im Gesetz ausdrücklich auch „Störungen des Zentralnervensystems wie Antriebs-, Gedächtnis- oder Orientierungsstörungen", also die Hauptsymptome demenzieller Erkrankungen, genannt. Hilfsbedürftigkeit bezieht sich auf die „Verrichtungen im Ablauf des täglichen Lebens" in den vier Bereichen: Körperpflege, Ernährung, Mobilität und hauswirtschaftliche Versorgung. Im einzelnen wird in den §§ 14 und 15 SGB XI Folgendes ausgesagt:

Paragraph 14 PflegeVG regelt die Bestimmungen zur Pflegebedürftigkeit:
(1) Pflegebedürftig sind Personen, die wegen
- einer körperlichen, geistigen oder seelischen Krankheit oder Behinderung so hilflos sind, dass sie für die gewöhnlichen und regelmäßig wiederkehrenden Verrichtungen im Ablauf des täglichen Lebens auf Dauer, voraussichtlich für mindestens 6 Monate, in erheblichem oder höherem Maße der Hilfe bedürfen.

(2) Krankheit oder Behinderung sind:
- Verluste, Lähmungen oder Funktionseinschränkungen am Stütz- und Bewegungsapparat,
- Funktionsstörungen der inneren Organe oder Sinnesorgane,
- Funktionsstörungen des zentralen Nervensystems wie Antriebs-, Gedächtnis- oder Orientierungsstörungen sowie endogene Psychosen, Neurosen oder geistige Behinderungen.

(3) Die Hilfe im Sinne des Absatzes 1 besteht in der teilweisen oder vollständigen Übernahme der Verrichtungen im Ablauf des täglichen Lebens oder in der Beaufsichtigung oder Anleitung durch eine Pflegeperson mit dem Ziel der eigenständigen Übernahme dieser Verrichtung.

(4) Gewöhnliche und regelmäßig wiederkehrende Verrichtungen sind:

Körperpflege	Ernährung	Mobilität	Hauswirtschaft
• Waschen • Duschen/Baden • Zähneputzen • Haarpflege • Gesichtspflege • Nagelpflege • Darm-/Blasenentleerung	• Vorbereitung der Nahrung • Nahrung zubereiten • Nahrungsaufnahme	• Verlassen/ Wiederaufsuchen der Wohnung • Aufstehen/ Zubettgehen • An-/Auskleiden • Gehen/Stehen • Treppensteigen	• Wechseln/ Waschen von Bettwäsche/ Bekleidung • Reinigung der Wohnung • Einkaufen • Beheizen

Körperpflege, Ernährung und Mobilität werden als „Grundpflege" bezeichnet.

Drei Stufen der Pflegebedürftigkeit (§ 15 SGB XI)

Das Gesetz unterscheidet drei Pflegestufen. Tabelle 26 gibt die notwendige Häufigkeit und den Zeitaufwand des benötigten Hilfebedarfs in den jeweiligen Pflegestufen wieder.

Tab. 26: Benötigter Hilfebedarf

Pflegestufen	Benötigter Hilfebedarf	
	wie oft	wie lange*
Stufe I: Erheblich Pflegebedürftige	• Mindestens einmal täglich bei wenigstens zwei Verrichtungen der Körperpflege, Ernährung oder Mobilität • Mehrfach wöchentlich bei der hauswirtschaftlichen Versorgung	mindestens 90 Minuten, davon mehr als 45 Minuten für die „Grundpflege"

Stufe II: Schwerpflege- bedürftige	• Mindestens dreimal täglich zu verschiedenen Zeiten bei der Körperpflege, Ernährung oder Mobilität • Mehrfach wöchentlich bei der hauswirtschaftlichen Versorgung	mindestens drei Stunden, davon mindestens zwei Stunden für die „Grundpflege"
Stufe III Schwerstpflege- bedürftige	• Rund um die Uhr (auch nachts) bei der Körperpflege, Ernährung oder Mobilität • Mehrfach wöchentlich bei der hauswirtschaftlichen Versorgung	Mindestens fünf Stunden, davon mindestens vier Stunden für die „Grundpflege"
Stufe III + Härtefälle	• Zeitgleicher Einsatz von mehreren Pflegekräften bei der Körperpflege, Ernährung oder Mobilität (auch nachts) • Ständig bei der hauswirtschaftlichen Versorgung	Mindestens sieben Stunden, davon mindestens zwei Stunden in der Nacht

*Zeitwerte für Laienpflege im wöchentlichen Tagesdurchschnitt

MDK-Begutachtung und Zeitkorridore

Zeitkorridore sind für den Gutachter ein Hilfsmittel zur Feststellung des individuellen Hilfebedarfs. Sie wurden auf der Grundlage bisheriger Gutachten erarbeitet und geben eine Zeitspanne an, die im Durchschnitt von den Pflegepersonen für die jeweiligen Hilfeleistungen aufgewendet wurden. „Zeitkorridore" sind also zeitliche Von-bis-Angaben für einzelne Verrichtungen; sie liefern Anhaltswerte im Sinne eines Orientierungsrahmens. Die Feststellung der Pflegebedürftigkeit und die Zuordnung zu einer Pflegestufe erfolgt jedoch immer individuell auf den Einzelfall bezogen.

Zusammenfassend kann festgehalten werden:

Die Zeitkorridore

- haben eine Leitfunktion, es sind keine verbindlichen Vorgaben;
- entheben den Gutachter nicht von der Verpflichtung, die individuelle Situation hinsichtlich Zeitaufwand für den Hilfebedarf festzustellen;
- enthalten keine Vorgaben für die personelle Besetzung von Pflegeeinrichtungen, sie lassen auch keine Rückschlüsse darauf zu;
- wurden auf der Basis einer „vollständigen Übernahme der Verrichtungen durch eine Laienpflegekraft" festgelegt.

Nachfolgend werden die in § 14 Abs. 4 SGB XI genannten gewöhnlichen und regelmäßig wiederkehrenden Verrichtungen aus dem Bereich der Grundpflege mit den entsprechenden Zeitkorridoren aufgeführt. Die Vor- und Nachbereitung zu den Verrichtungen stellt eine Hilfeleistung im Sinne des SGB XI dar und ist bei den Zeitorientierungswerten berücksichtigt. Die Hautpflege ist als integraler Bestandteil der Körperpflege bei den jeweiligen Zeitorientierungswerten ebenfalls mitberücksichtigt.

Tab. 27: Zeitrichtwerte in Bezug auf Verrichtungen

Verrichtung	Durchschnittliche Zeitwerte
Körperpflege	
Ganzkörperwäsche	20 bis 25 Min.
Teilwäsche Oberkörper	8 bis 10 Min.
Teilwäsche Unterkörper	12 bis 15 Min.
Teilwäsche Hände/Gesicht	1 bis 2 Min.
Duschen	15 bis 20 Min.
Baden	20 bis 25 Min.
Zahnpflege	5 Min.
Kämmen	1 bis 3 Min.
Rasieren	5 bis 10 Min.
Wasserlassen (einschließlich Intimhygiene, Reinigen der Toilette bzw. des Umfeldes)	2 bis 3 Min.
Stuhlgang (mit anschließender Intimhygiene, Reinigen der Toilette bzw. des Umfeldes)	3 bis 6 Min.
Richten der Bekleidung	2 Min.
Wechseln von Windeln nach Wasserlassen (einschließlich Intimhygiene, Entsorgung)	4 bis 6 Min.
Wechseln von Windeln nach Stuhlgang (einschließlich Intimhygiene, Entsorgung)	7 bis 10 Min.
Wechsel kleiner Vorlagen	1 bis 2 Min.
Wechseln/Entleeren des Urinbeutels bzw. Nachtstuhls oder Bettschüssel	2 bis 3 Min.
Wechseln/Entleeren des Stomabeutels	3 bis 4 Min.
Ernährung	
mundgerechte Zubereitung einer Hauptmahlzeit (einschließlich des Bereitstellens eines Getränkes)	je 2 bis 3 Min.
Essen von Hauptmahlzeiten einschließlich Trinken (maximal 3 Hauptmahlzeiten pro Tag)	je 15 bis 20 Min.
Verabreichung von Sondenkost	15 bis 20 Min. pro Tag
Mobilität	
Einfache Hilfe zum Aufstehen/Zubettgehen	je 1 bis 2 Min.
Umlagern	2 bis 3 Min.
Ankleiden gesamt	8 bis 10 Min.
Ankleiden Oberkörper/Unterkörper	5 bis 6 Min.
Entkleiden gesamt	4 bis 6 Min.
Entkleiden Oberkörper/Unterkörper	2 bis 3 Min.
Gehen (bezüglich einer Verrichtung)	Abhängig von der Wohnsituation
Stehen (z. B. Transfer auf einen Rollstuhl und/oder Toilettenstuhl, in eine Badewanne oder Dusche)	je 1 Min.
Treppensteigen (innerhalb der Wohnung)	Abhängig vom individuellen Wohnbereich des Antragstellers
Verlassen und Wiederaufsuchen der Wohnung (z. B. Arztbesuch, Ämter)	Vorgabe von Zeitorientierungswerten nicht möglich
Hauswirtschaftliche Versorgung	
Einkaufen, Kochen, Reinigen der Wohnung, Spülen, Wechseln/Waschen der Wäsche und Kleidung, Beheizen der Wohnung	Keine Zeitvorgaben – wesentlich ist hier die Häufigkeit und Notwendigkeit der Hilfe.

Ermittlung des zeitlichen Umfangs des jeweiligen Hilfebedarfs
In welcher Weise erfolgt die Feststellung des Zeitaufwandes für einzelne Verrichtungen?

- Der Gutachter erhebt den Zeitaufwand unter Berücksichtigung
  a) der häuslichen Bedingungen
  b) der Angaben des Antragsstellers bzw. der Pflegeperson.
- Der Gutachter stellt den Zeitbedarf in der Grundpflege für die Einzelverrichtungen sowie für die hauswirtschaftliche Versorgung insgesamt fest. Er summiert also die Zeitwerte in den einzelnen Verrichtungen.
- Maßstab für die Bemessung des Zeitaufwandes ist die Pflegezeit, die nichtprofessionelle Helfer (im Sinne der Laienpflege) benötigen würden.
- Die Zeit-Orientierungswerte – die Zeitkorridore – dienen als Grundlage zur Bemessung der Pflegezeit.
- Bei der Zeiterfassung werden auch Hilfeleistungen bei den gesetzlich festgelegten Verrichtungen der Grundpflege berücksichtigt, die nicht täglich anfallen. Ebenso wird bei der hauswirtschaftlichen Versorgung verfahren, um den wöchentlich anfallenden Mindestaufwand festzustellen.
- Ist es notwendig, dass zwei Pflegekräfte zeitgleich eingesetzt sind, ist der Zeitaufwand, den eine Pflegeperson benötigt, doppelt zu rechnen.
- Bei Personen mit wechselndem Hilfebedarf ist der durchschnittliche Hilfebedarf über einen längeren Zeitraum zu berücksichtigen. Angaben dazu erhält der Gutachter über die Pflegedokumentation, das Pflegetagebuch und über die Angaben der Pflegeperson.
- Bei Pflegebedürftigen mit wechselnder Tagesform – insbesondere bei psychisch Kranken und Behinderten – werden weitere Informationen herangezogen, und zwar von den behandelnden Ärzten und den Pflegediensten.
- Der Zeitaufwand wird mitbestimmt durch den Einsatz von Pflegehilfsmitteln und durch bauliche Besonderheiten. Sie sind im Einzelfall genau zu beschreiben.

Der Hilfebedarf ist für jede Verrichtung der Grundpflege stets in vollen Minuten anzugeben. Wenn der Pflegende während des gesamten Vorgangs einer Verrichtung zur Anleitung unmittelbar beim Pflegebedürftigen verbleiben muss, ist der gesamte Zeitraum dieser Beaufsichtigung im Sinne einer vollen Übernahme seitens des Gutachters zu berücksichtigen.

Fallen bestimmte Verrichtungen der Körperpflege nicht jeden Tag an, dann ist der wöchentliche Zeitaufwand, z.B. für Duschen bzw. Baden auf den Durchschnittswert pro Tag umzurechnen. Das heißt der wöchentliche Pflegeaufwand ist durch 7 zu dividieren.

Maßnahmen, die in der Regel nicht täglich anfallen, z.B. im Bereich der Körperpflege das Fuß- und Fingernägel schneiden oder das Haare waschen, bleiben außer Acht.

Besonderheiten bei der Ermittlung des Hilfebedarfs

Solche Besonderheiten beziehen sich auf Antragsteller, die nicht über eine eigene Wohnung verfügen, sondern z. B. in stationären Einrichtungen leben. Hier geht man bei der Berechnung des zeitlichen Mindestaufwandes des Hilfebedarfs nicht vom tatsächlichen Wohnumfeld aus, sondern von einer durchschnittlichen häuslichen Wohnsituation. Bei der Erfassung von Art und Häufigkeit des Hilfebedarfs bei den einzelnen Verrichtungen sind die tatsächlichen Verhältnisse maßgebend. Maßstab zur Ermittlung des zeitlichen Umfang der Verrichtungen ist auch hier die Laienpflege.

Hilfebedarf und aktivierende Pflege

Aktivierende Pflege „hat eine nachvollziehbare Pflegedokumentation und -planung zur Voraussetzung". Bei der aktivierenden Pflege ist anzustreben,

- „vorhandene Selbstversorgungsaktivitäten zu erhalten und solche, die verloren gegangen sind, zu reaktivieren;
- bei der Leistungserbringung die Kommunikation zu verbessern;
- dass geistig und seelisch Behinderte, psychisch Kranke und geistig verwirrte Menschen sich in ihrer Umgebung und auch zeitlich zurechtfinden."

Aktivierende Pflege kann mehr Zeit in Anspruch nehmen als die vollständige Übernahme an Zeit beansprucht. Liegt der festgestellte Zeitaufwand für eine Verrichtung der Grundpflege innerhalb der angegebenen Zeitkorridore, dann braucht diese Feststellung vom Gutachter nicht weiter begründet zu werden. Es reicht aus, wenn der Gutachter bei der abschließenden Bewertung des Hilfebedarfs die Gründe für seine Feststellung zusammenfassend beschreibt. Dabei würdigt er insbesondere andere Hilfsformen als die vollständige Übernahme und die in dem jeweiligen Einzelfall vorhandenen allgemeinen und besonderen Erschwernis- und Erleichterungsfaktoren. Diese sind Folgende:

Allgemeine Erschwernisfaktoren

Es genügt hier die einmalige explizite Begründung des Mehraufwandes. Erschwerende Faktoren, die einen zeitlichen Mehraufwand bedingen, sind z. B.:

- Körpergewicht über 80 kg
- Kontrakturen großer Gelenke
- hochgradige Spastik
- Hemiplegien oder Paraparesen
- einschießende unkontrollierte Bewegungen
- Fehlstellungen der Extremitäten
- eingeschränkte Belastbarkeit infolge schwerer kardiopulmonaler Dekompensation mit Orthopnoe und ausgeprägter zentraler und peripheren Ödemen

- Abwehrverhalten mit Behinderung der Übernahme (z. B. bei geistigen Behinderungen/psychischen Erkrankungen)
- stark eingeschränkte Sinneswahrnehmung (Hören, Sehen)
- starke therapieresistente Schmerzen
- pflegebehindernde räumliche Verhältnisse
- zeitaufwendiger Hilfsmitteleinsatz (z. B. bei fahrbaren Liftern/Decken-, Wand-Liftern)

Allgemeine erleichternde Faktoren

Faktoren, die die Verrichtungen erleichtern bzw. verkürzen, sind z. B.:

- Körpergewicht unter 40 kg
- pflegeerleichternde räumliche Verhältnisse
- Hilfsmitteleinsatz.

Ergeben sich in der Begutachtung Abweichungen von den Zeitkorridoren, so muss der Gutachter die Abweichungen im einzelnen begründen. Die Begründung muss so transparent und plausibel sein, dass die Pflegekassen den zeitlichen Mehraufwand nachvollziehen können.

Besonderheiten der Ermittlung des Hilfebedarfs bei Personen mit psychischen Erkrankungen und/oder geistigen Behinderungen

Hilfen, die z. B. dementen Menschen gegeben werden, werden nur dann berücksichtigt in der Zuordnung zu einer Pflegestufe, wenn „sie im unmittelbaren Zusammenhang mit den regelmäßig wiederkehrenden Verrichtungen im Ablauf des täglichen Lebens nach § 14 Abs. 4 SGB XI stehen". Allgemeine Aufsicht und Betreuung haben für die Feststellung des Hilfebedarfs keine Bedeutung.

Die Hilfeleistungen „Beaufsichtigung und Anleitung" sind für psychisch Kranke oder geistig behinderte Menschen von besonderer Bedeutung. Die Anleitung hat zum Ziel, die Erledigung der täglich wiederkehrenden Verrichtungen durch die Pflegebedürftigen selbst sicherzustellen. Aufgabe der Pflegeperson ist es, im individuell notwendigen Umfang zur Erledigung der Verrichtungen anzuhalten.

Der Gutachter zieht insbesondere bei Pflegebedürftigen, die über ihre Krankheit selbst keine Auskunft geben können, wie das bei Demenzkranken der Fall ist, die Pflegedokumentation zur Hilfe oder die längerfristigen Aufzeichnungen des Hilfebedarfs durch ein Pflegetagebuch.

Der Zeitaufwand für Anleitung und Beaufsichtigung bei den einzelnen Verrichtungen muss in jedem Einzelfall individuell erhoben werden, z. B. kann sich der Gutachter den Hilfebedarf bei den Verrichtungen demonstrieren lassen.

Bei der Pflegezeitbemessung ist die gesamte Zeit zu berücksichtigen, die für die Erledigung der Verrichtung benötigt wird. Entfernt sich z. B. ein unruhiger Demenzkranker beim Waschen aus dem Badezimmer, so ist auch die benötigte Zeit für ein beruhigendes Gespräch, das die Fortsetzung des Waschens ermöglicht, zu berücksichtigen.

4.2.2 Der Entwurf eines neuen Pflegebedürftigkeitsbegriffs

Die Kritik am bestehenden Pflegebedürftigkeitsbegriff, der den Hilfebedarf von Personen mit psychischen oder geistigen Erkrankungen, und damit auch demenziell erkrankten Menschen, nicht genügend berücksichtigte, führte dazu, dass das Bundesministerium für Gesundheit den Auftrag zu einer Revision des Pflegebedürftigkeitsbegriffs und damit verbunden eines neuen Begutachtungsinstruments erteilte (s. Bericht des Beirats zur Überprüfung des Pflegebedürftigkeitsbegriffs 2009). Der Entwurf eines Begutachtungsinstruments wurde gemeinsam vom Bielefelder Institut für Pflegewissenschaft (IPW) und dem Medizinischen Dienst der Krankenversicherung Westfalen-Lippe (MDK WL) entwickelt. Über den bisherigen Hilfebedarf bei Alltagsverrichtungen, so wie sie heute im SGB XI aufgeführt sind, sollen zukünftig darüber hinaus auch die Folgen von kognitiven Einbußen, psychischen Problemen und Verhaltensauffälligkeiten, krankheits- und therapiebedingte Anforderungen sowie verschiedene Aspekte des Alltagslebens in die Ermittlung einer Pflegestufe einbezogen werden (Wingenfeld 2008, S. 383). Außerhäusliche Aktivitäten und Haushaltsführung werden ebenfalls berücksichtigt, allerdings gesondert, um unabhängig von der Pflegestufe eine Stufe der Hilfebedürftigkeit zu ermitteln.

Die Kriterien, nach denen eine Einschätzung erfolgen soll, sind in acht Bereiche unterteilt:

1. Mobilität (Fortbewegung über kurze Strecken und Lageveränderungen des Körpers)
2. Kognitive und kommunikative Fähigkeiten
3. Verhaltensweisen und psychische Problemlagen
4. Selbstversorgung (die meisten der im heutigen SGB XI aufgeführten Verrichtungen)
5. Umgang mit krankheits-/therapiebedingten Anforderungen und Belastungen
6. Gestaltung des Alltagslebens und soziale Kontakte
7. Außerhäusliche Aktivitäten (einschließlich außerhäusliche Mobilität)
8. Haushaltsführung (einschließlich hauswirtschaftliche Tätigkeiten).

Maßstab für Pflegebedürftigkeit soll nicht länger die erforderliche Pflegezeit sein, sondern die Selbständigkeit einer Person. Entscheidend ist die Frage, inwieweit die Person ohne personelle Hilfe Aktivitäten durchführen, psychische Probleme bewältigen oder soziale Kontakte und andere Aspekte des Lebensalltags gestalten kann. Die Ergebnisse der gutachterlichen Finschätzung werden als Punktwert auf einer Skala zwischen 0 und 100 dargestellt. Diese Skala ist in mehrere Bereiche unterteilt, die jeweils einer von insgesamt fünf Stufen der Pflegebedürftigkeit entsprechen.

4.2.3 Pflegereform 2008 und Leistungskatalog

Durch die Pflegereform wurden die finanziellen Leistungen der Pflegeversicherung angehoben und der Anspruch auf Unterstützung ausgeweitet. Die Leistungen werden ab 2015 dynamisiert, das heißt alle drei Jahre wird geprüft, ob eine Anpassung an die Preisentwicklung erforderlich ist.

Häusliche Versorgung

Bei anerkannter Pflegebedürftigkeit kann gewählt werden zwischen Sachleistungen (Pflegeleistungen eines ambulanten Dienstes, einer Tages-, Nacht- oder Kurzzeitpflegeeinrichtung) und einem Pflegegeld. Ferner ist die Kombination von Geld- und Sachleistungen möglich (§ 38 SGB XI). Das bedeutet, dass wer Sachleistungen nur teilweise in Anspruch nimmt, daneben ein anteiliges Pflegegeld erhält.

Folgende Leistungen sieht das Pflegeversicherungsgesetz und das Gesetz zur strukturellen Weiterentwicklung der Pflegeversicherung vor:

Ambulante Sachleistungen (Pflegehilfe) und/oder Pflegegeld

Die Leistungen ambulanter Pflegedienste (§ 36 SGB XI) umfasst die Grundpflege und hauswirtschaftliche Versorgung („häusliche Pflegehilfe"), nicht aber medizinische Behandlungspflege. Der Umfang der Leistungen in der häuslichen Pflege ist nach dem Grad der Pflegebedürftigkeit gestaffelt. Wenn Sachleistungen nicht gewünscht werden, kann Pflegegeld beantragt werden.

Bei Bezug von Pflegegeld muss der Pflegebedürftige die erforderliche Grundpflege und hauswirtschaftliche Versorgung durch eine Pflegeperson selbst sicherstellen.

Tab. 28: Ambulante Sachleistungen in Euro (Pflegehilfe)

Pflegestufe (monatlich)	bisher	Ab 1.7.2008	2010	2012
Stufe I	384,00	420,00	440,00	450,00
Stufe II	921,00	980,00	1.040,00	1.100,00
Stufe III*	1.432,00	1.470,00	1.510,00	1.550,00

* Die Stufe III für Härtefälle im ambulanten Bereich in Höhe von 1.918 Euro monatlich bleibt unverändert.

Tab. 29: Pflegegeld in Euro

Pflegestufe (monatlich)	bisher	Ab 1.7.2008	2010	2012
Stufe I	205,00	215,00	225,00	235,00
Stufe II	410,00	420,00	430,00	440,00
Stufe III	665,00	675,00	685,00	700,00

Beratungseinsätze (§ 37, Abs. 3 SGB XI)
Pflegepersonen sind verpflichtet, bei Pflegestufe I und II einmal halbjährlich und bei Stufe III einmal vierteljährlich einen Beratungsbesuch durchführen zu lassen. Dieser Beratungsbesuch dient der Sicherung der Qualität der häuslichen Pflege und der regelmäßigen Hilfestellung und praktischen pflegefachlichen Unterstützung der häuslich Pflegenden. Die Beratungsbesuche können nicht nur von zugelassenen Pflegediensten und von neutralen und unabhängigen Beratungsstellen mit pflegefachlicher Kompetenz, die von den Landesverbänden der Pflegekassen anerkannt sind, durchgeführt werden, sondern auch von den Pflegeberatern der Pflegekassen.

Seit dem 1. Juli 2008 können auch Personen mit erheblich eingeschränkter Alltagskompetenz, die noch nicht die Voraussetzungen der Pflegestufe I erfüllen, einen Beratungsbesuch in Anspruch nehmen. In diesen Fällen kann die Beratung von einem zugelassenen Pflegedienst, aber auch von einer anerkannten unabhängigen Beratungsstelle mit oder ohne pflegefachliche Kompetenz durchgeführt werden. Letzteres soll ermöglichen, dass z. B. Alzheimer-Patienten auch eine Beratung durch die Alzheimer-Gesellschaft in Anspruch nehmen können.

Einsatz von Einzelpflegekräften
Statt eine Sozialstation mit der Pflege zu beauftragen, können auch Einzelpflegekräfte herangezogen werden. Das sind Pflegekräfte, zum Beispiel eine Altenpflegerin oder einen Altenpfleger, die sich selbstständig gemacht haben.

Urlaubsvertretung/Verhinderungspflege (§ 39 SGB XI)
Pflegende Angehörige haben bereits nach sechs Monaten Pflege („Vorpflegezeit") – statt wie bisher erst nach zwölf Monaten – einen Anspruch auf eine Pflegevertretung im Urlaub („Verhinderungspflege"). Im Urlaubs- oder Krankheitsfall der Pflegeperson übernimmt die Pflegekasse die Kosten für eine Ersatzpflegekraft in der Höhe von bis zu 1.470 Euro ab dem 1. Juli 2008, bis zu 1.510 Euro ab dem Jahre 2010 und bis zu 1.550 Euro ab dem Jahre 2012 für bis zu vier Wochen pro Jahr. Zudem werden für die Dauer des Erholungsurlaubs von der Pflegekasse die Rentenversicherungsbeiträge der Pflegeperson weitergezahlt.

Betreuungsbetrag und „Pflegestufe 0"

Pflegebedürftige, bei denen zu Hause ein „erheblicher Bedarf an allgemeiner Beaufsichtigung und Betreuung" besteht, erhielten bisher aus der Pflegeversicherung finanzielle Hilfen in Höhe von maximal 460 Euro pro Jahr. Diese Leistungen wurden ab dem 1.7.2008 angehoben. Zielgruppe sind Menschen mit erheblich eingeschränkter Alltagskompetenz im ambulanten Bereich – dazu gehören u.a. demenziell erkrankte, aber auch psychisch kranke und geistig behinderte Menschen. Ab 1. Juli 2008 erhalten die Betroffenen bis zu 100 Euro (Grundbetrag) oder bis zu 200 Euro (erhöhter Betrag) monatlich. Im Jahr sind das bis zu 1.200 bzw. 2.400 Euro. Auch demenziell erkrankte Menschen mit einem geringeren Pflegebedarf, die noch nicht die Voraussetzungen der Pflegestufe I erfüllen, aber Betreuungsbedarf haben (so genannte „Pflegestufe 0"), können erstmals diese Leistungen erhalten.

Die Feststellung, ob ein erheblicher Bedarf an allgemeiner Beaufsichtigung und Betreuung vorliegt, obliegt dem MDK. Dieser prüft an Hand des in Kapitel 2 vorgestellten Kriterienkatalogs (Richtlinie zur Feststellung von Personen mit erheblich eingeschränkter Alltagskompetenz und zur Bewertung des Hilfebedarfs – PEA-Assessment), ob erhebliche Einschränkungen der Alltagskompetenz dauerhaft vorliegen. Der Betrag ist von den Pflegebedürftigen zweckgebunden einzusetzen für bestimmte, im Gesetz aufgelistete qualitätssichernde Sachleistungsangebote, die zur Entlastung der pflegenden Angehörigen geeignet sind, wie

- Tages- und Nachtpflege
- Kurzzeitpflege
- Pflegedienste, sofern es sich um Angebote der allgemeinen Anleitung und Betreuung und nicht um Leistungen der Grundpflege und der hauswirtschaftlichen Versorgung handelt
- niedrig schwellige Beratungsangebote. Hierzu zählen insbesondere Leistungen der Betreuungsgruppen für Demenzkranke, Helferkreise zur stundenweisen Entlastung pflegender Angehöriger, der Tagesbetreuung in Kleingruppen nach dem „Tagesmutter-Modell", der Agenturen zur Vermittlung von Betreuungsleistungen für Pflegebedürftige, der Nachtcafes, der Fachberatung einschließlich Case-Management sowie der Betreuung durch gerontopsychiatrische Zentren.

Pflegehilfsmittel und technische Hilfen (§ 40 SGB XI)

Pflegebedürftige haben Anspruch auf Versorgung mit Pflegehilfsmitteln, technischen Hilfen und Maßnahmen zur Anpassung der Wohnung. In bestimmten Fällen ist eine Zuzahlung zu leisten.

Wohnungsanpassung

Die Pflegekasse zahlt unabhängig von der Pflegestufe auf Antrag bis zu 2.557 Euro als Zuschuss für Anpassungsmaßnahmen, die die häusliche Pflege in der Wohnung ermöglichen, erleichtern oder eine möglichst selbstständige Lebensführung des Pflegebedürftigen wiederherstellen. Ziel solcher Maßnahmen ist es insbesondere, eine Überforderung der Pflegekraft zu verhindern.

Bei der Bemessung des Zuschusses wird ein Eigenanteil erhoben, der sich nach dem Einkommen der oder des Pflegebedürftigen richtet (vgl. Lerneinheit 4.4 Wohnberatung).

Förderung von Wohngemeinschaften und Zusammenlegen von Leistungen („Poolen")
Die Pflegereform fördert neue Wohnformen wie zum Beispiel die Senioren-WGs. Um Wirtschaftlichkeitsreserven zu erschließen, können Versicherte Pflegeleistungen gemeinsam mit anderen Leistungsberechtigten in Anspruch nehmen. So kann eine Wohngemeinschaft die Sachleistungsansprüche zusammenlegen und Leistungen der grundpflegerischen und hauswirtschaftlichen Versorgung gemeinsam in Anspruch nehmen.

Kurzzeitige Freistellung von der Arbeit
Wird ein Angehöriger pflegebedürftig, muss schnell Hilfe organisiert werden. Neben dem Anspruch auf Pflegezeit haben Beschäftigte daher das Recht, bis zu zehn Arbeitstage der Arbeit fernzubleiben (so genannte kurzzeitige Arbeitsverhinderung). In dieser Zeit bleiben die Beschäftigten sozialversichert. Anspruch auf eine kurzzeitige Freistellung haben Beschäftigte unabhängig von der Anzahl der beim Arbeitgeber Beschäftigten.

Anspruch auf Pflegezeit
Zum 1. Juli 2008 wurde für die Angehörigen von Pflegebedürftigen ein Anspruch auf Pflegezeit eingeführt. Beschäftigte in Betrieben mit mindestens 15 Beschäftigten können sich für die Dauer von bis zu sechs Monaten von der Arbeit frei stellen lassen. In dieser Zeit beziehen sie zwar kein Gehalt, sie bleiben aber sozialversichert. In dieser Pflegezeit wird die Beitragszahlung zur Rentenversicherung – wie bereits nach geltendem Recht – von der Pflegekasse übernommen, wenn die Pflegeperson mindestens 14 Stunden in der Woche pflegt. Der Kranken- und Pflegeversicherungsschutz bleibt während der Pflegezeit erhalten, da in der Regel eine Familienversicherung besteht. Sollte keine Familienversicherung möglich sein, muss sich der pflegende Angehörige freiwillig in der Krankenversicherung weiterversichern und entrichtet dafür den Mindestbeitrag. Die Krankenversicherung führt automatisch auch zur Absicherung in der Pflegeversicherung. Auf Antrag erstattet die Pflegeversicherung den Beitrag für die Kranken- und Pflegeversicherung bis zur Höhe des Mindestbeitrages. Der Versicherungsschutz in der Arbeitslosenversicherung bleibt erhalten. Die Beiträge zur Arbeitslosenversicherung werden von der Pflegekasse übernommen (Bundesministeriums für Gesundheit 2008).

Pflegekurse und individuelle häusliche Schulung für pflegende Angehörige
Das Pflegeversicherungsgesetz sieht „individuelle häusliche Schulungen" und „Pflegekurse" für Angehörige und ehrenamtlich Pflegende vor (§ 45 SGB XI). Diese Kurse sollen einerseits Pflegetechniken vermitteln, andererseits sollen sie auch die „pflegebedingte körperliche und seelische Belastung" mindern, was bei Angehörigen von Demenzkranken von besonderer Bedeutung ist.

Häusliche Krankenpflege (§ 37 SGB V) und Leistungen nach dem Bundessozialhilfegesetz – BSHG

Die gesetzlichen Krankenkassen finanzieren entsprechend den Bestimmungen des Sozialgesetzbuches Teil V (SGB V) häusliche Krankenpflege bei vorübergehender, durch akute Erkrankungen bedingte Pflegebedürftigkeit. Die Leistungen der häuslichen Krankenpflege, die Behandlungspflege, Grundpflege und hauswirtschaftliche Versorgung umfassen, können auf Anordnung des Arztes entweder einzeln oder zusammen gewährt werden. Die Behandlungspflege ist als gesetzliche Leistung festgeschrieben, während für die übrigen Leistungen die Regelungen mit den örtlichen Krankenkassen ausschlaggebend sind. Häusliche Krankenpflege wird in der Regel bis zu vier Wochen je Krankheitsfall gewährt, in begründeten Fällen aber auch für einen längeren Zeitraum.

Anspruch auf häusliche Krankenpflege besteht zunächst im Haushalt der Versicherten. Mit der Gesundheitsreform wurde der Haushaltsbegriff erweitert. Häusliche Krankenpflege kann auch in Wohngemeinschaften oder neuen Wohnformen sowie an anderen geeigneten Orten wie Schulen, Kindergärten und bei erhöhtem Pflegebedarf auch in Werkstätten für Behinderte erbracht werden.

Ausnahmsweise kann medizinische Behandlungspflege Versicherten in Pflegeheimen verordnet werden, die auf Dauer, voraussichtlich für mindestens sechs Monate, einen besonders hohen Bedarf an medizinischer Behandlungspflege haben. Der besonders hohe Bedarf ist gegeben, wenn die ständige Anwesenheit einer Pflegefachkraft erforderlich ist, weil behandlungspflegerische Maßnahmen in ihrer Intensität oder Häufigkeit unvorhersehbar am Tag und in der Nacht erfolgen müssen oder die Bedienung und Überwachung eines Beatmungsgerätes am Tag und in der Nacht erforderlich ist.

Bei Entlassung aus dem Krankenhaus gilt: Eine häusliche Krankenpflege kann durch Vertragsärzte, aber auch durch den Krankenhausarzt verordnet werden – der als zuletzt Behandelnder meistens am besten über die Situation des Patienten informiert ist. Für ihn besteht die Möglichkeit, aus dem Krankenhaus entlassenen Patienten für längstens drei Tage häusliche Krankenpflege zu verordnen und Arzneimittel mitzugeben. Der verantwortliche Krankenhausarzt hat den zuständigen Vertragsarzt darüber zu informieren (Bundesministeriums für Gesundheit 2008).

Die Leistungen der Sozialhilfe, die bei den Sozialämtern der Verwaltungsämter zu beantragen sind, sind grundsätzlich „nachrangig". Das heißt, dass die Einkommens- und Vermögensverhältnisse nicht bestimmte Grenzen überschreiten darf. Darüber hinaus wird geprüft, ob Ansprüche gegen andere Leistungsträger, z. B. Krankenkassen oder Pflegekassen, bestehen.

Im einzelnen kommt es auf den Grad der Pflegebedürftigkeit und den Familienstand an. Auch unterhaltspflichtige Angehörige können herangezogen werden. Dies sind neben dem Ehegatten die Verwandten ersten Grades, also Kinder gegenüber Eltern, nicht aber Geschwister, Enkel oder die Ehegatten der Kinder. Bei der Berechnung werden Grundbeträge, Familienzuschläge, Mietkosten usw. berücksichtigt.

Für demenziell Erkrankte ist die sog. „Hilfe in besonderen Lebenslagen" von Bedeutung, insbesondere Krankenhilfe (§ 37 BSHG), Eingliederungshilfe für Behinderte (§§ 39, 40, 43 BSHG), Hilfe zur Pflege (§ 68 BSHG) und Hilfe zur Weiterführung des Haushalts (§ 70 BSHG).

Stationäre Versorgung
Vollstationäre Pflege (§ 43 SGB XI)

Ist die häusliche Versorgung nicht möglich oder kommt diese nicht in Betracht, ist der Aufenthalt in ein Pflegeheim oft nicht zu vermeiden. Für die vollstationäre Versorgung sieht die Pflegereform folgende Veränderungen vor:

Tab. 30: Vollstationäre Versorgung in Euro

Pflegestufe (monatlich)	bisher	2008	2010	2012
Stufe III	1.432,00	1.470,00	1.510,00	1.550,00
Härtefall	1.688,00	1.750,00	1.825,00	1.918,00

Die stationären Sachleistungsbeträge der Stufen I und II (Stufe I: 1.023 Euro monatlich, Stufe II: 1.279 Euro monatlich) bleiben zunächst unverändert.

Im Weiteren wird die medizinische Versorgung der Bewohnerinnen und Bewohner von Pflegeheimen verbessert. In Fällen, in denen die medizinische Versorgung der Pflegebedürftigen nicht allein von örtlichen Ärzten gewährleistet werden kann, können die Pflegeeinrichtungen Kooperationsverträge mit geeigneten Ärzten oder medizinischen Versorgungszentren schließen. Falls Kooperationsverträge nicht zustande kommen, kann das Pflegeheim einen Heimarzt anstellen, dem die ärztliche Versorgung der Heimbewohnerinnen und Heimbewohner obliegt.

*Zusätzliches Personal in Heimen in der Begleitung
demenziell erkrankter Menschen*

Durch die Pflegereform wird es den Heimen ermöglicht, zu Lasten der Pflegeversicherung demenziell erkrankten Menschen spezielle Angebote zur zusätzlichen Betreuung und Aktivierung anzubieten, die durch zusätzliche Assistenzkräfte erbracht werden. Für rund 25 demenziell erkrankte Heimbewohnerinnen und -bewohner ist eine zusätzliche Betreuungskraft vorgesehen.

Kurzzeitpflege (§ 42 SGB XI)
Für bis zu vier Wochen pro Kalenderjahr besteht Anspruch auf Kurzzeitpflege. Dies gilt für eine Übergangszeit im Anschluss an eine stationäre Behandlung oder wenn vorübergehend häusliche oder teilstationäre Pflege nicht möglich ist. Auch bei der Kurzzeitpflege erhöhen sich stufenweise die jährlichen Leistungen. In den kommenden Jahren erhöhen sich die Leistungen wie folgt:

Tab. 31: Kurzzeitpflege

Euro jährlich	**bisher**	**2008**	**2010**	**2012**
Maximal	1.432,00	1.470,00	1.510,00	1.550,00

Darüber hinaus ist die Kurzzeitpflege für pflegebedürftige Kinder unter 18 Jahren künftig auch in Einrichtungen der Behindertenpflege oder anderen geeigneten Einrichtungen möglich. Bisher mussten Kinder häufig in den zugelassenen Einrichtungen der Altenpflege versorgt werden oder der Anspruch auf Kurzzeitpflege konnte gar nicht genutzt werden.

Teilstationäre Versorgung: Tages- und Nachtpflege (§ 41 SGB XI)
Mit der Pflegereform von 2008 steigen die Leistungen im selben Maße wie die ambulanten Pflegesachleistungen. Darüber hinaus können Leistungen besser individuell kombiniert werden. Der höchstmögliche Gesamtanspruch aus der Kombination von Leistungen der Tages- und Nachtpflege mit ambulanten Sachleistungen oder dem Pflegegeld steigt durch die Reform auf das 1,5-fache des bisherigen Betrags. Werden also z.B. 50 Prozent der Leistung der Tages- und Nachtpflege in Anspruch genommen, besteht künftig daneben noch ein 100-prozentiger Anspruch auf Pflegegeld oder eine Pflegesachleistung. Letzterer erhöht sich allerdings nicht, wenn weniger als 50 Prozent der Leistung für die Tages- und Nachtpflege in Anspruch genommen werden.

Entlassungsmanagement
Das Entlassungsmanagement ermöglicht Patienten einen nahtlosen Übergang in eine ambulante Versorgung, zur Rehabilitation oder in ein Pflege-

heim. Die Beratung beginnt im Krankenhaus. Gemeinsam mit den Betroffenen, den Angehörigen und der Pflegeberaterin oder dem Pflegeberater wird das weitere Vorgehen geplant und in die Wege geleitet.

Hier setzt auch eine Leistung der BARMER Ersatzkasse an (Grundlage § 45 SGB XI), die den pflegenden Angehörigen im Rahmen der Pflegeüberleitung eine Beratung und Schulung ermöglicht, so dass die Entlassung aus der stationären Versorgung in die Häuslichkeit reibungslos gelingt.

4.2.4 Transferaufgabe

Leittext

Schlüpfen Sie in die Rolle des Medizinischen Dienstes der Krankenkasse (MDK). Führen Sie eine fiktive Begutachtung/Pflegeeinstufung für einen demenziell erkrankten Menschen – nach altem Pflegebedürftigkeitsbegriff – durch. Der Leittext wird Sie in die Lage versetzten, sich das theoretische Wissen anzueignen, Ihre Begutachtung zu planen und diese dann praktisch (im Rollenspiel) bei einem Patienten durchzuführen.

Einleitung

Grundlage für die Einstufung in Pflegestufen sind bisher noch die im PflegeVG vorgesehenen vier Bereiche „Körperpflege", „Ernährung", „Mobilität" und „hauswirtschaftliche Versorgung". Das PflegeVG berücksichtigt keinen spezifischen Hilfebedarf für die Begleitung demenziell erkrankter Menschen.

Der Medizinische Dienst der Krankenkassen – MDK – ist von den Pflegekassen mit der Aufgabe betraut worden, im Rahmen einer Begutachtung die Pflegeeinstufung vorzunehmen und zu begründen.

Der MDK nimmt die Pflegeeinstufung auf der Grundlage ihrer Begutachtungsrichtlinien vor. Die Richtlinien geben „Zeitkorridore" für die einzelnen Verrichtungen in den oben genannten vier Bereichen vor. Die „Zeitkorridore" enthalten also Von-bis-Angaben für die Bemessung des Hilfebedarfs, den eine pflegebedürftige Person benötigt. Diese Von-bis-Angaben sollen die individuellen Schwankungen in dem Hilfebedarf der einzelnen Menschen erfassen. Die Begutachtungsrichtlinien gehen auch auf die Besonderheiten bei der Begutachtung von psychisch Kranken und geistig Behinderten ein. Bei diesen Menschen liegt der Hilfebedarf häufig im Bereich der Anleitung, Motivierung und Beaufsichtigung bei den Verrichtungen des täglichen Lebens.

Pflegefachkräfte erleben die Begutachtung demenziell erkrankter Menschen häufig als unbefriedigend und nicht dem tatsächlichen Hilfebedarf entsprechend. Aufgrund ihrer täglichen Pflege schätzen sie den Hilfebedarf wesentlich höher ein, zumal demenziell erkrankte Menschen in der konkreten Begutachtungssituation Fähigkeiten zeigen, die im täglichen Pflegeablauf verloren gegangen erscheinen. Manchmal fehlen ihnen die Argumente, diese Einschätzung zu begründen. Hier setzt der Leittext an.

Ziel des Leittextes

Der Leittext soll Sie in die Lage versetzen, die Begutachtungsgrundlagen des MDK kennen zu lernen und anzuwenden. Sie werden – fiktiv – in die Rolle eines Gutachters des MDK schlüpfen und bei einem demenziell erkrankten Menschen eine Pflegeeinstufung vornehmen. Sie werden diese Pflegeeinstufung auf der Grundlage der dokumentierten Zeitangaben begründen.

Sie werden durch diese Aufgabenstellung in die Lage versetzt, mögliche Begutachtungen durch die Gutachter des MDK professionell und argumentativ zu begleiten.

Wissensvoraussetzungen

Die Bedeutung einer exakten Beobachtungsfähigkeit im Pflegehandeln und einer lückenlosen Dokumentation für die Begründung des tatsächlichen Pflegebedarfs ist Ihnen bekannt.

Vorgehen

Sie erarbeiten sich das Wissen zu den angegebenen Lerneinheiten zur Pflegeversicherung und Begutachtung durch den MDK. Schreiben Sie die Inhalte heraus, die Ihrer Meinung nach die unten aufgeführten Leitfragen beantworten helfen.

Leitfragen

- Wie wird der zeitliche Umfang des jeweiligen Hilfebedarfs ermittelt?
- Welche besonderen Regelungen sind bei der Ermittlung des Hilfebedarfs bei psychischer oder geistiger Erkrankung zu berücksichtigen?
- Welche Bedeutung haben die Zeitkorridore?
- Welche erschwerenden oder erleichternden Faktoren können einen zeitlichen Mehr- oder Minderaufwand in der Hilfeleistung begründen?

Am besten ist es, wenn Sie mit mehreren Personen diesen Leittext bearbeiten. Dann können Sie sich gegenseitig ergänzen und miteinander diskutieren. Tragen Sie Ihre Ergebnisse in der Gruppe zusammen und diskutieren Sie, welche Kernaussagen wichtig sind.

Fassen Sie diese Aussagen auf einem Flipchart zusammen und stellen Sie diese Ihrer Lehrerin bzw. Praxisanleiterin vor.

Planung

Entwickeln Sie einen Plan über Ihr Vorgehen in der praktischen Arbeit (stationäre Altenhilfe/ambulante Station), wie Sie konkret diese Pflegeeinstufung vornehmen wollen. Die unten aufgeführten Leitfragen sollen helfen, das Vorgehen gedanklich vorzubereiten. Sprechen Sie Ihren Plan mit Ihrer Anleiterin/Lehrerin durch. Bitten Sie um Hilfe bei der Auswahl einer Bewohnerin/einer Patientin, bei der Sie fiktiv die Pflegeeinstufung vornehmen können. Die 3. Spalte soll nach der Durchführung die Auswertung erleichtern.

Raster zur Planung und Auswertung der „Begutachtung"

Leitfragen	Planung (Soll)	Auswertung (Ist)
Welche Informationen brauche ich in Bezug auf die zu beobachtende Patientin?		Fehlten Informationen?
Wozu dient meine fiktive Pflegeeinstufung?		Ziel realistisch und überprüfbar formuliert?
Worauf werde ich meine Aufmerksamkeit richten? Das auf der folgenden Seite aufgeführte Raster „Zu begutachtende Patientin/zu begutachtender Patient" soll Ihnen helfen, den Pflegeumfang zu ermitteln.		Planung angemessen?
Wie will ich vorgehen?		Ablauf richtig erfasst? Gab es Störungen?
Welche Hilfsmittel brauche ich dazu (z. B. Dokumentation)? Welche räumlichen und sachlichen Voraussetzungen muss ich beachten?		Hilfsmittel in Planung vollständig erfasst?

Zu begutachtende Patientin/zu begutachtender Patient

Verrichtungen	Welche Hilfe wird benötigt (im einzelnen differenziert)?	Welche Hilfeformen werden eingesetzt?	Wie hoch ist der Zeitaufwand für die einzelne Hilfeleistung (in vollen Minutenwerten):	In welchem Umfang wird aktivierend gepflegt?	Bemerkungen: erschwerende/erleichternde Faktoren:
z. B. Körperpflege	nicht „waschen", sondern Füße bzw. Beine waschen	z. B. Unterstützung/teilweise oder vollständige Übernahme/Beaufsichtigung/Anleitung			

z. B. Mobilität usw.					
z. B. Ernährung					
z. B. Hauswirtschaftliche Versorgung					

Durchführung und Auswertung der fiktiven Begutachtung
- Führen Sie die Begutachtung durch und begründen Sie Ihre Einstufung.
- Falls Probleme auftreten, besprechen Sie diese mit Ihrer Anleiterin.
- Werten Sie die Durchführung und Ihr Einstufungsergebnis zunächst auf der Basis Ihrer Planungsgrundlagen aus.
- Vergleichen Sie Ihre Auswertung mit der Auswertung Ihrer Lehrerin/Anleiterin. In welchen Punkten besteht eine Übereinstimmung, in welchen sind abweichende Rückmeldungen zu verzeichnen?
- Wie beurteilen Sie insgesamt Ihren Lernerfolg? Begründen Sie Ihre Einschätzung.

4.3 Konzepte des Care-Managements und Case-Managements: Pflegestützpunkte und Pflegeberatung

Für Pflegebedürftige und Angehörige ist es aufgrund der unüberschaubaren, komplexen pflegerischen und sozialen Dienstleistungsangebote kaum möglich, sich selbst einen Überblick über die stationären, teilstationären, offenen und ambulanten Dienste zu verschaffen. Selbst professionell Tätigen fehlt das Expertenwissen über die Angebotsvielfalt. Wenn Beratung stattfindet, endet die Beratungskompetenz häufig an der Haustür des eigenen Unternehmens. Sozialdienste im Krankenhaus vermitteln zwar bei Pflegebedürftigkeit Heimplätze oder stellen Erstkontakte zu ambulanten Pflegediensten her. Aber diese Vermittlungs- bzw. Kooperationsdienste reichen bei weitem nicht aus, um der individuellen Problemlage des Patienten gerecht zu werden. Folge ist, dass Beratung verfangen bleibt im Kreislauf des sog. „Drehtüreffektes"; die Patienten werden aus dem Akutkrankenhaus nach Hause entlassen, kehren aber nach kurzer Zeit wieder zurück, weil die häusliche Versorgung nicht ausreichend gesichert ist. Zu guter Letzt erfolgt der eigentlich ungewollte stationäre Heimeintritt.

Um dieser Problemlage zu begegnen wurde mit der Pflegereform 2008 die Einrichtung von Pflegestützpunkten (§ 92c SGB XI) beschlossen. Pflegestützpunkte ermöglichen die effiziente Vernetzung aller Angebote für Pflegebedürftige und helfen, die starren Grenzen zwischen den Sozialleistungsträgern zu überwinden.

Seit dem 1. Januar 2009 gibt es darüber hinaus einen gesetzlichen Anspruch auf Pflegeberatung (§ 7a SGB XI). Sofern Pflegestützpunkte eingerichtet sind, sind die Pflegeberaterinnen und -berater dort angesiedelt.

Ziele

Nach Durcharbeiten der Informationseinheit

- kennen Sie die gesetzlichen Anforderungen nach koordinierter einzelfallbezogener Hilfeplanung
- können Sie zwischen Care- und Case-Management unterscheiden
- kennen Sie die Koordinationsaufgaben der Pflegestützpunkte
- kennen Sie die Aufgaben und die Arbeitsweise des Case-Managers sowie
- speziell das Aufgabenspektrum des Pflegeberaters

4.3.1 Anforderungen, Aufgaben und Arbeitsweise des Case-Managements

Gesetzliche Anforderungen

Dass Gesundheitseinrichtungen und Berufsgruppen miteinander kooperieren müssen zugunsten eines kostengünstigen und zugleich wirksamen Leistungsangebotes ist gesetzliche Verpflichtung. Diese Verpflichtung ergibt sich aus den Anforderungen des SGB XI, indirekt aus den Anforderungen aus SGB V und dem BSHG.

In SGB XI werden die einzelnen Bundesländer verpflichtet, eine ausreichende Infrastruktur zu entwickeln. § 8 SGB XI fordert explizit eine Kooperation staatlicher und nicht staatlicher Stellen im Altenbereich.

Auch SGB V enthält Anforderungen an eine koordinierte Einzelfall-Beratung, welche in § 73 dem niedergelassenen Arzt eingeräumt wird. Die Spitzenverbände der Krankenkassen betonen ebenfalls die Notwendigkeit der Organisation und Koordination aller erforderlichen Maßnahmen der Häuslichen Pflege und Rehabilitation sowie deren Qualitätssicherung. Ähnliche Handlungsansätze enthält das BSHG (vgl. Sauer/Wissert 1997).

Care-Management und Case-Management – die konzeptionellen Grundlagen

Zur wirkungsvollen Koordination der Angebote und Beratung der Patienten/Pflegebedürftigen und ihrer Angehörigen sind spezifische Konzepte sowie ein eigenes Schnittstellenmanagement erforderlich. Case-Management und Care-Management sind Konzepte, die diese Aufgabe übernehmen. Was versteht man unter diesen Konzepten?

Care-Management ist Versorgungsmanagement. Care-Management hat den Zweck, ein möglichst abgestimmtes, koordiniertes und vielseitig multidisziplinäres Vorgehen zwischen den Pflege-, Gesundheits- und Sozialdiensten sowie den Betroffenen und deren Angehörige zu ermöglichen. Darin einbezogen sind die formellen und informellen Hilfesysteme, wie die ambulanten Dienste, die Angehörigen und Nachbarn, die stationäre Altenpflege, hauswirtschaftliche Dienste, Betreutes Wohnen, Wohngruppen und Hausgemeinschaften, Rehabilitationseinrichtungen, Krankenhäuser, gerontopsychiatrische Einrichtungen, Kranken- und Pflegekassen, Behörden usw.

Die neu etablierten Pflegestützpunkte sind Einrichtungen des so genannten Care-Managements. In einem Pflegestützpunkt wird die Beratung und die Vernetzung aller pflegerischen, medizinischen und sozialen Leistungen unter einem Dach gebündelt. Alle Angebote rund um die Pflege werden erfasst, zum Beispiel die örtliche Altenhilfe und die Hilfe zur Pflege nach dem Sozialhilferecht. Auch ehrenamtlich Tätige sollen in die Arbeit der Pflegestützpunkte einbezogen werden.

Pflege- und Krankenkassen bauen Pflegestützpunkte in einem Bundesland auf, wenn sich das Bundesland für Pflegestützpunkte entscheidet. Die Pflegestützpunkte müssen unabhängig sein und eine umfassende Beratung anbieten. In den Pflegestützpunkten sind auch die Pflegeberaterinnen und Pflegeberater angesiedelt.

Case-Management ist Unterstützungsmanagement. Aufgabe ist es, die formellen sozialen und medizinisch-pflegerischen Dienstleistungen und informellen Hilfen gemeinsam mit dem Pflegebedürftigen und seinen Angehörigen so zu koordinieren, dass sie flexibel, umfassend und aktuell auf seine individuellen Anforderungen abgestimmt sind. Aufgabe ist es darüber hinaus, die Kostenstruktur für die unterschiedlichen Dienstleistungen, die aufgrund ihrer institutionellen Verankerung stark verzweigt sind, zu erfassen.

Mit der Pflegereform 2008 wurde beschlossen, dass ab Januar 2009 jeder Pflegebedürftige einen Rechtsanspruch auf Hilfe und Unterstützung durch einen Pflegeberater hat. Diese Pflegeberater fungieren als Case-Manager und werden im Sinne eines individuellen Fallmanagements tätig. Sie beurteilen den persönlichen Bedarf und die Situation der einzelnen Pflegebedürftigen.

Zu den Aufgaben der Pflegeberatung in den Pflegestützpunkten zählt die Unterstützung der Betroffenen und ihrer Angehörigen bei der Organisation der Pflege, angefangen bei der Vermittlung von Pflegediensten und Haushaltshilfen bis hin zu der Auswahl von Pflegeheimen oder anderen Betreuungseinrichtungen:

- Erledigung von Formalitäten sowie Beratung der Betroffenen und ihrer Angehörigen über Leistungen
- Erarbeitung entscheidungsreifer Anträge

- Erstellung eines individuellen Versorgungsplans gemeinsam mit dem Pflegebedürftigen und allen anderen an der Pflege Beteiligten
- Veranlassung aller für den Versorgungsplan erforderlichen Maßnahmen, Begleitung bei der Durchführung sowie Vorschläge für eine Anpassung an veränderte Bedarfslagen.

Die Inanspruchnahme der Pflegeberatung ist freiwillig. Die Pflegeberaterinnen und Pflegeberater beraten nicht nur in den Pflegestützpunkten, sondern auch zu Hause. Die Pflegeberater werden in aller Regel Mitarbeiterinnen und Mitarbeiter der Pflegekassen sein, die über Wissen aus den Bereichen des Sozialrechts, der Pflege und der Sozialarbeit verfügen. Aber auch die Übertragung der Beratungsaufgabe auf Dritte ist möglich.

Case-Management und Care-Management hängen eng zusammen; Case-Management beinhaltet Formen des Care-Managements.

Das Case-Management bietet konzeptionelle und methodische Verbesserungen, die die Schwachstellen und Mängel in den bisherigen Versorgungsansätzen beseitigen will. Es bezieht sich auf den einzelnen Menschen und seine individuelle Problemlage. Entsprechend seiner Anforderungen wird das Dienstleistungsangebot zusammengestellt. Aufgrund dieses abgestimmten Versorgungsangebotes ist es möglich, trotz Beeinträchtigung und Hilfebedarf in der häuslichen Umgebung weiter zu leben. Kosten, wie sie sich aus dem „Drehtüreffekt" oder aus Doppeluntersuchungen und -behandlungen ergeben, aus zu viel oder falscher Medikation, aber auch Kosten die entstehen, wenn für Bewohner der stationären Altenpflege pauschale Angebote verpflichtend sind, entfallen. Der optimale koordinierte Einsatz ermöglicht eine Effizienz- und Effektivitätssteigerung in Bezug auf das Unterstützungsziel.

Aufgaben des Case-Managements

Ein Case-Manager/Pflegeberater ist als ein Schnittstellenkoordinator zwischen medizinischer, pflegerischer und sozialer Betreuung anzusehen. Er wird tätig im Auftrag der Betroffenen. Aufgabe des Case-Managers ist die optimale und kostengünstigste Beratung, Planung, Koordination und Organisation der Dienstleistungen. Der Auftrag wird vertraglich geregelt, so dass eine Überprüfung der Leistungen und ihrer Wirkungen nach einem festgelegten Zeitplan möglich ist. Die Beratung ist nur dann optimal und kostengünstig, wenn sie möglichst unabhängig von institutionellen Interessen erfolgt.

Im Einzelnen hat der Case-Manager folgende Aufgaben:

- er stellt eine Marktübersicht her über die jeweils vorhandenen Angebote im Gesundheits-, Pflege- und Sozialbereich;
- er informiert und berät Klienten in schwierigen Problemlagen;
- er reagiert individuell und flexibel auf die unterschiedlichen Bedarfssituationen unter Berücksichtigung der lebensweltlichen Bezüge;

- er koordiniert die notwendigen Hilfen und sichert deren Finanzierung. Das heißt
  - er koordiniert und organisiert therapeutische und rehabilitative Maßnahmen der Akutkrankenhäuser, Reha-Einrichtungen sowie der ambulanten Dienste;
  - er vermittelt die pflegerische (Grund- und Behandlungspflege) und hauswirtschaftliche Versorgung;
  - er kontaktiert niedergelassene (Fach-)Ärzte und koordiniert deren Leistungen;
  - er berät im Einsatz von Hilfsmitteln und stärkt die Compliance der Klienten;
  - er unterstützt bei Maßnahmen zur Wohnraumanpassung und -verbesserung;
  - er vermittelt sonstige Hilfsdienste, z.B. Begleitdienste, „Essen auf Rädern";
  - er regt die Teilnahme an Selbsthilfegruppen und Freizeitangeboten an;
- er trägt zur Vernetzung und Abstimmung der Leistungs- und Hilfsangebote innerhalb einer bestimmten Region bei.

Arbeitsweise des Case-Managements

Case-Management umfasst bestimmte methodische zielorientierte Verfahren. Die Arbeitsweise des Case-Managers sind Erhebung/Informationssammlung, Hilfeplanung, Hilfekoordination, Kontrolle und Evaluation. Das methodische Vorgehen soll entsprechend des PDCA-Modells erläutert werden. Das Modell umfasst die Planung, Umsetzung, Überprüfung im Rahmen eines Soll-Ist-Vergleichs, die Bewertung und gegebenenfalls die Korrektur von Maßnahmen. (Das Modell wurde vorgestellt im Abschnitt „Lern- und verhaltensorientierte Grundsätze zur Pflegeplanung".)

Plan: Planung
Dazu gehören die Erhebung der Versorgungssituation in der Region, Erhebung des Gesundheitszustands und der Lebenssituation des Pflegebedürftigen und seiner Angehörigen sowie zielorientierte Hilfeplanung einschließlich der Vermittlung der Dienstleistungen.

Im Einzelnen: Es müssen Vorarbeiten geleistet werden. Dazu gehört die Erstellung eines Übersichtsplans über die in der Region vorhandenen Leistungsanbieter und deren Kostenstruktur.

Im Weiteren geht es um die Einschätzung der Ausgangslage durch Einbeziehung aller an der Behandlung, Rehabilitation und Versorgung beteiligten Personen und Institutionen. Das ist zunächst der bzw. die Betroffene selbst, deren Angehörige sowie die Pflege-, Gesundheits- und Sozialdienste.

Es geht um die Klärung

- der gesundheitlichen Situation
- der sozialen Einbindung und konkreten Unterstützungsmöglichkeiten

- der eigenen Kompetenz und Motivation
- der Wohnsituation
- der wirtschaftlichen Lage
- der Ausstattung mit Hilfsmitteln.

Auf der Basis der gewonnenen Daten und Informationen wird ein Hilfeplan mit optimaler Versorgungsqualität und der damit verbundenen Kosten erstellt. Der dazugehörende Finanzierungsplan gibt Auskunft, über welche Träger die Leistungen abzurechnen sind. Im Rahmen dieser Tätigkeit sind zuvor Kostenvoranschläge einzuholen und die Leistungen und Preise der Anbieter zu vergleichen. Die Kostenvoranschläge liefern dem Klienten, aber auch den Kostenträgern, z.B. den Pflegekassen, eine Übersicht über die vereinbarten Leistungen. Pflegebedürftige und Angehörige können beurteilen, ob und in welcher Höhe sie für bestimmte Leistungen zuzahlen müssen. Die vereinbarten Hilfen werden organisiert und koordiniert.

Do: Durchführung der Dienstleistungen
Bei der Durchführung der Dienstleistungen geht es darum zu verfolgen, ob die Hilfen hinsichtlich des zeitlichen und sachlichen Einsatzes das Behandlungsziel unterstützen.

Check: Evaluation und Bewertung
Die Dienstleistungen werden unter Beachtung des Planungszieles darauf hin überprüft und bewertet, ob sie effektiv und effizient eingesetzt werden.

Act: Schlussfolgerungen ableiten/Konsequenzen ziehen
Die Betroffenen und Pflegeberater prüfen abschließend gemeinsam, ob der Vertrag erfüllt wurde, ob weitere oder veränderte Hilfen geplant werden müssen.

Es ist notwendig, nach einem bestimmten Zeitraum Nachgespräche zu führen, um zu überprüfen, ob die Maßnahmen die beabsichtigten Wirkungen über den Behandlungszeitraum hinaus erzielt haben.[14]

4.3.2 Transferaufgabe

Stellen Sie das Versorgungsangebot in Ihrer Region zusammen.

---

14 Diese Nachgespräche sind vor allen deswegen wichtig, um den Nutzen von beispielsweise Hilfsmitteln einschätzen zu können. In einer empirischen Untersuchung der Hagen-Hof Klinik für Rehabilitation unter der Leitung von Prof. Lucke überraschte das Ergebnis, dass der Nutzen von Hilfsmitteln zur Fortbewegung und zur Bewältigung des täglichen Lebens nur unzureichend zum Tragen kam. Die Hilfsmittel waren in 8 % der untersuchten Fälle nicht geliefert, und in mehr als 10 % von den geriatrischen Patienten nie genutzt worden. Ein Case-Manager müsste also die Compliance der Patienten und deren Angehörigen überprüfen und stärken (Krause, Duong, Packhäuser, Gogd, Lucke 1996).

4.4 Wohnberatung

„Weiterleben wie bisher" – wer möchte das nicht, wenn er an das Alter denkt. Zumindest ist dies der Wunsch der meisten älteren Menschen. In den eigenen vier Wänden leben, heißt Geborgenheit zu erfahren. Die Umgebung, die Einrichtung, die Ordnungsstrukturen sind vertraut, man findet sich zurecht.

Die eigene Wohnung ist zugleich Ausdruck des persönlichen Geschmacks und des Schönheitssinns. Ganz gleich, ob Spitzendeckchen und Perserteppich oder der funktionale „Bauhaus-Stil" bevorzugt wird, wir richten uns so ein, wie es unserem Lebensstil entspricht. Die Einrichtung ist ein Teil unserer Identität.

Schließt man die Wohnungstür hinter sich ab, verhält man sich ungezwungen, ist entspannt, lässt sich auch manchmal gehen. In der Erinnerung wird die Wohnung Repräsentant für Freude und Leid, für Erlebnisse mit Angehörigen und Freunden.

Die derart vertraute Umgebung für immer aufzugeben fällt schon gesunden Menschen schwer. Wenn ältere Menschen frühzeitig vorsorgen und sich informieren, kann ihnen dieser Schritt erspart bleiben. In Wohnberatungsstellen können sich ältere Menschen in Bezug auf Ausstattungsveränderungen und den Einsatz von Hilfsmitteln beraten lassen. Entsprechende Veränderungen in der Wohnung können einen Heimeintritt verzögern oder ihn sogar entbehrlich machen.

Ziele

Nachdem Sie die Lerneinheit durchgearbeitet haben,

- können Sie die Bedeutung der eigenen Wohnung für das Wohlbefinden und die Geborgenheit von Menschen einschätzen
- wissen Sie, dass Wohnberatungsstellen Hilfen und Unterstützung in Bezug auf die Wohnungsanpassung anbieten
- können Sie mögliche Problembereiche in der Wohnung benennen und Maßnahmen zur Wohnungsanpassung sowie Hilfsmittel vorschlagen

4.4.1 Wohnraumanpassung

Die Wohnung hat besonders im Alter eine zentrale Bedeutung für Selbständigkeit und Alltagsgestaltung, Bequemlichkeit und Lebensqualität. Dies entspricht auch den Wünschen der Menschen: „Weiterleben wie bisher", so lautet das Motto der meisten alten Menschen.

Das Wohnen in den eigenen vier Wänden wird allerdings problematisch, wenn Behinderungen und Krankheiten auftreten. Insbesondere bei demenziell erkrankten Menschen machen die Orientierungsschwierigkeiten, die Probleme mit der Handhabung von Gegenständen und die Gangunsicherheit bestimmte Veränderungen in der Wohnung notwendig. Diese Veränderungen sollten allerdings äußerst behutsam vorgenommen und schrittweise durchgeführt werden. Daher sollten nur die Maßnahmen durchgeführt werden, die im gegenwärtigen Stadium der Krankheit wirklich erforderlich sind.

Angehörige und Demenzkranke werden in der Wohnraumanpassung durch Wohnberatungsstellen unterstützt. Diese werden von den Kommunen – in der Regel vom Sozialamt wahrgenommen – oder von den Wohlfahrtsverbänden getragen. Die Beratung erfolgt in Bezug auf:

- den Einsatz von Hilfsmitteln
- Ausstattungsveränderungen
- bauliche Maßnahmen

Im Rahmen eines Pflegebesuches nach § 37, 3 SGB XI werden Wohnprobleme festgestellt. Das Vorgehen bei der Beschaffung und dem Einsatz geeigneter Hilfsmittel sieht folgendermaßen aus:

- Zunächst wird der Bedarf in Abhängigkeit vom Krankheitsbild oder der Gefährdung des Bewohners genau ermittelt.
- Pflegefachkräfte sollten bei der Auswahl beraten.
- Die Bewohner werden in der Handhabung theoretisch und praktisch eingewiesen.
- Die Hilfsmittel werden vor Ort in der häuslichen Situation erprobt.
- Erst danach erfolgt die Entscheidung darüber, ob das Hilfsmittel angeschafft bzw. gekauft wird.

Bei der Wohnungsanpassung gilt der Grundsatz, die Lebensumstände zu vereinfachen, überschaubar zu machen, aber dennoch konstant zu halten. Vertrautes und Liebgewordenes sollte nicht entfernt werden. Tabelle 28 zeigt Problembereiche sowie entsprechende Wohnungsanpassungsmaßnahmen und Hilfsmittel auf.

Tab. 32: Wohnungsanpassung und Hilfsmittel

Mögliche Problembereiche	**Wohnungsanpassung/ Maßnahmen und Hilfsmittel**
- Wohnraum und Essplatz: - Tisch und Stühle zu niedrig - Sessel zu tief - Kein Platz für Gäste - Erreichbarkeit der Küche	- Stühle mit Armlehnen und hohem Rücken - wackelige Schränke oder Geländer stabilisieren - Gegenstände mit Spitzen, Ecken, Kanten, Vasen entfernen - Feuerzeug, Streichhölzer, Auto-, evtl. Zimmerschlüsse verstecken - Behindertengerechte Stühle

	• Sessel, aus denen man aufstehen kann • Tisch unterfahrbar für Rollstuhl • Erreichbarkeit evtl. über bauliche Veränderungen herstellen
Eingangsbereich und Flur: • Stufen und Schwellen zum Eingangsbereich des Hauses oder zur Wohnung, die sich bei Gehbehinderung nicht mehr bewältigen lassen • Türen, die zu schmal sind, um sie mit dem Rollstuhl oder einer Gehhilfe zu passieren	• Treppen mit rutschfesten Auflagen sichern • an beiden Seiten der Treppe stabile Handläufe installieren • ggf. eine Tür am oberen Ende der Treppe anbringen • die oberste und unterste Treppenstufe farbig markieren • ggf. bauliche Veränderungen
Schlafzimmer: • nicht genügend Platz und Bewegungsfreiheit • Zugänglichkeit und Höhe des Bettes • Qualität des Bettes (Couch, durchhängende Matratze) • Weg zum WC	• Zugänglichkeit des Bettes bei Pflegebedürftigkeit verbessern, z. B. von 2 oder 3 Seiten • absenkbares Pflegebett, festen Stuhl daneben • Umlagerungshilfen • Telefon ans Bett • nachts 25 Watt (Dämmerleuchte) am Bett und im WC • Tisch-/Stehlampen mit schwerem Fuß ohne Stolperfallen
Bad und WC: • Badezimmer, die zu klein sind, um sich darin mit dem Rollstuhl oder einer Gehhilfe zu bewegen • Badewannen oder Duschtassen, die zu hoch sind, um hineinzusteigen • Toiletten, die zu niedrig sind, um problemlos aufzustehen • Rutschgefahr • Haltegriffe fehlen	• WC und Badewanne sichern mit Haltegriffen, Ein- und Ausstiegshilfen • rutschfeste Matte in Badewanne und Dusche legen • Teppiche und Läufer im Bad entfernen • Schlüssel abziehen, falls Patient zu-, aber nicht mehr aufschließen kann • WC-Sitz erhöhen • Wasser-Höchsttemperatur mit Thermostat fest einstellen, um vor Verbrühungen zu schützen • Hebe- und Transportmittel einsetzen, wie Badelifter, Umsetzhilfe, Drehscheibe
Fußboden: • Stolperfallen durch Teppiche oder Kabel • Türschwellen • Rutschgefahr	• Bodenbelag muss rutschfest und pflegeleicht sein • Fest verlegter Teppichboden ist besser als glatter Linoleum- oder Parkettboden (nichts Spiegelndes) • Einzelteppiche mit Klebebändern rundum befestigen oder entfernen • Stolperstellen oder elektrische Kabel beseitigen • Türschwellen durch kleine Rampen entschärfen oder entfernen

Fenster und Türen:	• Fenster mit abschließbaren Griffen versehen (Fenster sollten nur gekippt werden können) • Haus- und Balkontür durch geeignete Schlösser sichern
Tapeten und Symbole: • Umgebung ist verwirrend	• keine Tier-, Pflanzen- oder abstrakte Muster • Symbole für Toilette, Großbuchstaben, Bilder, Fotos • keine harten Kontraste, weiche, warme Farben
Beleuchtung: • Schlechte Beleuchtung wirft Schatten	• indirekt, über 500 Lux, blendfrei ohne verwirrende Schatten
Küche: • bietet keine Möglichkeit, einfache Tätigkeiten auch im Sitzen auszuführen • schadhafte Elektroleitungen	• Gas- und Elektroherd durch automatische Absperrventile sichern • Gasmelder oder Temperaturmelder • Herdsicherungsabschaltung • Heißwasserbereiter auf niedrige Temperatur einstellen • Halogenschiene mit integriertem Rauchmelder • Gifte, Arznei, Reiniger, Möbelpolitur wegschließen
Elektro-Geräte: • Handhabung der Geräte zu kompliziert • Kabel sind Stolperfallen	• Brotschneide-Maschine, Bügeleisen, Fön, Herd sichern mit gut erreichbaren, großflächigen und farbigen Ein- und Ausschalt- oder Kontrollknöpfen
Garten:	• Garten muss eingezäunt sein • Gartenwerkzeuge und Chemikalien sicher aufbewahren
Kommunikation:	• Brille, Hörgerät anpassen • Evtl. Lesehilfen beschaffen • Notruf-Telefon mit automatischem Hilferuf
Kleidung:	• bequeme, rutschfeste Schuhe • Hosen mit Klettverschluss bei Inkontinenz
Mobilität:	• Dreipunktstock • Gehwagen

Welche Ausstattungsveränderungen in der Wohnung umgesetzt werden, hängt von den Finanzierungsmöglichkeiten ab. Die Pflegeversicherung bezuschusst im Rahmen des § 40 Abs. 4 SGB XI sog. „wohnumfeldverbessernde Maßnahmen" mit bis max. 2.557 Euro. Der Pflegebedürftige trägt als Eigenanteil 10 Prozent der Kosten der Maßnahme, jedoch höchstens 50 Prozent seiner monatlichen Bruttoeinnahmen zum Lebensunterhalt. Einnahmen weiterer Angehöriger im gleichen Haushalt werden nicht beachtet. Hat der Pflegebedürftige keine eigenen Einnahmen entfällt der Eigenanteil.

Wohnungsanpassung ist je nach Anspruchsvoraussetzung darüber hinaus auch im Rahmen des BSHG, des AFG und des BVG möglich.

Folgende Fragen helfen bei der Klärung:

- Reichen die Zuschüsse aus?
- Welchen Eigenanteil kann der Bewohner aufbringen?
- Welche Anträge müssen bei welchen Kostenträgern gestellt werden?
- Kann der Hausbesitzer in die Finanzierung mit eingebunden werden?
- Welche Folgekosten können entstehen?

Sind die baulichen Veränderungen durch Kosten, Lärm, Schmutz und zeitlicher Belastung zu gravierend, ist zu erwägen, ob statt einer Wohnraumanpassung ein Wohnungswechsel anzuraten ist.

4.4.2 Transferaufgabe

Stellen Sie sich vor, Sie sind alt und gehbehindert. Überprüfen Sie Ihre eigene Wohnung auf mögliche Hindernisse; formulieren Sie entsprechende Anpassungsmaßnahmen.

4.5 Überblick über die Versorgungsstrukturen und Überprüfung der Qualität von Pflegeeinrichtungen

Welche Unterstützungsmöglichkeiten gibt es für Demenzkranke und ihre Angehörigen? Mit Hilfe der Pflegeberatung können die Betroffenen entscheiden, ob die häusliche Pflege der Kranken mit Hilfe ambulanter Dienste zu gewährleisten ist oder eine stationäre Unterbringung in einer Alteneinrichtung angemessener ist.

In Deutschland gibt es Heime in unterschiedlicher Trägerschaft. Das können die Wohlfahrtsverbände, auch private und öffentliche Träger sein. Wichtiger als die Trägerschaft sind aber die Anzahl und die Qualifikation des Personals sowie Angebote, die eine individuelle Lebensführung zulassen, und die Einbeziehung der Angehörigen in das Heimgeschehen. Die „Charta der Rechte hilfe- und pflegebedürftiger Menschen" beschreibt, welche Rechte hilfe- und pflegebedürftige Menschen und ihre Angehörigen haben und informiert welchen Niederschlag die Rechte konkret auf den Hilfe- und Pflegeprozess haben. Diese qualitätsorientierten Grundsätze bieten den Betroffenen eine Grundlage zur Entscheidungsfindung, welche Einrichtung die richtige ist.

Pflegequalität muss überprüfbar sein, so auch der gesetzliche Anspruch. Mit der Pflegereform 2008 wurden eine Reihe von Maßnahmen auf den Weg gebracht, um die Qualität und Transparenz in der Pflege zu verbessern.

Ziele

Nach Durcharbeiten der Informationseinheit

- können Sie Auftrag und Zielsetzung von ambulanten Diensten, teilstationären Diensten und stationären Einrichtungen erläutern
- können Sie Auswahlkriterien für eine stationäre Einrichtung, die Demenzkranke betreut, angeben
- kennen sie die gesetzliche Maßnahmen zur Überprüfung der Qualität
- kennen Sie die Rechte von hilfe- und pflegebedürftigen Menschen, zusammengefasst in einer Charta, die als Richtlinie für Einrichtungsqualität dienen kann

4.5.1 Arten von Einrichtungen

Es gibt eine Vielzahl von Einrichtungen, die Demenzkranke betreuen und ihre pflegenden Angehörigen beraten und unterstützen. Drei Arten von Einrichtungen können unterschieden werden. Einmal sind das die ambulanten Dienste, die ins Haus kommen oder aufgesucht werden, ferner gibt es teilstationäre Dienste, die Pflegebedürftige einen Teil des Tages, jedoch nicht rund um die Uhr, versorgen (z. B. Tagesstätten und Tageskliniken), und schließlich stationäre Einrichtungen, die Kranke bzw. pflegebedürftige Menschen für eine bestimmte Zeit oder auf Dauer versorgen (z. B. Krankenhäuser, Pflegeheime). Darüber hinaus gibt es zahlreiche weitere Angebote von staatlichen Stellen, Verbänden, Selbsthilfegruppen usw. wie Hospize.

Ambulante Dienste

Sozialstationen

Auch im Alter haben die meisten Menschen den Wunsch, ein möglichst selbständiges Leben in vertrauter häuslicher Umgebung zu führen. Besonders für Demenzkranke ist es wichtig, in ihrer vertrauten Umwelt zu bleiben. Die Sozialstationen leisten einen Beitrag dazu, dass sie weiterhin zu Hause leben können, Krankenhausaufenthalte verkürzt oder vermieden und medizinisch notwendige Behandlung und Pflege (z. B. Verabreichung von Medikamenten) durchgeführt werden. Die Hilfe der Sozialstationen ermöglicht in vielen Fällen eine punktuelle Entlastung pflegender Angehöriger.

Häusliche Krankenpflege ist eine Leistung der gesetzlichen Krankenversicherung. Sie wird als Sachleistung von den Krankenkassen erbracht und ist gesetzlich in § 37 SGB V geregelt. Die Leistungen der häuslichen Krankenpflege sind nicht zu verwechseln mit der häuslichen Pflege, einer Leistung der Pflegeversicherung.

Sozialstationen führen „häusliche Krankenpflege" (Grund- und Behandlungspflege) von examinierten Pflegefachkräften durch, wenn der Arzt dies verordnet. Die Kosten übernehmen die Krankenkassen in der Regel bis zu vier Wochen. In Verbindung mit der häuslichen Krankenpflege kann der Arzt auch Hilfe bei hauswirtschaftlichen Verrichtungen verordnen. Die Kosten werden im Falle ärztlicher Verordnung von den Krankenkassen übernommen, sonst jedoch selbst bezahlt.

Die Leistungen ambulanter Pflegedienste im Rahmen der Pflegeversicherung umfasst die Grundpflege und hauswirtschaftliche Versorgung („häusliche Pflegehilfe").

Ferner umfasst die Tätigkeit der Sozialstationen die Beratung über Hilfsangebote, rechtliche und finanzielle Fragen. Einige Sozialstationen unterstützen pflegende Angehörige durch Angebote zu Gesprächsgruppen, häusliche Pflegekurse und individuelle häusliche Schulung und Beratung (§ 45 SGB XI) und Vermittlung ehrenamtlicher Helfer. Bei einigen Sozialstationen gibt es Gruppenbetreuungen speziell für Demenzkranke. Außerdem können sie Kooperationsvereinbarungen mit Wohngruppen für demenziell erkrankte Menschen abschließen (Pawletko 2002).

Niedergelassene Ärzte
Niedergelassene Ärzte spielen eine wesentliche Rolle bei der Diagnose und Betreuung demenzkranker Patienten, da sie insbesondere von älteren Menschen die erste Anlaufstelle bei gesundheitlichen Störungen sowie Verhaltensauffälligkeiten sind. Von besonderer Bedeutung sind hier die Hausärzte, die den Patienten oft lange Zeit kennen. Hinzuzuziehen in die Behandlung sind Psychiater und Neurologen, die als Fachärzte besondere Kenntnisse über demenzielle Erkrankungen verfügen.

Sozialpsychiatrische Dienste
Sozialpsychiatrische Dienste gehören zu den Gesundheitsabteilungen der jeweiligen Stadt- bzw. Gemeindeverwaltungen. Sie sind für Beratung, Vermittlung, Begutachtung sowie für Unterbringung – z.B. wenn jemand sich selbst gefährdet – nach dem Gesetz für psychisch Kranke zuständig, führen aber keine Behandlung durch.

Übergangspflege und Krankenhausambulanzen
Übergangspflege soll die Probleme von Patienten mildern, die aus dem Krankenhaus entlassen werden und eine Übergangszeit brauchen, um sich wieder an ein selbständiges Leben zu gewöhnen. Nach Vorbereitung im Krankenhaus wird die Betreuung nach der Entlassung für begrenzte Zeit fortgesetzt. Ferner betreiben einige Krankenhäuser Ambulanzen, die ehemalige Patienten beraten und betreuen.

Essensdienste
Neben den stationären Mittagstischen, die z. T. von Seniorenfreizeitstätten angeboten werden, gibt es den so genannten „Fahrbaren Mittagstisch Essen auf Rädern" für diejenigen, die ihre Wohnung nicht mehr regelmäßig verlassen oder sich warme Mahlzeiten zubereiten können. Diese Dienste bringen entweder täglich ein warmes Menü ins Haus, oder sie liefern Tiefkühlkost, die selbst zubereitet wird.

Haus-Notrufsysteme
Über einen Anschluss an ein Haus-Notrufsystem können Kranke, die allein in ihrer Wohnung leben, Hilfe anfordern. Auf Tastendruck wird eine Leitstelle verständigt, die dann für die notwendige Hilfe sorgt.

Teilstationäre Einrichtungen
Gerontopsychiatrische Tages- und Nachtpflegeeinrichtungen
Tagespflegeeinrichtungen (Tagesstätten) bieten Betreuung und Pflege zumeist von Montag bis Freitag von morgens bis nachmittags an. In der übrigen Zeit leben die Betroffenen in der eigenen Wohnung, wo sie entweder von Angehörigen betreut werden oder die Dienste von Sozialstationen in Anspruch nehmen. Die Tagespflege dient der Aktivierung und Rehabilitation durch therapeutische und pflegerische Angebote sowie durch soziale Einbindung in einen strukturierten Tagesablauf. Wenn die Betreffenden die Tagesstätte nicht selbständig aufsuchen können, kann ein Fahr- und Begleitdienst in Anspruch genommen werden. Der Besuch einer Tagesstätte wirkt sich in der Regel positiv auf das Wohlbefinden der Kranken aus und entlastet gleichzeitig die pflegenden Angehörigen.

Nachtpflegeeinrichtungen sind für Demenzkranke geeignet, deren Tag-Nacht-Rhythmus gestört ist. Sie werden nachts betreut, so dass die Angehörigen Ruhe finden, um tagsüber die Pflege fortführen zu können.

Gerontopsychiatrische Tageskliniken
Tageskliniken bieten umfassende Diagnosemöglichkeiten, ärztliche Betreuung sowie Therapie und Rehabilitation. Sie ermöglichen es, einen vollstationären Krankenhausaufenthalt zu verkürzen oder zu vermeiden. Die Einweisung erfolgt durch den Hausarzt oder aus vollstationärer Krankenhausbehandlung. Voraussetzung für die Aufnahme ist, dass die Patienten sich abends und am Wochenende selbst versorgen können bzw. versorgt werden. Wenn nötig, holt ein Fahrdienst die Patienten von ihrer Wohnung ab und bringt sie abends zurück.

Stationäre Einrichtungen

Altenpflegeheime

In Altenpflegeheimen erhalten ältere Menschen Unterkunft, Verpflegung, Betreuung und Pflege. Die ärztliche Versorgung wird durch ambulant tätige bzw. frei praktizierende Ärzte oder Vertrags- bzw. Heimärzte übernommen. Die Aufnahme in ein Heim erfolgt nach einem Aufnahmegespräch und Vorlage eines ärztlichen Gutachtens.

Wenn sich die Angehörigen für die Unterbringung in einem Heim entscheiden, sollte die Einrichtung unter bestimmten Gesichtspunkten genau überprüft werden:

- Kann der Demenzkranke in seiner kulturellen und religiösen Ausrichtung und in seinen individuellen Bedürfnissen so weiterleben, wie er es bisher gewohnt war?
- Wird durch entsprechende milieu- und sozialtherapeutische Maßnahmen auf die krankheitsbedingten Einbußen der Demenzkranken Rücksicht genommen?
- Ist die Wohn- und Lebenssituation für die Demenzkranken nach dem Modell der Familie aufgebaut?

Haus- und Wohngemeinschaften

Der Begriff „Hausgemeinschaft" wird vom Kuratorium Deutsche Altershilfe im Zusammenhang mit stationären Einrichtungen verwendet. Das Bundesministerium für Gesundheit (Schriftenreihe BMG Modellprojekte, Bd. 8) definiert „Hausgemeinschaft" als eine räumliche und organisatorische Einheit, in der sechs bis acht ältere pflegebedürftige Menschen leben. Hausgemeinschaften werden – anders als Wohngemeinschaften, die einen ambulanten Status haben – als zugelassene pflegesatzfinanzierte vollstationäre Einrichtungen betrieben.

Haus- und Wohngemeinschaften sind nach dem Modell der Familie aufgebaut und vermitteln in ihrer Tageslaufstruktur und in ihren Angeboten die „Normalität des Alltags".

Kurzzeitpflegeeinrichtungen („Urlaubspflege")

Kurzzeitpflege ist eine zeitlich befristete stationäre Rund-um-die-Uhr-Betreuung von Kranken, die sonst von Angehörigen zu Hause gepflegt werden. Zielsetzung der Kurzzeitpflege ist es, Krankenhausaufenthalte zu vermeiden oder zu verkürzen, die Nachsorge nach stationärer Behandlung sicherzustellen, oder den pflegenden Angehörigen Urlaub und Erholung zu ermöglichen.

4.5.2 Überprüfung der Qualität von Pflegeeinrichtungen

Pflegequalität muss überprüfbar sein. Ab 2011 wird ein jährlicher Prüfturnus des Medizinischen Dienstes der Krankenversicherung (MDK) eingeführt (Regelprüfung). Bis dahin wird jede zugelassene Pflegeeinrichtung mindestens einmal geprüft. Alle Prüfungen erfolgen grundsätzlich unangemeldet. Nur in Ausnahmefällen muss die Prüfung vorher angemeldet werden.

Die Qualitätsberichte über die Prüfungen in den Pflegeeinrichtungen werden im Internet und in anderer geeigneter Form veröffentlicht – verständlich, übersichtlich und vergleichbar, so der Anspruch. Diese Informationen werden auch bei den Pflegeberaterinnen und Pflegeberatern sowie in den Pflegestützpunkten erhältlich sein. Pflegebedürftige und ihre Angehörigen sollen darüber hinaus auch in der Pflegeeinrichtung selbst eine aktuelle Information über das Ergebnis der Prüfung des Medizinischen Dienstes der Krankenversicherung erhalten. Dabei soll an gut sichtbarer Stelle, etwa im Eingangsbereich der Einrichtung, das Datum der letzten MDK-Prüfung, eine Zusammenfassung der aktuellen Prüfergebnisse sowie eine Einordnung des Prüfergebnisses nach einer Bewertungssystematik ausgehängt werden.

Verständliche Qualitätsberichte und transparentes Bewertungssystem

Die Qualität der Leistungen von Pflegeeinrichtungen soll künftig nach einer klaren Systematik veröffentlicht werden.[15] Die Bewertung von ambulanten und stationären Pflegeeinrichtungen nach dem vertrauten System der Schulnoten – von sehr gut bis mangelhaft – erleichtert die Orientierung über die Qualität der angebotenen Leistungen. Grundlage der Bewertung ist eine Qualitätsprüfung durch den MDK oder eine gleichwertige Prüfung.

In die Gesamtbewertung gehen im stationären Bereich 64 Einzelkriterien ein, die Bewohnerbefragung (18 Kriterien) wird gesondert dargestellt. Für die Gesamtbewertung eines Heimes ist die Qualität der Pflege und der medizinischen Versorgung mit 35 (von 64) Kriterien die wichtigste Bestimmungsgröße. Außerdem fließen Aspekte des Umgangs mit demenzkranken Bewohnern und anderen gerontopsychiatrisch veränderten Menschen (10 Kriterien), der sozialen Betreuung und Alltagsgestaltung (10 Kriterien) sowie von Wohnen, Verpflegung, Hauswirtschaft und Hygiene (9 Kriterien) in die Gesamtbewertung ein. Wie zu sehen, haben die pflegefachlichen Prüfkriterien – die hauptsächlich aus dem Prüfkatalog der MDK übernommen wurden – ein deutliches Übergewicht.

---

15 Die Vereinbarungspartner der so genannten Pflegeselbstverwaltung (Spitzenverband Bund der Pflegekassen, Bundesarbeitsgemeinschaft der überörtlichen Träger der Sozialhilfe, Bundesvereinigung der kommunalen Spitzenverbände und die Vereinigungen der Träger der Pflegeeinrichtungen auf Bundesebene) haben unter Beteiligung des Medizinischen Dienstes des Spitzenverbandes Bund der Krankenkassen (MDS) eine Gesamtbewertung in Form von Schulnoten von „sehr gut" bis „mangelhaft" vereinbart.

Für die ambulante Pflege wurden 49 Bewertungskriterien festgelegt, die sich in vier unterschiedlich zur stationären Versorgung definierte Qualitätsbereiche aufteilen: Pflegerische Leistungen, ärztlich verordnete pflegerische Leistungen, Dienstleistungen und Organisation, Befragung der Kunden. Das Resultat der Kundenbefragung wird gesondert ausgewiesen, aus den Bewertungen der übrigen Einzelkriterien wird ein Gesamtergebnis gebildet.

Die Systematik gewährleistet aufgrund der Anzahl und Zuordnung der Kriterien, dass sich gute wie auch schlechte Pflege im Gesamtergebnis widerspiegeln. Damit ist es Pflegebedürftigen und Angehörigen zukünftig möglich, sich ein differenziertes Bild von der Qualität einer Einrichtung zu machen.

Ergebnisqualität

Im Vordergrund der Überprüfung steht die Ergebnisqualität. Das bedeutet, dass die Prüfer des Medizinischen Dienstes nicht nur die Dokumentation bewerten, sondern sich bei der Prüfung auf den Pflegezustand der Menschen konzentrieren. Sie überprüfen, ob und wie die eingeleiteten Pflegemaßnahmen wirken und ob es Hinweise auf Pflegedefizite gibt wie zum Beispiel Druckgeschwüre oder Mangelernährung. Außerdem berücksichtigen sie bei der Bewertung der Pflegeeinrichtung auch die Zufriedenheit der pflegebedürftigen Menschen.

Prüfung der Struktur- und Prozessqualität nicht unbedingt durch den MDK

Die Einrichtungen können selbst Prüfungen veranlassen. Unter bestimmten Voraussetzungen ersetzen diese Prüfungen die Qualitätsprüfungen des MDK, soweit es um die Struktur- und Prozessqualität der Einrichtung geht. Die Ergebnisqualität, also der Pflegezustand der Menschen und die Wirksamkeit der Pflege- und Betreuungsmaßnahmen, wird aber immer vom MDK geprüft.

Beratung der Pflegeeinrichtungen

Der Medizinische Dienst prüft nicht nur die Ergebnisqualität, sondern muss eine Einrichtung in Qualitätsfragen auch beraten und soll insbesondere Empfehlungen abgeben, wie Qualitätsmängeln vorzubeugen ist.

Expertenstandards

Expertenstandards haben sich als wichtiges Instrument zur Qualitätssicherung in der Pflege etabliert. Mit der Pflegereform 2008 wird die Entwicklung und Aktualisierung von Expertenstandards gesetzlich verankert. Dies sicherzustellen, ist Aufgabe der Pflegeselbstverwaltung. Dazu gehören der Spitzenverband Bund der Pflegekassen, die Bundesarbeitsgemeinschaft der überörtlichen Träger der Sozialhilfe, die Bundesvereinigung der kommunalen Spitzenverbände und die Vereinigungen der Träger der Pflegeeinrichtungen auf Bundesebene. Die Expertenstandards konkretisieren den allgemein anerkannten Stand der medizinisch-pflegerischen Erkenntnisse zu ei-

nem bestimmten Thema, zum Beispiel zur Vermeidung des Wundliegens (Expertenstandard „Dekubitusprophylaxe in der Pflege"). Diese Expertenstandards sind für alle zugelassenen Pflegeeinrichtungen verbindlich.
(Quelle: Bundesministerium für Gesundheit 16.2.2009: Qualitätssicherung (Pflege))

4.5.3 Charta der Rechte hilfe- und pflegebedürftiger Menschen

Die Charta geht zurück auf die Arbeiten des im Herbst 2003 vom Bundesministerium für Familie, Senioren, Frauen und Jugend und dem Bundesministerium für Gesundheit initiierten „Runden Tisches Pflege".

„Jeder Mensch hat uneingeschränkten Anspruch auf Respektierung seiner Würde und Einzigartigkeit. Menschen, die Hilfe und Pflege benötigen, haben die gleichen Rechte wie alle anderen Menschen und dürfen in ihrer besonderen Lebenssituation in keiner Weise benachteiligt werden. Da sie sich häufig nicht selbst vertreten können, tragen Staat und Gesellschaft eine besondere Verantwortung für den Schutz der Menschenwürde hilfe- und pflegebedürftiger Menschen", so heißt es im ersten Absatz der Präambel der „Charta der Rechte hilfe- und pflegebedürftiger Menschen".

In der Charta wird der Versuch unternommen, die allgemeinen Menschenechte, verankert im Grundgesetzt, zu übertragen auf die Gruppe der hilfe- und pflegebedürftigen Menschen. Allein die Tatsache, dass dieser Versuch unternommen wird, deutet auf eine Praxis hin, in der die allgemeinen Menschenrechte für diese Zielgruppe nicht uneingeschränkt gelten.

Die Charta enthält 8 Artikel, die dort weiter erläutert und ausgeführt werden. An dieser Stelle werden sie nur genannt:

Artikel 1 „Selbstbestimmung und Hilfe zur Selbsthilfe"
Jeder hilfe- und pflegebedürftige Mensch hat das Recht auf Hilfe zur Selbsthilfe sowie auf Unterstützung, um ein möglichst selbst bestimmtes und selbstständiges Leben führen zu können.

Artikel 2 „Körperliche und Seelische Unversehrtheit, Freiheit und Sicherheit"
Jeder hilfe- und pflegebedürftige Mensch hat das Recht, vor Gefahren für Leib und Seele geschützt zu werden.

Artikel 3 „Privatheit"
Jeder hilfe- und pflegebedürftige Mensch hat das Recht auf Wahrung und Schutz seiner Privat- und Intimsphäre.

Artikel 4 „Pflege, Betreuung und Behandlung"
Jeder hilfe- und pflegebedürftige Mensch hat das Recht auf eine an seinem persönlichen Bedarf ausgerichtete, gesundheitsfördernde und qualifizierte Pflege, Betreuung und Behandlung.

Artikel 5 „Information, Beratung und Aufklärung"
Jeder hilfe- und pflegebedürftige Mensch hat das Recht auf umfassende Informationen über Möglichkeiten und Angebote der Beratung, der Hilfe, der Pflege sowie der Behandlung.

Artikel 6 „Kommunikation, Wertschätzung und Teilhabe an der Gesellschaft"
Jeder hilfe- und pflegebedürftige Mensch hat das Recht auf Wertschätzung, Austausch mit anderen Menschen und Teilhabe am gesellschaftlichen Leben.

Artikel 7 „Religion, Kultur und Weltanschauung"
Jeder hilfe- und pflegebedürftige Mensch hat das Recht, seiner Kultur und Weltanschauung entsprechend zu leben und seine Religion auszuüben.

Artikel 8 „Palliative Begleitung, Sterben und Tod"
Jeder hilfe- und pflegebedürftige Mensch hat das Recht, in Würde zu sterben.
(Quelle: Bundesministerium für Familie, Senioren, Frauen und Jugend 3.12.2008)

4.5.4 Transferaufgabe

1. Überprüfen Sie am Beispiel einer Pflegeeinrichtung, inwieweit die Artikel der Charta umgesetzt worden sind.
   Falls Sie Handlungsbedarf feststellen, schreiben Sie diesen auf und besprechen Sie das Ergebnis mit Ihrer Anleiterin/Lehrerin.

Artikel	In welcher Weise umgesetzt? Geben Sie ein bis zwei Beispiele, z. B. Pflegedokumentation durch aktivierende Pflege ...
1. Jeder hilfe- und pflegebedürftige Mensch hat das Recht auf Hilfe zur Selbsthilfe sowie auf Unterstützung, um ein möglichst selbst bestimmtes und selbstständiges Leben führen zu können.	
2. Jeder hilfe- und pflegebedürftige Mensch hat das Recht, vor Gefahren für Leib und Seele geschützt zu werden.	
3. Jeder hilfe- und pflegebedürftige Mensch hat das Recht auf Wahrung und Schutz seiner Privat- und Intimsphäre.	
4. Jeder hilfe- und pflegebedürftige Mensch hat das Recht auf eine an seinem persönlichen Bedarf ausgerichtete, gesundheitsfördernde und qualifizierte Pflege, Betreuung und Behandlung.	

5. Jeder hilfe- und pflegebedürftige Mensch hat das Recht auf umfassende Informationen über Möglichkeiten und Angebote der Beratung, der Hilfe, der Pflege sowie der Behandlung.	
6. Jeder hilfe- und pflegebedürftige Mensch hat das Recht auf Wertschätzung, Austausch mit anderen Menschen und Teilhabe am gesellschaftlichen Leben.	
7. Jeder hilfe- und pflegebedürftige Mensch hat das Recht, seiner Kultur und Weltanschauung entsprechend zu leben und seine Religion auszuüben.	
8. Jeder hilfe- und pflegebedürftige Mensch hat das Recht, in Würde zu sterben.	

2. Bearbeiten Sie den Leittext mit den entsprechenden Aufgaben.
   Erkundung einer Pflegeeinrichtung und ihres Angebotspektrums für pflegende Angehörige

- Einführung
  Der folgende Leittext möchte Sie in die Lage versetzten, eine Pflegeeinrichtungen zu erkunden in Bezug auf ihr Selbstbild und ihr Angebotsspektrum. Ihre Aufgabe besteht darin, sich über die Ziele der Einrichtung, deren Konzept sowie Versorgungsangebot zu informieren. Dazu besorgen Sie sich die entsprechenden Prospekte, Hauszeitungen und Materialien der Einrichtung. Sie überprüfen die Beratungs- und Unterstützungsangebote für pflegende Angehörige. Das ist der theoretische Teil Ihrer Aufgabe. In einer Praxisaufgabe unterbreiten Sie – falls Sie in der betreffenden Pflegeeinrichtung eine Versorgungslücke festgestellt haben, einen (fiktiven) Vorschlag, über welche Angebote die Angehörigen zusätzlich entlastet und unterstützt werden können. Dazu planen Sie eine Informationsveranstaltung für Mitarbeiter und Kollegen und führen diese anschließend auch durch.
  Vorteilhaft ist es, wenn Sie in der Einrichtung bereits ein Praktikum ableisten oder arbeiten.

- Beschreibung der Pflegeeinrichtung
  Welche Zielsetzung, welchen Aufbau (Organigramm) und welche Aufgaben hat die Pflegeeinrichtung?

- Zu welcher Trägerorganisation gehört die Pflegeeinrichtung? Wie lauten deren Leit- bzw. Unternehmensgrundsätze?
- Nach welchem Pflegekonzept arbeitet die Einrichtung und wie ist die Pflegearbeit organisiert?
- Welche Pflege-, Hilfs- und Beratungsangebote bietet die Pflegeeinrichtung speziell für Demenzkranke?
- Welche Rolle spielen die Angehörigen bzw. weitere Hilfspersonen? In welcher Weise werden die Angehörigen/weitere Helfer in die Pflege und Begleitung mit einbezogen? Gibt es dafür eine konzeptionelle Grundlage?
- Welche Berufsgruppen arbeiten mit welchen Aufgabenschwerpunkten zusammen?
- Wie wird der Informationsfluss zwischen den einzelnen Berufsgruppen sichergestellt?

Besprechen Sie Ihre Arbeitsergebnisse mit Ihrer Lehrerin oder mit Ihrer Anleiterin bzw. mit Kollegen.

- Praxisaufgabe
  In welcher Weise können Angehörige entlastet und/oder beraten werden? Entwickeln Sie entsprechende Vorschläge für Ihre Pflegeeinrichtung. Im Rahmen einer Teamsitzung oder Übergabe stellen Sie Ihre Vorschläge vor und begründen Sie Ihr Anliegen.
  Planen Sie diesen Teil Ihrer Aufgabenstellung zunächst mit Ihrer Praxislehrerin bzw. Anleiterin. Besprechen Sie einige Situationen, in denen Veränderungsbedarf notwendig und möglich erscheint. An exemplarischen Beispielen können Sie möglicherweise leichter aufzeigen, was die Einrichtung an zusätzlichen Leistungen anbieten könnte (z.B. systematische Beratung, Schulung, Teilnahme an geselligen Veranstaltungen, Selbsthilfegruppen, Integration in die tägliche Pflege usw.).
  Die Angebote, die Sie unterbreiten, können durchaus fiktiv bleiben. Es geht in dieser Aufgabenstellung darum zu klären, ob Sie Handlungsbedarf feststellen in Bezug auf die Begleitung Angehöriger – und wenn ja, welche Unterstützungsangebote Sie vorschlagen würden (im Sinne des Pflegekonzeptes).

- Planung der Vorstellung Ihrer (fiktiven) Maßnahmen zur Unterstützung der Angehörigen im Rahmen einer Teamsitzung/Übergabe
  Überlegen Sie sich, wie Sie Ihre Kollegen und Ihre Vorgesetzte von Ihren Vorschlägen bzw. Ihrem Konzept überzeugen wollen. Planen Sie dazu zunächst Ihr Vorgehen.

  - Überlegen Sie zunächst, was Sie mit der Veranstaltung eigentlich erreichen wollen. Notieren Sie sich kurz Ihre Ziele.
  - Was genau wollen Sie inhaltlich ansprechen?
  - Wie wollen Sie vorgehen? Welche Zeit planen Sie insgesamt ein (wenn möglich, nicht mehr als eine halbe Stunde).

– Brauchen Sie eventuell irgendwelche Materialien, z. B. Flipchart, Prospekte usw.?

Besprechen Sie Ihre schriftliche Planung zur Informationsveranstaltung mit Ihrer Lehrerin bzw. Anleiterin oder mit Kollegen.

- Durchführung
  Führen Sie Ihre Veranstaltung zu den Angehörigenangeboten entsprechend Ihrer Planung durch.

- Reflexion
  Beschreiben Sie, wie Ihre Beratungsangebote aufgenommen worden sind. Was verlief abweichend oder unvorhergesehen? Hätte man dieses im Planungskonzept vorher berücksichtigen können? Wie beurteilen Sie insgesamt den Erfolg Ihrer Veranstaltung?

4.6 Selbsthilfegruppen

Oft leiden Angehörige unter dem Gefühl, dass sie nicht richtig verstanden werden. Zwar werden sie mit wohlgemeinten Ratschlägen überhäuft, aber dennoch fühlen sie sich von Außenstehenden in ihrer Belastung und in ihrer Lebenssituation nicht richtig ernst genommen.

Diese subjektive Einschätzung erweist sich leider oft als richtig, denn wer schaut schon „hinter die Kulissen". Häufig kommt es in den Familien zu einem Rollentausch, der für Außenstehende schwer nachzuvollziehen ist. So übernimmt jetzt die Tochter die Mutterrolle für ihre eigene demente Mutter. Dabei können frühere nicht verarbeitete Konflikte wieder aufleben.

Ratschläge von Außenstehenden oder Nichtbetroffenen bleiben oft oberflächlich oder wirken belehrend. Am Ideal gemessen reagieren Angehörige darauf mit Schuldgefühlen oder aggressiver Abwehr. Richtig verstanden fühlen sich Angehörige daher häufig nur unter Leidens- bzw. Weggenossen.

Ziele

Nach Durcharbeiten der Lerneinheit

- wissen Sie Selbsthilfegruppen in ihrer Bedeutung für pflegende Angehörige einzuschätzen
- können Sie über Struktur, Ablauf und mögliche Kosten der Gruppen Auskunft geben
- können Sie die Aufgaben der Gruppenleitung beschreiben

4.6.1 Vorzüge von Selbsthilfegruppen[16]

Betroffene und engagierte Laien der Gesundheitsbewegung entwickelten Ende der 70er Jahre die Idee der Selbsthilfegruppe zu der heute bekannten Unterstützungsform zu unterschiedlichen Problematiken. Im Rahmen dieser Entwicklung entstanden auch Selbsthilfegruppen für pflegende Angehörige. Im Falle der demenziellen Erkrankungen sind Angehörige großen Belastungen ausgesetzt. Mit Fortschreiten der Krankheit werden die Pflegenden psychisch und physisch zunehmend gefordert und stoßen bald an ihre Grenzen. Der Bedarf sich auszutauschen, Solidarität und Mitgefühl zu suchen, ist groß.

Da sich die meisten Formen demenzieller Erkrankungen unter dem Suchbegriff „Alzheimer Kranke" wieder finden, sind auch bei der Suche nach entsprechenden Gruppen auf nationaler Ebene die Alzheimer Gesellschaften eine erste hilfreiche Anlaufstelle. Diese können weiterhelfen oder bieten selber unter dem Titel „Angehörigengruppe für Alzheimer Kranke" Hilfe an. Neben der thematischen Suche findet man auch über die organisatorische Form der Selbsthilfe auf lokaler Ebene Angebote. Die meisten Kommunen haben Stellen eingerichtet, die die Aktivitäten der örtlichen Gruppen organisieren und betreuen (vgl. Timmig 2001, 2002).

Struktur einer Selbsthilfegruppe

Selbsthilfegruppen sind Laiengruppen, die von Betroffenen initiiert werden. Alle Teilnehmer sind Betroffene und auf ihre Art Experten. Die Sitzform des Kreises spiegelt die Rolle eines jeden und seine Kompetenz wieder. Alle sind gleichberechtigt und gleich wichtig.

Zur Strukturierung des Ablaufes erklärt sich ein Teilnehmer bereit, für die Zeit des Treffens die Gesprächsleitung zu übernehmen. Manche Gruppen ziehen für diese Aufgabe der Moderation professionelle Hilfe hinzu. Die Aufgabe der Gesprächsleitung oder der professionellen Moderation sind darauf zu achten, dass Gesprächsregeln eingehalten werden:

- Zu Beginn gibt es eine namentliche Vorstellungsrunde.
- Jeder Teilnehmer ist für sich verantwortlich und bestimmt für sich, ob er sich mit einem Redebeitrag beteiligt oder nicht. Jeder Beitrag ist willkommen und freiwillig, die Gruppe darf von keinem einen Beitrag erzwingen.
- Jeder Teilnehmer spricht von sich und seinen Erfahrungen und nicht für jemanden anderen. Alle sind Experten für ihre Erlebnisse und Erfahrungen aus ihrem eigenen Lebensbereich.
- Die Beiträge sind anonym und dürfen nicht aus der Gruppe hinausgetragen werden. Diskretion und Verschwiegenheit fördern das Vertrauen und die Offenheit eines jeden einzelnen gegenüber der Gruppe.

---

16 Verfasser der folgenden Informationseinheit ist Roland Timmig, freier Mitarbeiter der Pädagogischen Werkstatt – Juliane Falk, Hamburg.

- Es ist sinnvoll, gemeinsam zu beschließen, ob die Redezeit begrenzt werden soll, und wenn ja, auf welche Länge.
- Um Diskussionen und Seitengespräche zu vermeiden, sollten wenig Rück- und Zwischenfragen gestellt werden. Es sollten keine Kommentare abgegeben werden. Zwischenbemerkungen bringen den Redner von dem ab, was er sagen will.
- Die Gesprächsleitung nimmt die Wortmeldungen der Reihe nach auf. Die Redebeiträge erfolgen entsprechend dieser Liste.
- Jeder Redner bezieht sich in seinem Beitrag möglichst auf ein Thema. Weitere Wortmeldungen sind möglich.
- Das Treffen wird pünktlich begonnen und beendet. Ausstehende Wortmeldungen werden auf das nächste Treffen verwiesen.
- Eine praktikable Meetingzeit sind 120 Minuten.
- Die Teilnehmerzahl sollte so begrenzt werden, dass jeder die Möglichkeit zu einem Redebeitrag erhält. Erfahrungsgemäß ist das eine Teilnehmerzahl von 12 bis 16 Personen.
- Während der Meetingzeit geht kein Teilnehmer störenden Nebenaktivitäten nach wie Rauchen, Essen oder Telefonieren.

Diese Gesprächsregeln sind sehr umfassend. Jede Gruppe wird ihren eigenen Ritus entwickeln, nachdem ihr Treffen abläuft. Wichtig ist, dass die Gruppe einen Konsens findet und sich jeder in größtmöglicher Form mit der gefunden Vorgehensweise identifizieren kann. Weiter ist wichtig, dass dieser Ritus zwischenzeitlich immer wieder ins Bewusstsein geholt wird und neuen Teilnehmern mitgeteilt wird.

In sog. Arbeitsmeetings werden einige andere Fragen gemeinsam geregelt.

- Soll die Gruppe offen oder geschlossen sein?
- Wann und über welchen Zeitraum trifft sich die Gruppe?
- Wer übernimmt welche Aufgaben in der Gruppe?
- Soll es noch andere gemeinsame Aktivitäten neben der Gesprächsrunde geben?
- Nehmen die kranken Angehörigen an der Gruppe teil oder nicht?
- Wie wird das Problem der Betreuung während der Meetingzeit gelöst?
- Wer trägt die Kosten der Gruppe?
- Sollte in diesem Zusammenhang ein Verein gegründet werden?
- Soll die Gruppe auf längere Sicht von Betroffenen oder von einer professionellen Leitung geführt werden?

Offene oder geschlossene Gruppe

Offene Gruppen entsprechen mehr der klassischen Form der Selbsthilfegruppe. Zu einem bestimmten Zeitpunkt in der Woche wird eine Gruppe angeboten, zu der jeder ohne Anmeldung und weitere Verbindlichkeit kommen kann oder nicht. Sie sind anonymer und unverbindlicher und wenn sie nicht von einer professionellen Leitung geführt werden, in ihrer Existenz anfälliger. Nur die Leitung, die zwischen einem harten Kern rotiert, würde die Kontinuität der Treffen repräsentieren. Durch die wechselnden Teilnehmerzahlen unterliegt die Gruppe leicht Schwankungen. Eine Betreuung der kranken Angehörigen wird nicht angeboten, um die muss sich der Angehörige selber kümmern. Wird auf eine professionelle Leitung verzichtet, entstehen mehr oder weniger nur Kosten für die Raummiete.

Geschlossene Gruppen bauen mehr auf Kontinuität und Verbindlichkeit. Die Gruppe organisiert sich in einem Verein oder wird Teil einer bereits eingetragenen Initiative. Je nach Größe der Initiative führt ein Mitarbeiter mit den Interessenten separate Beratungsgespräche durch. Hier entscheidet sich, ob eine Selbsthilfegruppe die entsprechende Hilfe bietet und der Betroffene an den Treffen teilnehmen sollte. Über eine Mitgliedschaft bekundet er sein verbindliches Interesse. Er hat dann die Möglichkeit, an den Treffen einschließlich dem Hilfsangebot der Betreuung teilzunehmen. In den Treffen lernen die Gruppenmitglieder sich und die Geschichten der Anderen im Laufe der Zeit kennen. Außerhalb der Treffen entstehen überwiegend per Telefon helfende und unterstützende Kontakte. Riten und Vorgehensweise müssen nicht bei jedem Treffen neuen Teilnehmern erklärt und vermittelt werden. Die Fluktuation ist niedrig. Die Intimität und Vertrautheit untereinander ist größer. Es ist leichter, für die Zeit des Meetings in Nebenräumen professionelle Betreuung für die kranken Angehörigen anzubieten und zu organisieren. Für die Teilnehmer gibt es während der Meetingzeit eine sorgenfreie Auszeit. Eine kontinuierliche Teilnahme ist dadurch leichter möglich.

Aufgaben in der Gruppe
Leistet sich die Gruppe professionelle Hilfe, so kann diese viele Aufgaben übernehmen. Neben der Gesprächsleitung als offensichtliche Aufgabe gibt es noch einige andere „Dienste":

- Sich um den Raum und dessen Verfügbarkeit zu kümmern,
- Kontaktstelle oder Ansprechpartner für neue Gruppenmitglieder sein,
- Führen einer Adressen- und Telefonliste,
- Kontaktstelle für die Öffentlichkeitsarbeit,
- Sich um Referenten, Themen und Literatur kümmern.

Aufgrund der enormen Belastung durch den zu pflegenden dementen Kranken fällt es vielen Angehörigen schwer, am wöchentlichen oder zweiwöchentlichen Meetingrhythmus teilzunehmen. Eine besondere Aufgabe kommt da den Telefonkontakten zu. Oft ist der Angehörige, der mit sich und seinen Problemen alleine ist, in Not bezüglich einer spontanen Situation. Der telefonische Kontakt zu einem anderen Mitglied, dessen offenes Ohr für seine Fragen, Probleme und seine Situation sind eine erste wirkungsvolle Entlastung.

Der Angehörige ist mit der Pflege rund um die Uhr beschäftigt und rutscht dadurch leicht in die soziale Isolation. Freizeitaktivitäten werden immer weniger. Hier bietet die gemeinsam initiierte Aktion die Möglichkeit, den Schwung der Gruppe zu nutzen und so über eine Gruppenaktivität hinaus ins vergnügliche Leben mit seinem kranken Partner zu kommen.

Teilnahme der Kranken am Meeting

Es ist eher schwierig für die pflegenden Angehörigen, wenn die Kranken mit im Meeting sitzen. Es fällt ihnen schwer loszulassen, zu sich zu kommen und nicht die Aufmerksamkeit dem kranken Partner zu widmen. Es fehlt die emotionale Distanz, über Trauer, Wut, Enttäuschung und Frust zu sprechen oder sie zu zeigen. Dafür sind in der Regel die Schamgefühle zu groß, dies im Beisein des Betroffenen zu zeigen.

Der betroffene Kranke mag zwar nicht mehr über die kognitiven Fähigkeiten verfügen, sich verbal zu wehren, doch spürt er noch lange im Verlauf seiner Erkrankung, über was gerade gesprochen wird. Er wird in diesem Moment durch das Gesprochene verletzt.

Gruppen, in denen Kranke mit ihren Angehörigen zusammen sind, entwickeln sich eher zu Beschäftigungs- und Betreuungsgruppen. Die psychische Entlastung des Angehörigen steht bei dieser Art nicht im Vordergrund.

Kosten

Ob offene oder geschlossene Gruppe oder professionell geleitete Gruppe oder nicht, es entstehen Kosten. Im Allgemeinen fallen so genannte „Sachkosten" an wie Porto, Telefon, Kopier- und Druckkosten, Raummiete, Fahrtkosten und Honorare. Im Verlauf der Arbeit fallen darüber hinaus Kosten für die Anschaffung von Lektüre oder Materialien zu Betreuung der Kranken während der Meetingzeit an.

Um als Initiative oder als Gruppe anerkannt zu werden und in den Vorzug finanzieller Zuwendungen zu kommen, ist die Gründung eines Vereins ratsam. Oder man schließt sich bereits bestehenden Institutionen an. Die nationalen Alzheimer Gesellschaften sind der ideale Ansprechpartner für dieses Anliegen (Informationen: Deutschen Alzheimer Gesellschaft e.V., Friedrichstraße 236, 10969 Berlin).

Leitung

In der klassischen Form der Selbsthilfegruppe gibt es zwar eine Gesprächsleitung, diese ist mehr oder weniger nur dafür verantwortlich, die Wortmeldungen aufzunehmen und darauf zu achten, dass jeder nach dieser Reihe zu Wort kommt. Ansonsten rotiert die Leitung über einen längeren Zeitraum unter den Teilnehmern. So sind alle Mitglieder in gleicher Weise dafür verantwortlich, dass das Treffen im Rahmen der Regeln abläuft und dass sich die Gestaltung und Form des Gespräches an dem vereinbarten Ablauf orientiert. Dies erfordert einen hohen Grad an Selbstdisziplin und Erfahrung. Angehörigengruppen von demenziell erkrankten Menschen sind meistens

Mischformen zwischen der klassischen Selbsthilfegruppe und einer Gruppe mit professioneller Gesprächsleitung. Für eine Gesprächsleitung spricht, dass betroffene Menschen in diesem Bereich etwas anderes bewegt als darauf zu achten, dass der Ablauf diszipliniert erfolgt. Mit zunehmender Größe der Gruppe ist dies eine verantwortungsvolle und Aufmerksamkeit raubende Tätigkeit, die einem Betroffenen die Möglichkeit nimmt, sich selber angemessen einzubringen. Das Mitteilungsbedürfnis von pflegenden Angehörigen ist stark und bedarf steter Achtsamkeit, denn die Gesprächsregeln bieten auch Sicherheit und Schutz derjenigen, die gerade nicht reden. Sie bieten die Sicherheit, dass auch sie zu Wort kommen. Die meist älteren Teilnehmer fühlen sich eher aufgehoben, wenn eine „fremde" Gesprächsleitung sich um den Ablauf kümmert. Einer „betroffenen" und involvierten Gesprächsleitung verlangt dies sehr viel Disziplin ab.

Gesprächsthemen

Wenn die betroffenen Teilnehmer in der Vorstellungsrunde einige Ereignisse der letzten Zeit ansprechen, ergeben sich hieraus von alleine Themen. Der Nächste trägt zu dem bereits erwähnten seine eigenen Erfahrungen bei und bringt eventuell ein neues Thema zur Sprache. Auf diese Weise entsteht ein bunter von den aktuellen Ereignissen geprägter Gesprächsverlauf. Manchmal ist es aber auch nötig, ein Thema vorzugeben, um eine Bandbreite von Aussagen zu dieser Frage, dieser Problematik in Erfahrung zu bringen. Themen, die die Angehörigen beschäftigen, sind immer wieder folgende:

- Erste Anzeichen der Erkrankung. Wie werden sie gedeutet? Wie reagiert das Umfeld darauf?
- Wie hat sich die gemeinsame Beziehung für den gesunden Partner verändert? Welche Veränderungen treten in den Beziehungen zur Familie, zu Freunden und zu Bekannten auf?
- Wie umfassend informiert der Partner oder Verwandte den Kranken über seine Erkrankung? Wie geht er vor?
- Anfängliche psychische Belastungen, die aus dem Festhalten am gewohnten Bild des Angehörigen resultieren; Verlust der partnerschaftlichen Rolle, Verlust an Sicherheit und Vertrauen; Eifersucht und Misstrauen; Unruhe und Depressionen.
- Beschäftigungstätigkeiten: Was kann der Kranke noch tun? Wie findet man geeignete Tätigkeiten?
- Eigene Gefühle und Unsicherheiten im Umgang mit dem Kranken; Schuld-, Ohnmachts- und Verpflichtungsgefühle.
- Umgang mit Sexualität; Bedürfnis nach körperliche Nähe und Anlehnung.
- Wie kann ich die sozialen Kontakte aufrechterhalten? Welche Veränderungen treten auf? Welche Kontakte sind wichtig?
- Grenzen in den körperlichen und geistigen Fähigkeiten: Wo beginnt die Überforderung? Welches Maß ist im Bereich von Bewegung, Sport, Gedächtnistraining und Anregung der Sinne angemessen?

- Wie beziehe ich den Kranken in alltägliche Aufgaben ein?
- Wie bitte ich Menschen aus dem bisherigen sozialen Umfeld um Hilfe?
- Wie verstehe ich die unterschiedlichen Reaktionen der Umwelt?
- Fragen zur Haftpflicht und Unfallversicherung.
- Alltagshilfen für den Kranken wie Terminkalender, Notizbuch, Tafeln mit wichtigen Abläufen und klare Wohnsituation.
- Mein Verhalten gegenüber dem Kranken; Habe ich Geduld? Habe ich zu hohe oder zu niedrige Erwartungen? Nehme ich ihm zuviel ab? Wie verändert sich meine Sprache? Welche Haltung ist gegenüber dem Kranken angemessen?
- Meine Haltung zu den stetigen Veränderungen? Wie gehe ich mit Schwankungen in der Verfassung des Kranken um?
- Vorbereitungen treffen, Finanzen regeln, Vollmachten übertragen, sich über Pflegeheime und ambulante Hilfen informieren.
- Meine Verantwortung mir und der Situation gegenüber. Wie bekomme ich Freiräume und Verschnaufpausen?
- Belastungen in der mittleren Phase; Anhänglichkeit; gefühlsmäßige Überreaktionen; Vereinnahmen und Kontrollieren; Nachtunruhe; Empfindsamkeit; ständige Betreuung; sprachliche Verständigungsprobleme; Ängste und Halluzinationen; Resignation und Verlust einfacher Fähigkeiten.
- Ausführliche Informationen über ambulante Hilfsangebote und deren Möglichkeiten und Grenzen.
- Wie erlebt sich der Kranke selbst? Warum hat er Angst? Ist sein Schamgefühl verletzt?
- Medikamente zur symptomatischen Behandlung von Unruhe, Nachtunruhe und Depressionen.
- Störungen der Bewegungskoordination; Wie kann man damit umgehen?
- Rechtliche Informationen über die Einrichtung einer Betreuung.
- Finanzielle Hilfen; Beantragung von Pflegegeld; Zuschüsse bei Heimkosten; Schwerbehindertenausweis.
- Inkontinenz: Psychische Belastungen der beteiligten Personen.
- Hilfen bei alltäglichen Verrichtungen, wie Essen, Trinken, Waschen, An- und Ausziehen und Baden.
- Hilfsmittel, Tipps und Tricks bei den pflegerischen Tätigkeiten.
- Letzte Krankheitsphase; Bettlägerigkeit; Bewegung und Gymnastik; Welche Sinne sind ansprechbar? Dekubitus-Prophylaxe und -versorgung; Nahrungsaufnahme; Soll eine Magensonde gelegt werden? Sterbebegleitung; Umgang mit dem Sterben; Trauer und Verlust.

Perspektiven für den Einzelnen

Eine geläufige Ausgangssituation ist, dass eine Ehepaar schon jahrelang zusammenlebt und zusammen älter geworden ist. Man hat sich arrangiert, man kennt den anderen, seine Vorlieben und Eigenheiten. Kurz – man ist mit dem anderen sehr vertraut und zusammengewachsen. Ohne es am Anfang zu merken, schleichen sich bei einem Partner merkwürdige Eigenheiten ein. Jahrelang hat er morgens die Kaffeemaschine bedient und plötzlich tauchen wiederholt Fehler beim Bedienen der Maschine auf. Unwissend über die Hintergründe reagiert der andere Partner verärgert über diesen „Blödsinn" und kommentiert die Vorfälle eventuell abwertend und mürrisch. Weil ihm das mit der Zeit zu bunt wird, fängt er bald an, die Aufgabe des Kaffeemachens selber zu übernehmen. Andere Situationen folgen, wo er Aufgaben übernimmt, die der Partner aus nicht ersichtlichen Gründen nicht mehr bewältigt. Ohne dass es die beiden merken, kippt das Verhältnis langsam, der eine übernimmt immer mehr Verantwortung und wird Betreuer und der andere Betreuter. Erst viel später erklärt sich dies, dass der eine Partner eventuell am Beginn einer demenziellen Erkrankung steht. Auf dem Weg dahin häufen sich die Krisen, Freunde und Verwandte reagieren mit Unverständnis. Der noch ahnungslose „Betreuer" gerät schleichend in die Isolation und bleibt mit seinen Fragen und Selbstzweifeln alleine. Erreicht die psychische Belastung ihre Schmerzgrenze, wird der Betroffene sensibel für das Hilfsangebot, das eine Selbsthilfegruppe leistet. Unabhängig von der Gruppenform stellen alle betroffenen Angehörigen durch eine Teilnahme die selben positiven Effekte fest.

- Die Beteiligten spüren, dass sie mit ihrer Situation nicht mehr alleine sind.
- Sie erfahren das Gefühl, dass sie mit den Schwierigkeiten verstanden und akzeptiert werden.
- Sie erleben, dass sich andere auf Grund ihres eigenen Erlebens in die besondere Situation des einzelnen einfühlen können.
- Sie erkennen, dass andere Menschen mit der zunehmend schwieriger werdenden Situation auch noch zurecht kommen.
- Sie erhalten handfesten und lebensnahen Rat. Die Anregungen und Tipps sind immer praktisch erprobt und aktuell.
- Sie lernen offen und ohne Scham über alles zu sprechen.
- Wenn die Betroffenen das eigene Erlebte ansprechen, beginnen sie dies zu verarbeiten und sich emotional von der belastenden Lebenssituation zu distanzieren. In einem verständnisvollen Zuhörerkreis zu sprechen schafft Entlastung.
- Sie erhalten eine Perspektive – vom Schicksalsschlag zur Aufgabe.
- Sie überwinden die Isolation und finden neue Bekannte und Freunde.
- Es tritt ein Moment der Geselligkeit ein.

Selbsthilfegruppen sind von Betroffenen ins Leben gerufene Hilfeangebote. Neben dieser Form gibt es noch Gesprächskreise, die ähnlich arbeiten und in Institutionen aus dem Gesundheitsbereich eingebunden sind. So bieten Tagesstätten, Gesundheitszentren, Gerontopsychiatrische Einrichtungen oder Krankenhäuser dies im Rahmen ihres Dienstleistungsspektrums an.

4.6.2 Transferaufgabe

Stellen Sie das Hilfsangebot von Angehörigen- bzw. Selbsthilfegruppen in Ihrer Region zusammen.

4.7 Arbeiten mit „Konzept"

Ein Konzept ist – ganz allgemein – ein Plan, ein Programm; es stellt eine Art Richtlinie dar. Ein gerontopsychiatrisches Pflegekonzept ist also eine Art Programm. Es basiert mit seinen Aussagen auf dem Leitbild einer Einrichtung. Ein Leitbild verdeutlicht die gemeinsamen Ziele und Grundsätze des Unternehmens. Ein Leitbild gibt Richtung, geht emotional ein und verdeutlicht in gewisser Weise ein Ideal, also gewünschte und akzeptierte Werte und Normen, verwurzelt in der Gegenwart, angelegt für die Zukunft. Solche Unternehmensleit- bzw. -grundsätze sind in der Regel sehr allgemein gehalten. Sie bieten Orientierungspunkte für das Verhalten und die Geschäftstätigkeit der Pflegeeinrichtung und der darin tätigen Mitarbeiter. Die gemeinsamen Grundsätze geben dem Unternehmen eine unverwechselbare Identität; für die Öffentlichkeit wird deutlich, was das Besondere der Einrichtung ist und wie es sich von anderen unterscheidet.

Ein Leitbild ist dann sinnvoll und wird dann akzeptiert, wenn es Kunden, Mitarbeitern und anderen interessierten Parteien Antwort gibt auf die Fragen:
- Wer sind wir?
- Was wollen wir (bezogen auf die Kunden)?
- Wie wollen wir es tun?

Ein gerontopsychiatrisches bzw. demenzbezogenes Betreuungskonzept basiert auf dem Unternehmensleitbild. Es macht Aussagen über Wohnformen, Betreuungs- und Pflegeziele, Methoden, Inhalte, Organisationsformen, Standards/Arbeitsabläufe sowie soziale und therapeutische Angebote.

Ziele

Diese Informationseinheit will Sie in die Lage versetzen, ein demenzbezogenes Wohn- und Betreuungskonzept zu erarbeiten.

4.7.1 Vorgehen bei der Erstellung eines demenzbezogenen Wohn- und Betreuungskonzeptes

Das demenzbezogene Wohn- und Betreuungskonzept stellt einen verbindlichen Rahmen für die multiprofessionelle Zusammenarbeit dar, nach der in der Einrichtung gearbeitet wird. Im Rahmen dieser Ziele wird individuelle Begleitung und Betreuung realisiert.

Warum ist es sinnvoll, auf der Basis eines Konzeptes zu arbeiten?

Die Einrichtung
- verdeutlicht ihr Leitbild in Bezug auf Wohnformen, die Pflege und Betreuung demenzkranker Menschen, die Integration pflegender Angehöriger, die Vernetzung in die Gemeinde und mit anderen Dienstleistern und Institutionen;

- erhält einen strategischen Rahmen und verbindliche Standards bzw. Verfahren, wie Pflege und Begleitung durchgeführt wird;
- bietet Mitarbeitern eine Orientierungshilfe;
- erhält ein Konzept, welches auch als Einarbeitungskonzept für neue Mitarbeiter dient;
- leistet einen Beitrag zur Qualitätssicherung auf der Basis von § 80 SGB XI und den Anforderungen des Pflege-Qualitätssicherungsgesetztes (PQsG);
- offenbart nach außen hin ihre Kompetenz und fördert ihr Image;
- wird ein Ansprechpartner für Ratsuchende und Interessierte.

Fehlt in einer Einrichtung ein demenzbezogenes Betreuungskonzept, so kann mit Hilfe von Qualitätszirkeln auf der Basis der Informationseinheiten dieses Lehrbuches ein Konzept erarbeitet und umgesetzt werden. Dazu muss zunächst jedem Mitarbeiter bis zu einem festgelegten Zeitraum Gelegenheit gegeben werden, sich mit den entsprechenden Informationseinheiten vertraut zu machen (insbesondere Kap. 3). Die Mitarbeiter halten schriftlich fest, welche Aspekte in der Begleitung Demenzkranker und der Angehörigen für sie besonders wichtig sind – zunächst unabhängig von der Umsetzbarkeit in der eigenen Einrichtung.

In einem weiteren Schritt geht es darum, eine Zusammenschau der für die einzelnen Mitarbeiter wichtigen Aspekte und Eckpunkte vorzunehmen. Diese werden schriftlich festgehalten und diskutiert.

Im nächsten Schritt wird ein Soll-Ist-Vergleich vorgenommen. Welche fachlichen Standards sind in der Einrichtung bereits vorhanden und welche fehlen? Und: Welche von den wünschenswerten Eckpunkten sollen und können umsetzt werden? Der Qualitätszirkel setzt in Absprache mit der Leitung Prioritäten im Hinblick auf die Umsetzung der Veränderungsvorschläge.

Ein Handlungsplan wird erstellt: Wer macht was bis zu welchem Zeitpunkt mit wem? Die Arbeitsaufträge und Verantwortlichkeiten werden schriftlich festgelegt. Ein Termin wird vereinbart, an dem gemeinsam überprüft wird, wie die Umsetzung der (Teil-)Ergebnisse erfolgte. Die Weiterarbeit wird geplant bzw. falls sich unrealistische Schritte herauskristallisiert haben sollten, korrigiert. Ein solches Demenzprojekt zur Verbesserung der Versorgungsstrukturen wird sicherlich einige Zeit in Anspruch nehmen – eine Aufgabe, die sich für Betroffene und Beteiligte lohnt.

Leitfragen zur Erstellung eines Betreuungskonzeptes

Das gerontopsychiatrische Konzept wird schriftlich niedergelegt. Die unten aufgeführten Leitfragen sollen Anregungen bieten, das Konzept zu erstellen.

Zur Gesamtorganisation

1. Vorstellung der Einrichtung/den Aufbau (Wer sind wir?)
2. Vorstellung des Leistungs- bzw. Angebotsspektrums (In welchen Bereichen/Segmenten ist das Unternehmen tätig?)

3. Vorstellung der Unternehmensgrundsätze bzw. des Leitbildes (falls vorhanden)

Speziell zur gerontopsychiatrischen Betreuung

4. Ziel des gerontopsychiatrischen Betreuungskonzeptes (Was wollen wir?)
   - für Angehörige
   - für demenziell Erkrankte
   - für Personal
   - für Öffentlichkeit
5. Inhalte (Was bieten wir?)

Folgende Fragen sollen helfen die Schwerpunkte des Wohn- und Betreuungskonzeptes zu beschreiben:
   - Wollen Sie ein Betreuungskonzept ausschließlich für die Gruppe der Demenzkranken erarbeiten – was sich bewährt hat (Pawletko 2002) – oder bevorzugen Sie eine integrative Lösung, d.h. Wohn- und Betreuungsformen von dementen und nicht dementen Personen? Können Ehepaare zusammenleben, wenn nur der eine Partner dement ist?
   - Möchten Sie ein Zusammenleben der Dementen in spezifischen Wohngruppen ermöglichen, die nach familienähnlichen Strukturen aufgebaut sind?
   - Welche Rolle spielen die Angehörigen? Werden ihre Erfahrungen mit dem Kranken bei der Formulierung der Pflegeziele mit genutzt? Werden sie von den Pflegekräften einbezogen? Welche eigenverantwortlichen Aufgaben können die Angehörigen in der Versorgung der dementen Menschen übernehmen?
   - Gibt es Angehörigengruppen? Welche Beratungs- und Schulungsangebote gibt es für sie?
   - Wie sieht der Alltag für demenziell Erkrankte in der Einrichtung aus? Können sich die Bewohner an relevanten Haushaltstätigkeiten beteiligen? Ist eine tagesstrukturierende Betreuung vorgesehen?
   - Gibt es Gruppenangebote zur sozialen Integration der Erkrankten, z.B. Beschäftigungsgruppen, Singen und Musizieren, Gesprächsgruppen, Spaziergänge und Ausflüge?
   - Welche kommunikativen Grundsätze sind Ihnen in der Begleitung und Beratung wichtig (vgl. den Abschnitt 3.1.3 „Grundsätze zur Verständigung und Förderung der Selbständigkeit")?
6. Methoden (Wie setzen Sie diese Schwerpunkte um?)

(Wie erreichen Sie die Integration der demenziell Erkrankten und ihrer Angehörigen? Und wie wollen Sie mit Kollegen, Mitarbeitern und Vorgesetzten dieses Konzept umsetzen?)
   - Nach welchem Modell organisieren Sie die Betreuung und Pflege (z.B. mit hauswirtschaftlichem Schwerpunkt im Sinne der Wohngruppenkonzepte und Hinzuziehung ambulanter Pflegedienste)?
   - Gibt es eine individuelle Pflege- und Hilfeplanung? Welche Rolle spielen dabei die Angehörigen?

- Wie ist der Personalschlüssel (Fachkraft/angelernte Kräfte/Laienhelfer)?
- Wie wird der Informationsfluss zwischen den einzelnen Berufsgruppen sichergestellt?
- Gibt es gerontopsychiatrische und pflegerische Fort- und Weiterbildungen für das Team?
- Welche Angebote gibt es zur psychosozialen Unterstützung der Pflegenden (Balint-Arbeit/Supervision/Autogenes Training/Gesundheitsvorsorge)?
- Mit welchen unterschiedlichen Berufsgruppen arbeiten Sie zusammen? (Wie soll die Zusammenarbeit mit Allgemein- und Fachärzten, Therapeuten, Sozialarbeitern, dem MDK usw. aussehen?)
- Gibt es Vernetzungen zu anderen Einrichtungen?
- Wie wird eine Öffnung zur Gemeinde/Nachbarschaft gewährleistet?
7. Welche Mittel setzen Sie ein (demenzgerechte Architektur/Garten/milieutherapiegerechte Raumgestaltung/Ausstattung/Hilfsmittel/Literatur)?
   - Wie ist die bauliche Ausstattung der Einrichtung und der Zimmer sowie der sanitären Anlagen? Können eigene Möbel mitgebracht werden? Ist ein Garten vorhanden?
8. Wie überprüfen Sie den Erfolg Ihres Konzeptes?
   - Was sind die Erfolgskriterien und wie wollen Sie diese überprüfen?
   - Welche Verfahrensanweisungen/Standards müssen Sie festlegen, um die Qualität der Versorgungsabläufe zu sichern?
   - Welche personellen Standards wollen Sie verbindlich festlegen (Wer macht was mit welcher Qualifikation)?
   - In welcher Weise wollen Sie die Integration und das Wohlbefinden der Demenzkranken überprüfen (vgl. dazu Beobachtungsbögen und Assessments)?
   - Wie oft wollen Sie die Qualität Ihrer Arbeit überprüfen (mindestens einmal pro Jahr z.B. durch systematische Befragung der Angehörigen)?
   - Welche Rückschlüsse ziehen Sie daraus für Ihre weitere Arbeit?

4.7.2 Transferaufgabe

Erstellen Sie ein Konzept für Ihre Einrichtung. Beachten Sie dabei folgende Hinweise:

Das Konzept erfüllt zwei Funktionen:
1. Das Konzept ist eine Art „Richtschnur" für die Angebote, das Verhalten und die professionelle Tätigkeit aller Mitarbeiter einschließlich der Leitung.
   Daher enthält es nur Aussagen, die Sie in Ihrer Einrichtung auch wirklich umsetzen oder zukünftig umsetzen wollen.
   Formulieren Sie in klaren und einfachen Sätzen! Schreiben Sie keinen Text aus Büchern ab. Ihr Konzept muss so klar und eindeutig formuliert sein, dass alle Mitarbeiter sich daran halten. Denn Konzepte müssen von den Mitarbeitern akzeptiert und umgesetzt werden.

Besprechen Sie das Konzept mit Ihren Vorgesetzten und Kollegen. Nehmen Sie deren Anregungen auf.

2. Das Konzept dient zur Selbstdarstellung in der Öffentlichkeit. Die Einrichtung will damit auf sich aufmerksam machen und Kunden gewinnen. Also beachten Sie immer auch den Kundennutzen: Was hat ein an Demenz Erkrankter und seine Angehörigen davon, dass sie Ihre Einrichtung aufsuchen und nicht die der Konkurrenz? Versuchen Sie diese Frage schlüssig aus der Sicht der Kunden zu beantworten und formulieren Sie aus deren Sicht Ihre Angebote.

4.8 Distanz und Nähe in der Pflegebeziehung ausloten

Über andere nachzudenken bedeutet gleichzeitig, über sich selbst nachzudenken. Denn die eigene Wahrnehmungsfähigkeit wird von der subjektiven Einstellung, aber auch von der augenblicklichen Stimmungslage stark beeinflusst. Menschen nehmen nicht „objektiv" wahr, sondern immer subjektiv. Die eigene Zuversicht lässt auch die Umgebung zuversichtlich erscheinen. Die eigene Traurigkeit macht die Umgebung düster. Die eigenen Gefühle können in den anderen hineinprojiziert werden, so dass ich im Anderen unbewusst das bekämpfe, was eigentlich in mir selber ist.

Wenn Pflegende mit demenzkranken Menschen oder deren Angehörige nicht zurecht kommen, vermuten sie häufig das Problem bei den anderen. Dabei wird vergessen, dass Pflege und Begleitung immer ein Beziehungsgeschehen ist, das heißt dass Pflegende unter Umständen das störende oder aggressive Verhalten Demenzkranker auch selbst auslösen oder verstärken können. Um sich selbst im – konfliktträchtigen – Beziehungsgeschehen wahrzunehmen, braucht man andere Menschen als „Spiegel". Sie können über ihre Reaktionen und Feedback helfen, das eigene Verhalten klarer zu erkennen.

Ziele

Die Informationseinheit will Sie

- für Ihr eigenes Verhalten im Umgang mit Demenzkranken sensibilisieren

- anregen, Pflegesituationen als Beziehungsgeschehen aufzufassen

- ermuntern, eine „Suchhaltung" im Umgang mit Demenzkranken und Angehörigen zu entwickeln

- dazu motivieren, über Fallbesprechungen zu Problemlösungen zu kommen

- ermutigen, eine Ambiguitätstoleranz zu entwickeln, die Sie befähigt, unklare und mehrdeutige Ansprüche und Situationen auszuhalten.

4.8.1 Nähe und Distanz in der Beziehungsdynamik

Die Besonderheit im pflegerischen Umgang ist die Tatsache, dass mit vielen pflegerischen Tätigkeiten gesellschaftliche Tabus gebrochen werden. Das Pflegepersonal dringt in die Intimsphäre von Patienten ein. Die Verletzung der Intimsphäre bei der Pflege liegt in der Natur der Sache: Berührung und Begegnung sind beruflich bedingt, nicht freiwillig und wie im Privatleben selbst bestimmt. Zunehmende Hilfsbedürftigkeit auch bei den einfachsten Verrichtungen des täglichen Lebens führt dazu, dass die üblichen Schwellen des Schamgefühls überschritten werden.

Die pflegerische Berührung hat eine körperliche und eine psychische Dimension. In der Berührung wird die eigene Berührungsgeschichte aktualisiert. „Während ich berühre, werde ich zugleich berührt", in dieser Aussage wird diese Beziehungsdynamik deutlich (Falk, Kerres 2003).

Starke Nähe und Körperkontakt zwischen Pflegebedürftigem und Pflegeperson können nicht nur von Scham, sondern auch von Ekel begleitet sein. Ekelerregend erleben Pflegekräfte Situationen, wenn Demenzkranke z. B. ihren eigenen Kot verschmieren oder ihn essen. Doch anstatt darüber zu sprechen, verdrängen viele Pflegende diese Tabuthemen – was nicht selten zu einem unangemessenen Verhalten gegenüber den Menschen führt, die sie betreuen.

Psychisch werde ich berührt, wenn Krankheiten, Konflikte, Leiden, tragische Lebenssituationen anderer Menschen mich so beschäftigen und einnehmen, dass ich nicht mehr abschalten kann. Die Lebenssituation des anderen bewegt so sehr und macht so betroffen, dass man sich ständig sein Schicksal vor Augen führt. Dabei droht die psychische Grenze zwischen ich und du, zwischen mir und dir, zu verwischen.

Distanz und Nähe sind zwei zusammengehörige Aspekte in der professionellen Beziehung. Nähe geben, den Patienten anteilnehmend begleiten, ohne seine Probleme zu den eigenen zu machen, ist die eine Anforderung an die Pflegenden. Die andere Anforderung ist die, „Grenzen zu setzen", für sich zu sorgen und nicht im Leid des anderen zu ertrinken. Nähe braucht die Fähigkeit zur Abgrenzung. Ohne Abgrenzung kann man keine Nähe zulassen.

Allgemeingültige Verhaltensregeln, passend für jede Situation, gibt es nicht. Wie in jeder Begegnung mit Menschen muss auch in der Begleitung demenzkranker Menschen individuell reagiert, ethische und moralische Werte eingehalten und individuelle Lösungswege gesucht werden. Das heißt für Pflegende, eine „Suchhaltung" im Umgang mit den Kranken und Angehörigen zu entwickeln. Eine „Suchhaltung" hilft, unerklärliches, störendes, abstoßendes und widersprüchliches Verhalten in professioneller Distanz zu betrachten. Eine Suchhaltung stigmatisiert unerklärliches Verhalten Demenzkranker nicht als Verhaltensstörung, sondern versucht es als Herausforderung anzunehmen und zu verstehen.

Eine Suchhaltung entwickelt man z. B. in strukturierte Fallbesprechungen, wenn man im Team oder mit anderen Berufsangehörigen in der Supervision die Situation und das Verhalten der beteiligten Personen genau beschreibt und aufarbeitet. Die Gruppenmitglieder zeigen über ihre Fragen, Wahrnehmungen und Zurückspiegeln ihrer Gefühle, wie sie die geschilderte Situation erleben. Die Reaktion der Gruppenmitglieder hilft zudem zu klären, welche eigenen Einstellungen, Stimmungen und Verhaltensweisen, welche (Berührungs-)Geschichte die Person in die problematische, belastende oder konfliktträchtige Situation mit einbringt. Aus dieser Erkenntnis heraus ergibt sich möglicherweise eine bisher nicht erkannte neue Problemlösung.

4.8.2 Eine Suchhaltung entwickeln in Fallbesprechungen

Eine Fallbesprechung ist ein strukturierter Reflexionsprozess nach einem festgelegten Ablauf, bei dem die anwesenden Gruppenmitglieder dem Ratsuchenden helfen, eine eigene Lösung zu finden. Die Fallbesprechung nutzt also die Kompetenz der Gruppe.

Ein Gruppenleiter moderiert die Fallbesprechung und achtet auf Einhalten der Regeln. Die Fallbesprechung dauert ungefähr anderthalb Stunden. Der Ablauf wird im Folgenden in sieben Phasen dargestellt.

Das Sieben-Phasenmodell der Fallbesprechung
1. Gruppe: Benennen eines Problems/ der Problemsituation und Auswahl des zu besprechenden Problems.
2. Einzelner: Der Ratsuchende stellt den Fall ausführlich dar.
Während er den „Fall" vorträgt, unterbricht ihn niemand.
3. Gruppe: Falls Sachverhalte nicht verstanden worden sind, fragen die Gruppemitglieder nach.
4. Gruppe: Was ist mir an der Darstellung des „Falles" aufgefallen? Welche Gefühle, Gedanken, Assoziationen löst der „Fall" in mir aus?
Die einzelnen Gruppenteilnehmer erteilen keine Ratschläge und vermeiden Deutungen/Interpretationen. Der Ratsuchende hört aufmerksam zu und antwortet nicht auf jede einzelne Äußerungen.
5. Einzelner: Das was von den Gruppenassoziationen dem Ratsuchenden wichtig und im Gedächtnis geblieben ist, spricht er an.
6. Gruppe: Der Fall wird durchgearbeitet: Was würde ich in der Situation tun?
Wichtig ist darauf zu achten, dass die einzelnen Gruppenmitglieder keinen eigenen Fall schildern, im Sinne: „Ja, das kenne ich, das ist mir damals auch schon so passiert!" Die Gruppe entwickelt eine „Suchhaltung" und Lösungsmöglichkeiten zum dargestellten Fall!
7. Einzelner: Der Ratsuchende prüft die vorgeschlagenen Lösungen für seine eigene Situation. Er wählt eine oder mehrere Lösungsmöglichkeiten – oder auch gar keine – für sich aus und wird versuchen, diese umzusetzen.

Eine Suchhaltung in der Fallbesprechung einzunehmen, ermöglicht den Teilnehmenden Ambiguitätstoleranz zu entwickeln. Sie lernen, mehrdeutige Ansprüche zwischen Distanz und Nähe, aber auch zwischen den widersprüchlichen Anforderungen auf Seiten der Angehörigen, der Pflegebedürftigen, Kollegen und Vorgesetzten emotional auszuhalten bzw. auszuloten und kommunikativ zu bewältigen.

4.8.3 Transferaufgabe

Selbstreflexion mit Hilfe von Leitfragen

Überlegen Sie einmal, mit welchem demenzkranken Menschen Sie nicht so gut zurecht kommen. Reflektieren Sie Ihre Beziehung mit Hilfe der unten aufgeführten Leitfragen.

- Was macht Ihnen den Umgang mit dem Demenzkranken so schwer? Listen Sie die belastenden Verhaltensweisen auf.
- Versuchen Sie herauszubekommen, welche Verhaltensweisen zur Krankheit gehören und welche ungünstigen psychosozialen, kommunikativen und anderen Umweltbedingungen anzulasten sind.
- Können Sie einen Sinn in den unsinnigen bzw. herausfordernden Verhaltensweisen des Demenzkranken erkennen (Selbstbehauptung/an Orte flüchten, die einem im Gedächtnis vertraut sind/sich in irgendeiner Weise spüren)?
- Können Sie auch gesunde Persönlichkeitsanteile im Verhalten und Erleben des dementen alten Menschen erkennen?
- Welche Gefühle lösen die nervenden Verhaltensweisen in Ihnen aus?
- Aus welcher Grundhaltung bzw. -stimmung heraus begegnen Sie ihm? (Mögen Sie ihn? Nervt er Sie? Ist er Ihnen gleichgültig?)
- Wie reagiere Sie in Situationen, die Sie ängstigen oder verunsichern?

5. Abschließende didaktische Skizze

Das Buch hat einen doppelten Anspruch: Es will ein Lehren und ein Selbstlernen mit Transfer in die Praxis ermöglichen. Den Lehrenden will es didaktische Anregungen geben, wie sie ihren Unterricht bzw. ihre Lehrveranstaltungen gestalten können. Den Lernenden will es eine Hilfe sein, selbst gesteuert zu lernen.

Die Frage, die mich bei der Erarbeitung dieses Lehr-Lernbuches bewegte war, in welcher Weise kann man Begleitpersonen (Pflegende, Angehörige usw.) schulen, so dass sie in der Lage sind, Menschen in ihrem Anderssein, in ihrer Krankheit zu akzeptieren und zu verstehen? Wie lernen Pflegeschüler oder auch Mitarbeiter Menschen zu begleiten, die sich krankheitsbedingt anders verhalten als andere Menschen, die sich über das, was sie stört oder freut, nicht äußern können, die von ihren Motiven, Gefühlen und Gedanken nicht kausal berichten, die sich nicht mehr situationsadäquat verhalten können?

Die mit den Hirnleistungsstörungen bei Demenz einhergehenden Veränderungen werden als Verhaltens- und Persönlichkeitsstörungen beschrieben.[17] Man verbindet damit Verhaltensweisen wie „Aggressivität, Agitation, Wandering, sexuelle Enthemmung, disruptive Vokalisation, Apathie und Depressivität" (Bartholomeyczik et al. 2008, S. 342). Für diese Persönlichkeits- und Verhaltensstörungen wird in der Pflegewissenschaft der Begriff „herausforderndes Verhalten" verwandt. „Dieses oft wie eine unliebsame Symptomatik der Demenz behandelte Verhalten sollte als mögliche Ausdrucksweise von Bedürfnissen der Menschen mit Demenz betrachtet werden und gewinnt dadurch den Charakter einer Botschaft, die in der Interaktion angesiedelt ist und dort nach einer Antwort sucht. Daher werden diese Verhaltensweisen als herausfordernd bezeichnet." (Ebd.)

Ich möchte diesen Gedankengang aufgreifen. Menschen mit Demenz reagieren unterschiedlich, bei der einen Begleitperson reagieren sie abwehrend oder aggressiv, bei der anderen lassen sie geschehen und fühlen sich wohl. Von daher stellt sich die Frage, welches Verhalten demenzkranker Menschen fordert wen heraus? Herausforderungen beziehen sich immer auf die

---

17 Der Begriff „Störung" soll den problematischen Gebrauch der Begriffe „Erkrankung" bzw. „Krankheit" ersetzen. „'Störung' ist kein exakter Begriff"; er soll „einen klinisch erkennbaren Komplex von Symptomen und Verhaltensauffälligkeiten anzeigen, die immer auf der individuellen und oft auch auf der Gruppen- oder sozialen Ebene mit Belastung und mit Beeinträchtigung von Funktionen verbunden ist" (ICD-10 1993: 23).

Begleitperson, nicht auf die Verhaltensweisen demenzkranker Menschen. Diese sind Ausdruck von Wohlbefinden oder Unwohlsein. Wer weiß schon so genau, ob das „herausfordernde" Verhalten der demenzkranken Person durch Schmerzen verursacht sein kann? Erst ein effektives Schmerzmanagement könnte Anhaltspunkte liefern. Psychosoziale Mängel sind häufig die Ursache für „herausforderndes Verhalten". Denn Einsamkeit und Überforderung fördern Verhaltensauffälligkeiten.

Was der eine als Herausforderung erlebt, bereitet dem Anderen keine Schwierigkeiten. Herausforderndes Verhalten drückt einen Beziehungsaspekt aus: ich bin herausgefordert durch das Verhalten eines anderen Menschen. Wieso dann den Begriff auf das Verhalten demenzkranker Menschen beziehen? Herausforderungen sind jene menschlichen Verhaltensweisen – ob von gesunden oder kranken Menschen –, welche ich zunächst nicht verstehe. Das sind Verhaltensweisen, auf die ich selbst nicht angemessen reagieren kann, die mich überfordern, mir meine Grenzen aufzeigen, weil ich derzeit keine Antwort darauf habe, aber auch die mich motivieren zu verstehen – ganz unabhängig von bestimmten krankheitsbedingten Veränderungen. Die Herausforderung besteht darin, an meiner Einstellung, meinen Wissenslücken zu arbeiten, z. B. das Schmerzmanagement zu verbessern, meine kommunikative Kompetenz zu erweitern, mein Verhaltensrepertoire zu verändern, um die Situation besser meistern zu können.

Welche didaktischen Konzepte können ein Lehren und Lernen unterstützen, dass „herausforderndes Verhalten" als Ansporn auffasst, sich selbst weiterzuentwickeln und zu bilden? Ich habe einen zweifachen Zugang gewählt, einmal das biografische Lernen, zum andern ein ethisches Lernen, welches auf biblische Grundweisheiten gründet, die zum selbstverständlichen Bestandteil menschlichen Zusammenlebens geworden sind. An diese knüpfe ich didaktisch an.

1. Biografisches Lernen

Ausgangspunkt ist die/der Lernende, die Lernenden in ihrer biografischen Entwicklung, ihrer derzeitigen Einstellung, ihren Kompetenzen und Verhaltensweisen. Lebensgeschichtliche Erfahrungen haben für das Professionsverständnis von angehenden und bereits tätigen Pflegekräften einen maßgeblichen Einfluss. Sie werden zu einer Art Hintergrundfolie für die ethische Reflexion und das darauf basierende berufliche Handeln. So kann ein Pflegeverständnis und Pflegehandeln, das Pflege auf verrichtungsbezogene Tätigkeiten reduziert, den erkrankten Menschen nicht – schon gar nicht den an Demenz erkrankten – gerecht werden. Diese in der beruflichen Sozialisation vermittelten Rollenerwartungen und Leitvorstellungen, aber auch die biografischen Erlebnisse und Erfahrungen bestimmen das gegenseitige konkrete Interaktionsgeschehen zwischen Pflegenden und auf Pflege angewiesenen Personen sowie der weiteren Interaktionspartner. Je nach lebensgeschichtlicher Entwicklung und beruflicher Sozialisation erleben Menschen dann bestimmte Verhaltensweisen als Herausforderung oder auch nicht. Und wenn sie Verhaltensweisen als Herausforderung erleben, wie gehen sie dann damit um, will man den anderen verändern, gar disziplinieren oder ruhig stellen, der mich an meine Grenzen führt oder will ich lernen, die Situation besser zu bewältigen?

Wer seine Sozialisation zurückverfolgt, dem eröffnen sich neue Möglichkeiten. Das Verstehen der eigenen Biografie kommt der eigenen Zukunft zugute und damit der Entwicklung der Professionalität. Von daher habe ich – wenn der Inhalt es zulässt – Reflexionsaufgaben hinten angestellt, die den Lernenden eine Rückschau und ein Wahrnehmen eigener Entwicklung und eigener Einstellungen ermöglichen.

2. Ethisches Lernen

Nun zu den in der Bibel gründenden, in der Zwischenzeit säkularisierten Grundweisheiten: „Was Du nicht willst, das man Dir tu, das füg' auch keinem andern zu", ist als Sprichwort allgemein bekannt. Kants Ethik des „Kategorischen Imperativs" formuliert es anspruchsvoller: „Handle so, daß die Maxime deines Willens jederzeit als Prinzip einer allgemeinen Gesetzgebung gelten könne." Moralprinzipien, die mit dem Anspruch von hoher Allgemeingültigkeit auftreten wie der Kategorische Imperativ, bedürfen immer einer Interpretation für die konkrete Situation. Aufgrund der sozialen Differenziertheit unserer Gesellschaft kann man nicht von einem allgemeinen Konsens ausgehen, wie in bestimmten Problemsituationen zu handeln ist oder in welcher Weise Konflikte zu lösen sind.

Geht man zurück zu den christlichen Ursprüngen unserer Kultur, dann lautet die sog. „Goldenen Regel" (NT Matthäus Kap 7, Vers 12): „Alles nun, was ihr wollt, daß euch die Leute tun sollen, das tut ihr ihnen auch …" Die „Goldene Regel" bezieht sich auf die einzelne Handlung statt auf die handlungsleitende Norm. Sie lässt die Verallgemeinerung auch ganz subjektiver und auf die konkrete Situation bezogener Bewertungen zu.

Wir finden ähnlich lautende Aussagen mit gleicher Intention in der Bibel: „Liebe Deinen Nächsten wie dich selbst" als eines der Grundgebote im zwischenmenschlichen Zusammenleben. Erkenne in dem Nächsten das Recht auf Leben und Unversehrtheit an wie Du es für dich selbst beanspruchst. Liebe meint nicht die Liebe zwischen Partnern oder Eltern und Kindern, sondern Liebe verstanden als Achtung, Wertschätzung, Respekt, (Für-)Sorge. „Erkennen", hebräisch „jda" bedeutet in der Bibel zugleich „lieben". Verfolgt man diesen Strang weiter, bei sich selbst und von seinen Bedürfnissen nach Achtung, Anerkennung, körperlicher und psychischer Unversehrtheit auszugehen heißt dies, sich zu fragen, wie würde es mir in der Situation ergehen, was würde ich empfinden, was würde ich wollen?

Und im Vertrauen darauf, dass in Jedem die Fähigkeit zu empfinden und zu verstehen ist, dass es eine gemeinsame menschliche Basis in Bezug auf die Bedürfnisse nach Wertschätzung, Anerkennung und Achtung gibt, werden Menschen das Richtige tun. Diese Haltung ist nicht gleichzusetzen mit Ratschläge geben oder Meinungen aufoktroyieren. Bei sich ansetzen, sich selber reflektieren und hoffen, dass man zu ungeteilten allgemeingültigen Prinzipien des Umgangs und des Verstehens kommt, wird durch Bubers Übersetzung des Gebots deutlicher: „Liebe deinen Nächsten, denn er ist wie du."

Mein didaktischer Ansatz besteht darin, Schülern Raum zur Selbstreflexion zu geben und zum Perspektivwechsel, um sich in die Situation des anderen hineinzuversetzen, aber nicht mit der Frage: Was braucht der andere, sondern mit der Frage, wie würde es mir ergehen, was würde ich in dieser Situation wollen, dass die Menschen tun oder unterlassen sollen?

Der Begriff „Empathie" meint Ähnliches. Mit Empathie bezeichnet man die Fähigkeit eines Menschen, einen anderen Mensch von außen – ohne persönliche Grenzen zu überschreiten – zu erfassen, dessen Einstellungen und Gefühle zu verstehen, nicht jedoch notwendig auch zu teilen, und sich damit über dessen Verstehen und Handeln klar zu werden.

„Empathie" wird gleichbedeutend mit dem Begriff „Einfühlungsvermögen" gebraucht, in der Psychoanalyse jedoch in einem etwas anderen Sinne als gemeinhin verstanden. Siegmund Freud (1970) geht davon aus, dass „Einfühlung" kein Sich-Gleichmachen mit dem Patienten ist. Statt sich mit dem Patienten zu identifizieren – ich empfinde, was du meinst –, sorgt der Psychoanalytiker für genügend Fremdheit bzw. Distanz, so dass der Patient in dem Beziehungsgeschehen von Übertragung und Gegenübertragung seine unbewussten Strebungen zu ergründen vermag.

Solche Art der „Einfühlung", bei dem Anderen sein, ohne sich selbst als Person „mitreißen" zu lassen, bedarf einer langwierigen Schulung und – tiefenpsychologisch orientierten – Analyse sowie der Kenntnis der Mechanismen von „Übertragung" und „Gegenübertragung". Dieser Ansatz ist für Pflegekräfte und Begleitpersonen in psychoanalytisch orientierten Veranstaltungen zu vermitteln. Diese erstrecken sich mit notwendiger Eigenanalyse in der Regel über Jahre. Was jedoch in traditionellen Fort- und Weiterbildungsveranstaltungen vermittelbar ist, ist die eigene Person als Ausgangspunkt der Reflexion zu nehmen und darüber nachzudenken: „Alles nun, was du willst, daß dir die Leute tun sollen, das tu' du ihnen auch ..."

Literatur

Alzheimer Europe, Hrsg. (1999): Handbuch der Betreuung und Pflege von Alzheimer-Patienten, Stuttgart-New York
Alzheimer-Hilfe, Eine Initiative von Eisai und Pfizer, Hrsg. (2000): Die Alzheimer-Krankheit, Frankfurt und Karlsruhe
Alzheimer Forschung Initiative e.V. Hrsg. (ohne Datum): Leben mit der Alzheimer Krankheit. Für alle, die mehr wissen wollen, Düsseldorf
Alzheimer Forschung Initiative e.V., Hrsg., (2000): Diagnose Alzheimer, Düsseldorf
Alzheimer-Hilfe, Eine Initiative von Eisai und Pfizer, Hrsg. (ohne Jahreszahl): Alzheimer-Krankheit. Sie sind nicht allein. Informationen und Tipps für Angehörige Frankfurt und Karlsruhe
Baltes, M. M.; Gutzmann, H. (1990): Brennpunkt Gerontopsychiatrie. Internationale Pflegekonzepte zur Langzeitbetreuung in der Altenhilfe, Hannover
Bartholomeyczik, S.; Halek, M.; Müller-Hergl, C.; Riesner, C.; Rüsing, D.; Vollmar, H. C.; Wilm, S. (2008): Institut für Forschung und Transfer in der Pflege und Behandlung von Menschen mit Demenz: Konzept. In: Pflege und Gesellschaft 4/2008, S. 337-349
Bauer J, Bauer H, Teising M (1994): Psychosomatische Aspekte der Alzheimer-Demenz, in Hirsch, R. (Hrsg.): Psychotherapie bei Demenzen, Steinkopff, Darmstadt
Becker, S.; Kruse, A.; Schröder, J.; Seidl, U. (2005): Das Heidelberger Instrument zur Erfassung von Lebensqualität bei Demenz (H.I.L.DE.). Zeitschrift für Gerontologie und Geriatrie, 38(2), 108-121
Berendonk, C. (2008): DEMIAN (2004-2010). Forschungsprojekt des Instituts für Gerontologie in Heidelberg, Projektverantwortung: Andreas Kruse, Projektmitarbeiterinnen: Charlotte Berendonk, Marion Motruk, Sonja Ehret, Vortrag AG Pflegeforschung, Heidelberg, 2. April 2008.
Quelle: www.pflege-forschung.de/demian_berendonk.pdf
Böggemann, M.; Kaspar, R.; Bär, M.; Berendonk, C.; Kruse, A.; Re, S. (2008): Positive Erlebnisräume für Menschen mit Demenz – Förderung der Lebensqualität im Rahmen individuenzentrierter Pflege. In: Schaeffer, Behrens, Görres (Hrsg.): Optimierung und Evidenzbasierung pflegerischen Handelns, Weinheim und München: Juventa, S. 80-104
Brandenberg, C.; Fahnenstich, H. (2002): Auf die richtige Diagnose kommt es an – Früherkennung von Gedächtnisstörungen in der Memory Clinic Essen, in: Tackenberg, P.; Abt-Zegelin, A. Demenz und Pflege, Frankfurt, S. 135-141
Brodaty, H. (1996): Caregivers and behavioral disturbences: effects and interventions. Int Psychogeriatrics 8 (Suppl. 3), S. 455-458
Bundesministerium für Gesundheit, Hrsg. (1999): Wenn das Gedächtnis nachlässt. Ratgeber für die häusliche Betreuung demenzkranker älterer Menschen, Bonn
Bundesministeriums für Gesundheit, Hrsg. (2008): Gut zu wissen – das Wichtigste zur Pflegereform 2008. Quelle:
http://www.bmg.bund.de/cln_117/nn_1168258/sid_55673C08D566E41191DF35

98C454379A/SharedDocs/Standardartikel/DE/AZ/P/Glossarbegriff-Pflegereform-2008.html?__nnn=true. Zugriff: 26.1.2009

Bundesministerium für Gesundheit, Hrsg. (2009): Bericht des Beirats zur Überprüfung des Pflegebedürftigkeitsbegriffs. Quelle: http://www.bmg.bund.de/cln_117/nn_1168258/SharedDocs/Standardartikel/DE/AZ/P/Glossarbegriff-Pflegebed_C3_BCrftigkeit.html?__nnn=true, Zugriff 29.1.2009

Bundesministerium für Gesundheit (16.2.2009): Qualitätssicherung (Pflege) http://www.bmg.bund.de/cln_117/nn_1168248/SharedDocs/Standardartikel/DE/AZ/Q/Glossarbegriff-Qualit_C3_A4tssicherung-Pflege.html. Zugriff: 20.2.2009) Quelle: Bundesministerium für Familie, Senioren, Frauen und Jugend: Charta der Rechte hilfe- und pflegebedürftiger Menschen http://www.bmfsfj.de/Kategorien/Publikationen/Publikationen,did=92830.html (Zugriff: 3.12.2008)

Butler, R. N. ((1974): Sucessful aging and the role of the life review, American Geriatrics Society, 12, S. 529-532

Deutsche Alzheimer Gesellschaft e.V. (2000); Brücken in die Zukunft, Berlin

Deutsche Alzheimer Gesellschaft e.V. (ohne Jahreszahl): Aufbau von Angehörigengruppen für Alzheimer Kranke, Tipps, Informationen und Anregungen für Neugründungen und bestehende Gruppen

Diakonisches Werk der Ev. Kirche von Westfalen, Hrsg. (2001): Altenhilfe und Demenz. Zur Situation und Weiterentwicklung diakonischer Altenarbeit mit dementen alten Menschen, Forum 24, Münster

Dilling, H.; Mombour, W.; Schmidt, M.H., Hrsg., (1993): Internationale Klassifikation psychischer Störungen. ICD-10 Kapitel V (F). Klinisch-diagnostische Leitlinien

DIN – Deutsches Institut für Normung e.V. (2001): Qualitätsmanagement, DIN Taschenbuch 226, Berlin-Wien-Zürich

Erikson, E. H. (1973): Identität und Lebenszyklus, 13. Auflage, Frankfurt am Main

Erikson, E. H. (1992): Kindheit und Gesellschaft, 11. veränderte Auflage, Stuttgart

Falk, J. (1992): Biographieorientierte Arbeit: Leben in der ersten Hälfte unseres Jahrhunderts. Eine Unterrichtseinheit für die Altenpflegeausbildung, KDA-Schriftenreihe „Thema", Nr. 57, Köln

Falk, J. (2001): Sexualität in beruflichen Situationen. Ein Lernfeld, in Pflegemagazin 5, S. 22-24

Falk, J. (2003): Qualitätsorientierung über Selbstbewertung, in Pflegemagazin, H.1, S. 34-37

Falk, J. (2003): Pflegeverständnis auf dem Prüfstand. Snoezelen ein Konzept für Demenzkranke?, in Pflegemagazin, Heft 2, S. 48-52

Falk, J., Kerres, A. (2003): Didaktik und Methodik der Pflegepädagogik. Handbuch für innovatives Lehren im Gesundheits- und Sozialbereich, Weinheim-München

Feil, N. (1992): Validation, Wien

Fischer, J. D., Schwarz, G. (1999): Alzheimer Kranke verstehen – betreuen – behandeln, Freiburg im Breisgau

Fischer, T.; Spahn, C.; Kovach, C. (2007): Gezielter Umgang mit herausforderndem Verhalten bei Menschen mit Demenz: Die „Serial Trial Intervention" (STI), Pflegezeitschrift 7, 370-373

Fischer, T.; Kuhlmey, A.; Nordheim, J.: Wirksamkeit der deutschen Version der Serial Trial Intervention zur ursachenbezogenen Reduktion von herausforderndem Verhalten bei Menschen mit Demenz (SII-D): Hintergrund und Methode www.dlr.de/pt/Portaldata/45/Resources/dokumente/Gesundheitsforschung/ Poster_STI_D_1_2.pdf (Zugriff: 29.5.2009)

Freud, S. (1970): Abriß der Psychoanalyse. Das Unbehagen in der Kultur. Frankfurt am Main: Fischer Taschenbuch,408. Aufl.

Gennrich, R., Haß, P. (2001): Hausgemeinschaften. Pflegeheime „ambulant" gedacht. Ein Organisationsmodell für eine verbesserte Lebensqualität Pflegebedürftiger, in: Häusliche Pflege 6, S.25-28, Hannover

Greb, U.; Hoops, W., Hrsg. (2008): „Demenz" – jenseits der Diagnose. Pflegedidaktische Interpretation und Unterrichtssetting. Frankfurt am Main: Mabuse-Verlag

Grond, E. (1998): Pflege Demenzkranker, Hagen

Halek, M.; Bartholomeyzik, S. (2006): Verstehen und Handeln. Forschungsergebnisse zur Pflege von Menschen mit Demenz und herausforderndem Verhalten. Hannover: Schlütersche

Hamburger Abendblatt: 17./18.1.2009: Kaffee senkt Risiko, an Alzheimer zu erkranken

Hamburger Abendblatt 29.12.2008: Neue Chancen gegen Alzheimer

Haupt, M. (2004): „Die meisten nehmen sehr genau wahr, was mit ihnen los ist." Interview mit dem Alzheimer-Spezialisten Privatdozent Dr. Martin Haupt. In: Bundesministerium für Bildung und Forschung (Hrsg.): Der Kampf gegen das Vergessen. Demenzforschung im Fokus

Heinitz, M. (1997): Schicksal Alzheimer, Heidelberg

Hirsch, R. Hrsg. (1994): Psychotherapie bei Demenzen, Steinkopff, Darmstadt

Hirsch, R. D. (2001): Sozio- und Psychotherapie bei Alzheimerkranken, in: Zeitschrift für Gerontologie und Geriatrie, Heft 2, S. 92-100, Darmstadt

Igl, G; Klie, T., Pflegeversicherung auf dem Prüfstand. Analysen und Perspektiven zum Vergütungs- und Leistungserbringungsrecht bei stationären Pflegeeinrichtungen, Hannover 2000

Janssen-Cilag GmbH, Hrsg. (1999): Psychische Störungen und Verhaltensauffälligkeiten bei Demenz, in: Psychiatrie & Altenhilfe news, Heft 4, S. 5-24

Janssen-Cilag GmbH, Hrsg. (2000): Psychische Störungen und Verhaltensauffälligkeiten bei Demenz, in: Psychiatrie & Altenhilfe news, Heft 1, S. 5-11

Jens, W. (2000): Das A und O. Die Apokalypse. 5. Auflage. Stuttgart: Radius-Verlag

Kerres, A.; Falk, J. (1996): Kommunikative Unterrichtsgestaltung, Hagen

Kitwood, T. (2000): Der personenzentrierte Ansatz im Umgang mit verwirrten Menschen, Bern-Göttingen-Toronto-Seattle

Klie, T. (1991): Lehrbuch Altenpflege: Rechtskunde, Hannover

Klie, T. (2001): Demenz – Ethische und juristische Aspekte, in: Deutsche Alzheimer Gesellschaft, Hrsg.: Brücken in die Zukunft. Referate auf der 10. Jahrestagung von Alzheimer Europe, S. 671-686, Berlin

Klie, T.; Schmidt, R. (2002): Demenz und Lebenswelten, in: Zeitschrift für Gerontologie und Geriatrie, Heft 3, S. 177-180, Darmstadt

Krause, D., Duong, P., Packhäuser, A., Gogd, M., Lucke, C. (1996): Hilfsmittelverordnung und Hilfsmittelnutzung nach geriatrischer Rehabilitation – verordnen wir die richtigen Hilfsmittel?, in: Zeitschrift für Gerontologie und Geriatrie, 29, Heft 4, S. 267-272

Kretschmar, Ch. (1990): Die Alzheimersche Krankheit. Verlauf und therapeutische Möglichkeiten, in: Deutsche Krankenpflegezeitschrift 1, S. 8-10

Kuratorium Deutsche Altershilfe – KDA (2007): Wohnkonzepte für Menschen mit Demenz – Aktuelle Länderumfrage zeigt: Großes Interesse an den umstrittenen Pflegeoasen. KDA befürchtet Rückschritt in die Ära der Mehrbettzimmer 21. Dezember 2007 http://www.kda.de/german/showarticles.php?id_art=341 (Zugriff 24.1.2009)

Landesarbeitsgemeinschaft Wohnberatung NRW, Hrsg. (2000): Wohnberatung in Nordrhein-Westfalen. Adressen – Materialien – Informationen, Dortmund

Lind, S. (2001): Vertrautheit und Geborgenheit vermitteln. Raum- und Milieustrukturen für Demenzkranke, in: Pflegemagazin 5, S. 12-14

Lucic, S.; Schibli, D. (2001): Fingerfood. Eine alte Esstradition für Demente neu entdeckt, in: Pflegemagazin 5, S. 4-11, Weinheim und München

MDS Medizinischer Dienst der Spitzenverbände der Krankenkassen e.V.(1995); Begutachtungsanleitung „Pflegebedürftigkeit gemäß SGB XI", Essen

Müller-Hergl, C. (2000): Demenz zwischen Angst und Wohlbefinden: Positive Personenarbeit und das Verfahren des Dementia Care Mapping, in Tackenberg, P.; Abt-Zegelin, A., Hrsg., (2000): Demenz und Pflege. Eine interdisziplinäre Betrachtung, S. 248-262, Frankfurt am Main: Mabuse

Münster, B. (2001): Tierische Hausgenossen. Individuelle Wunschvorstellung oder Normalität in Alten- und Pflegeheimen?, in: Pflegemagazin 5, S. 15-21

Neumann, E.-M; Zank, S.; Tzschätzsch, K.; Baltes, M. (1993): Selbständigkeit im Alter. Ein Trainingsprogramm für Pflegende, Bern-Göttingen-Toronto-Seattle

Nickel, A., Ungerer, O., Zenneck, H.-U. (1997): Altenpflege – Geriatrie, Hamburg

Peters, U. H. (1990): Psychiatrie und medizinische Psychologie, 3. Auflage, Orbis Verlag, München

Radebold H. (1994): Das Konzept der Regression: Ein Zugang zu spezifischen, bei demenziellen Prozessen zu beobachtenden Phänomenen, (Hrsg.) Hirsch R: Psychotherapie bei Demenzen, Darmstadt

Re, S. (2001): Alzheimer Info 04/2001. Quelle: http://www.deutsche-alzheimer.de/index.php?id=92 (Zugriff: 26.1.2009)

Reisberg, B. (1986): Hirnleistungsstörungen, Weinheim

Rieder-Heller, S. G.; Schork, A.; Fromm, N. Angermeyer, M. C. (2000): Demenzkranke in der Hausarztpraxis – Ergebnisse einer Befragung, In Zeitschrift für Gerontologie und Geriatrie, Heft 4, S.300-306, Darmstadt

Roche (1998): Lexikon Medizin, 4. Auflage, Urban & Schwarzenberg, München, Wien, Baltimore

Rogers C. (1979): Entwicklung der Persönlichkeit, Stuttgart

Romero, B. (2000): Integratives Behandlungsprogramm für Demenzkranke und betreuende Angehörige, in: Deutsche Alzheimer Gesellschaft e.V., Hrsg.: Brücken in die Zukunft. Referate auf der 10. Jahrestagung von Alzheimer Europe, Berlin, S. 67-81

Sauer, P.; Wissert, M. (1997): Wer ist der richtige Case-Manager?, in: Häusliche Pflege 3, S. 51-58

Saul, S. (1993): Führen durch Kommunikation. Gespräche mit Mitarbeiterinnen und Mitarbeitern, Weinheim und Basel

Schachinger, Helga E. (2002): Das Selbst, die Selbsterkenntnis und das Gefühl für den eigenen Wert, Bern-Göttingen-Toronto-Seattle

Schaeffer, D.; Wingenfeld, K. (2008): Qualität der Versorgung Demenzkranker: Strukturelle Probleme und Herausforderungen. In: Pflege und Gesellschaft 4/2008, S. 293-305

Scheich, S. (2000): Helfende Hände, in: Altenpflege 8, S.32-35

Schulz von Thum, F. (1981): Miteinander Reden. Störungen und Klärungen, Reinbek bei Hamburg

Schneider, Monika (2001): Neuer Lebensraum durch Wohnberatung, in Forum Sozialstation Nr. 117, Juni 2001, S. 34-37

Schulz von Thun, Friedemann (1981): Miteinander reden: Störungen und Klärungen, Reinbek bei Hamburg

Spiegel, R.; Brunner, C.; Phil, L.; Monsch, A.; Nottler, M; Puxtry, J.; Tremmel, L. (1991): A new behavioral assessment scale for geriatric out-and in-patients: the NOSGER (Nurses' observation scale for geriatric patients, 39: 339-347

Süddeutsche Zeitung vom 01.04.2008 Inge Jens über Walter Jens: „Er ist nicht mehr mein Mann". Inge Jens spricht im „Stern" über ihren demenzkranken Gatten. Ein erschütterndes Gespräch. Von Willi Winkler
http://www.sueddeutsche.de/kultur/122/437866/text/ Zugriff: 22.1.2009

Unternehmensgruppe Dr. Willmar Schwabe (1997): Ratgeber für Angehörige von Patienten mit demenziellen Erkrankungen

Tackenberg, P., Abt-Zegelin, A. (2000): Demenz und Pflege. Eine interdisziplinäre Betrachtung, Frankfurt

Timmig, R. (2001): Tanztee, in Pflegemagazin, H. 5, S. 50-52

Timmig, R. (2002): Meetingzeit, in Pflegemagazin, H. 2, S. 48-51

Unternehmensgruppe Dr. Willmar Schwabe (1997): Hirnleistungsstörungen. Ein Leitfaden zum Einsatz des BDA-Manuals in der Praxis Zeitschrift für den Hausarzt, Verlagsbeilage, Heft 1, S. 9

Unternehmensgruppe Dr. Willmar Schwabe (1997): Tebonin forte – Tebonin spezial – Tebonin intens, Karlsruhe

Unternehmensgruppe Dr. Willmar Schwabe, „Das therapeutische Gesamtkonzept", Karlsruhe

Wächter, C.; Hirsch, R. D., Kortus, R., Stoppe, G. Hrsg. (1996): Demenz. Eine Herausforderung, Singen

Weltgesundheitsorganisation – WHO (2002): Lexikon. Zur ICD-10 – Klassifikation psychischer Störungen, Bern, Göttingen, Toronto, Seattle

Werner, B. (1997): Demenz. Epidemiologie, Ursachen und Folgen einer psychischen Erkrankung im Alter, Weinheim und München

Wiese, E. (2000): Diagnose Alzheimer, Hrsg. Alzheimer Forschung Initiative e.V., Düsseldorf

Wingenfeld, K. (2008): Neues Verständnis von Pflegebedürftigkeit im SGB XI und Entwicklung eines neuen Begutachtungsverfahrens. In Pflege und Gesellschaft, S. 383-384

Wissert, M. u. a. (1996): Ambulante Rehabilitation alter Menschen. Beratungshilfen durch das Unterstützungsmanagement, Freiburg im Breisgau

Zaudig, M. (1994): Differenzierte klinische Diagnostik der Demenz und „leichter kognitiver Beeinträchtigung": Voraussetzung therapeutischer Bemühungen, in: Hirsch, R. D. Psychotherapie bei Demenzen, Darmstadt, S. 17-33

Zgola, J. M. (1989): Etwas tun! Die Arbeit mit Alzheimerkranken und anderen chronisch Verwirrten, Bern-Göttingen-Toronto-Seattle